DER AUGENHINTERGRUND
BEI ALLGEMEINERKRANKUNGEN

EIN LEITFADEN FÜR ÄRZTE UND STUDIERENDE

VON

DR. MED. **H. KÖLLNER**

A. O. PROFESSOR AN DER
UNIVERSITÄT WÜRZBURG

MIT 47 GROSSENTEILS FARBIGEN TEXTABBILDUNGEN

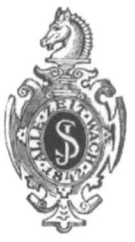

BERLIN
VERLAG VON JULIUS SPRINGER
1920

Alle Rechte, insbesondere das der Übersetzung
in fremde Sprachen, vorbehalten.

Copyright 1920 by Julius Springer in Berlin.

Softcover reprint of the hardcover 1st edition 1920

ISBN-13: 978-3-642-89965-2   e-ISBN-13: 978-3-642-91822-3
DOI: 10.1007/ 978-3-642-91822-3

Vorwort.

Für eine kurzgefaßte Übersicht über die bei Allgemeinerkrankungen in Betracht kommenden Augenhintergrundsveränderungen schien mir seit langem ein Bedürfnis vorzuliegen, weil die ophthalmologischen Handbücher, welche die Beziehungen zwischen Augen und Allgemeinerkrankungen in erschöpfender Weise behandeln, dem Praktiker zur schnellen Orientierung in der Regel viel zu umfangreich sind, und andrerseits die Lehrbücher und Atlanten der Augenheilkunde diesem Kapitel bei der großen Fülle des Stoffes, welchen sie zu bewältigen haben, nur wenig Raum widmen können.

Die Lücke zwischen beiden glaubte ich am besten auszufüllen, wenn ich besonderen Wert legte nicht nur auf die Deutung und die Differentialdiagnose der Spiegelbilder, sondern vor allem auch auf ihre Bewertung für die Diagnose und Prognose des Allgemeinleidens, mit anderen Worten, auf die Bedürfnisse des Internisten und praktischen Arztes, für welchen das Buch in erster Linie gedacht ist. Gelegentlich mag es auch einem Ophthalmologen, wenn er an das Krankenbett zur Augenhintergrundsuntersuchung zugezogen wird, zur schnellen Information gute Dienste leisten.

Um dem Buche seinen anspruchslosen Charakter als Leitfaden zu wahren, habe ich grundsätzlich darauf verzichtet, Literatur anzuführen. Ich konnte das um so eher, als diese in den von Leber, Uhthoff und Groenouw bearbeiteten Spezialwerken (Graefe-Saemisch, Handbuch der Augenheilkunde, 2. Aufl., Bd. VII und XI) in so gut wie lückenloser Vollkommenheit aufgeführt und verarbeitet ist. Auf sie sei in erster Linie verwiesen, wer sich über einzelne Fragen näheren Aufschluß holen möchte.

Alle Augenhintergrundsbefunde, welche lediglich augenärztliches Interesse haben, sind nur soweit erwähnt, als sie differentialdiagnostisch in Betracht kommen könnten.

Die Technik des Augenspiegelns ist zwar im allgemeinen als bekannt vorausgesetzt, doch erschien mir eine Reihe praktischer Ratschläge für alle, die etwas aus der Übung gekommen sind, am Platze.

Da das reine Einprägen von Bildern, z. B. aus Atlanten, bei der außerordentlichen Mannigfaltigkeit, in welcher die pathologischen Prozesse am Augenhintergrunde in Erscheinung treten, niemals zu einer genügenden Kenntnis der hier sichtbaren Veränderungen führen kann, habe ich nach einigen einleitenden Bemerkungen über die Anatomie und über das Aussehen des normalen Hintergrundes eine kurze allgemeine

Pathologie des Augenhintergrundes vorausgeschickt, in der besprochen ist, in welcher Weise sich Gewebsschwund, Entartung, Entzündung und Zirkulationsstörungen der Aderhaut, der Netzhaut und des Sehnerven im Spiegelbilde äußern.

Im speziellen Teil sind die typischen Hintergrundsveränderungen in erster Linie berücksichtigt. Ich habe mich bei der Behandlung des Stoffes weitgehend von eigenen Erfahrungen leiten lassen, die ich außer an den Universitätskliniken auch jahrelang an dem großen Material des Krankenhauses Moabit in Berlin sammeln durfte. Sämtliche gelegentlich veröffentlichte Einzelbeobachtungen mit aufzuführen, habe ich vermieden, weil dadurch nur Verwirrung angestiftet werden würde, und weil bei seltenen Zufallsbefunden der Zusammenhang mit dem Allgemeinleiden ohnehin nicht immer sicher nachgewiesen werden kann.

Im Interesse des Buchpreises mußte ich leider auf die farbige Wiedergabe vieler wichtiger Augenhintergrundsbefunde verzichten, und habe mich nun bei der Auswahl vorwiegend auf besonders typische Bilder beschränkt. Durch ihre Anordnung im Texte dürfte die Übersichtlichkeit gegenüber den Atlanten erhöht sein. Bei der allgemeinen Pathologie ist, um Wiederholungen zu vermeiden, auf die entsprechenden Abbildungen im speziellen Teil verwiesen.

Überwiegend handelt es sich um Originale, welche sämtlich der Künstlerhand des Herrn Universitätszeichners Freytag entstammen. Bei der Aufzeichnung der Hintergrundsbilder wurde regelmäßig der Wesselysche Demonstrationsaugenspiegel verwendet, der — zumal bei größeren Übersichtsbildern — die naturgetreue Wiedergabe außerordentlich erleichtert.

Meinem hochverehrten Chef, Herrn Professor Wessely, danke ich herzlich für die gütige Überlassung des Krankenmaterials für die Abbildungen sowie mehrerer Originalzeichnungen aus der von ihm angelegten wertvollen Sammlung und für die vielfachen Ratschläge, Herrn Professor Oeller in Erlangen für die Erlaubnis, aus seinem klassischen Atlas der Augenhintergrundserkrankungen einige Abbildungen farbig wiedergeben zu dürfen. Endlich schulde ich der Verlagsbuchhandlung Springer großen Dank für die unter den jetzigen Verhältnissen besonders hoch zu veranschlagende mustergültige Ausstattung des Buches.

Würzburg, im April 1920.

H. Köllner.

Inhaltsverzeichnis.

                                                                                                         Seite

Einleitung 1
Technische Bemerkungen zur Untersuchung 3
    Anhang: Bemerkungen über die Funktionsprüfung der Augen 10
Der normale Augenhintergrund 12
    1. Die Sehnervenpapille 12
    2. Der übrige Augenhintergrund 17

Allgemeine Pathologie des Augenhintergrundes.

1. **Allgemeine Pathologie der Netzhaut** 22
    A. Schwund der Netzhaut 22
    B. Die Entartungen der Netzhaut 23
    C. Die Entzündungen der Netzhaut 27
    D. Die Zirkulationsstörungen der Netzhaut 28
2. **Allgemeine Pathologie der Aderhaut** 32
    A. Schwund der Aderhaut 32
    B. Entartungen der Aderhaut 34
    C. Entzündungen der Aderhaut 34
    D. Zirkulationsstörungen der Aderhaut 35
3. **Allgemeine Pathologie der Sehnervenpapille** 36
    A. Der Sehnervenschwund 36
    B. Entartungen an der Papille 43
    C. Entzündung des Sehnerven (Neuritis) 43
    D. Die Stauungspapille 47

Spezielle Pathologie des Augenhintergrundes.

Infektionskrankheiten 54
    Die septischen Infektionen 55
    Die übrigen akuten Infektionskrankheiten 59
    Malaria 61
    Die Tuberkulose 62
    Lues acquisita 68
    Lues congenita 74
Erkrankungen der Atmungsorgane 80
Erkrankungen der Verdauungsorgane 81
Erkrankungen der Geschlechtsorgane 83
    Augenhintergrundsveränderungen bei Neugeborenen 87
Die Nephritis 88
Die Krankheiten des Zirkulationsapparates 97
Blutkrankheiten 112
    Allgemeines 112
    Chlorose 113
    Perniziöse Anämie 114
    Die sekundären Anämien 116
    Leukämie 116
    Blutverlust 120
    Die sog. hämorrhagischen Diathesen 122

	Seite
Hämophilie	124
Hämoglobinämie und Hämoglobinurie	124
Polyzythämie	125
Diabetes mellitus	125
Basedowsche Krankheit	131
Die Krankheiten des Zerebrospinalsystems	134
Die intrakranielle Drucksteigerung	134
Anämie und Hyperämie des Gehirns	139
Hirnblutungen und Sklerose der Hirnarterien	139
Die zerebrale Lues	141
Die zerebrale Tuberkulose	143
Meningitis serosa	145
Andere Meningitis-Formen	147
Die otogenen Hirnkomplikationen	148
Hirnabszeß	149
Enzephalitis	149
Die Hirntumoren	149
Turmschädel	152
Tabes	154
Progressive Paralyse	156
Littlesche Krankheit	157
Multiple Sklerose	157
Myelitis	160
Idiotie	161
Die familiäre amaurotische Idiotie	162
Die hereditäre Sehnervenatrophie	163
Epilepsie	164
Verletzungen des Schädels	164
Die Erkrankungen der Nasennebenhöhlen	168
Die Vergiftungen	170
Sachregister	180

Einleitung.

Wohl in keinem Spezialfach tritt der enge Zusammenhang mit der allgemeinen Pathologie so hervor, wie am Auge in allen seinen Teilen, besonders aber am Augenhintergrund. Infolge der Durchsichtigkeit der brechenden Medien befindet sich hier — abgesehen von Haut- und Schleimhautoberflächen — die einzige Stelle im Organismus, an welcher es schon mit einfachen optischen Hilfsmitteln möglich ist, das lebende Gewebe unter Vergrößerung zu beobachten und seine pathologischen Veränderungen zu verfolgen.

Die Teile des Auges, welche uns der Augenspiegel erschließt, haben an sich keine besonderen Eigentümlichkeiten in pathologischer Beziehung vor dem übrigen Organismus voraus. An ihnen spielen sich die gleichen Degenerationen, Atrophien, Entzündungen und Zirkulationsstörungen ab, wie sie uns auch sonst bekannt sind. Aber dank der günstigen Beobachtungsbedingungen vermögen wir hier oft schon geringfügige Veränderungen objektiv wahrzunehmen, welche uns an anderen Organen entweder ganz verborgen bleiben oder sich doch nur erst in recht unsicheren Störungen ihrer Funktion äußern.

Dazu kommt, daß es sich gerade am Augenhintergrund um Gewebe handelt, denen eine besondere Bedeutung bei den verschiedensten Krankheiten zukommt. Ich erinnere nur an das hochdifferenzierte und empfindliche Nervengewebe der Netzhaut, die ja entwicklungsgeschichtlich als ein Teil des Gehirns aufzufassen ist. Alle feineren Veränderungen, wie umschriebene Ödeme, welche sich innerhalb des Zerebrospinalsystems jeden Nachweises entziehen würden, machen sich hier bereits als deutliche Trübungen der normalerweise fast ganz durchsichtigen Nervensubstanz bemerkbar. Der Sehnerv steht mit seinen Nervenfasern, seinem Saftstrom und seinen Scheideräumen in direkter Verbindung mit dem Gehirn und beteiligt sich infolgedessen an einer großen Zahl seiner Erkrankungen frühzeitig mit charakteristischen und diagnostisch wichtigen Veränderungen. Die der Ernährung der Netzhaut dienende Aderhaut ist mit einem der reichsten Kapillarnetze, die im Organismus vorkommen, ausgestattet und bildet daher, wie alle gefäßreichen Organe, für viele, besonders für metastatische Prozesse eine Prädilektionsstelle. Die Blutgefäße am Augenhintergrund sind bis in ihre feineren Verzweigungen hinein direkt der Beobachtung zugänglich, und wie nirgends wo anders ist es möglich, an ihnen beginnende Wandveränderungen sowie die Folgen von Zirkulationsstörungen zu erkennen, die um so bedeutsamer ins Gewicht fallen, als die Augengefäße der für die Hirnversorgung in erster Linie in Betracht kommenden Carotis interna entstammen.

Nach dem oben Angedeuteten ist es verständlich, wie häufig der Augenhintergrund bei den verschiedensten Allgemeinerkrankungen beteiligt sein muß, und welcher Wert seinen Veränderungen als objektives Symptom beizumessen ist. Oftmals kann aus der Form, Art und Lage der entzündlichen oder degenerativen Augenhintergrundsveränderungen bzw. der Zirkulationsstörungen schon ohne weiteres ein bestimmter Schluß auf die Ätiologie der zugrunde liegenden Infektion bzw. Erkrankung gezogen werden. Freilich darf man in dieser Hinsicht auch die diagnostische Bedeutung des Augenspiegelbildes nicht überschätzen; lange nicht jede Erkrankung hat ihr charakteristisches Augenspiegelbild. Wir finden z. B. Netzhautblutungen von gleicher Ausdehnung und Größe bei zahlreichen und grundverschiedenen Allgemeinerkrankungen. Das gleiche gilt von Entzündungen des Sehnerven, und einer Stauungspapille können wir niemals ansehen, welcher Art der hirndrucksteigernde Prozeß ist, und an welcher Stelle er seinen Sitz hat.

Die Bedeutung der Augenhintergrundsveränderungen für die Allgemeinerkrankungen wird aber hierdurch nicht beeinträchtigt, und nicht selten bietet der Augenhintergrund auch dort, wo er für die Diagnose keine besondere Rolle spielt, noch wichtige Anhaltspunkte für den Ausgang des Grundleidens.

Technische Bemerkungen zur Untersuchung.

Wenn ich auch die Technik des Augenspiegelns als bekannt voraussetze, so erscheinen mir doch einige Ratschläge für die Untersuchung des Augenhintergrundes am Platze.

Im allgemeinen bedient man sich zur Untersuchung des **umgekehrten Bildes**. Hierzu genügt ein einfacher Augenspiegel ohne Korrektionsgläser, sowie eine Konvexlinse, die am besten 13 Dioptrien stark ist und eine Fassung besitzen soll. Der Augenhintergrund erscheint, wenn das zu untersuchende Auge emmetropisch ist, dabei ungefähr in $4^1/_2$ facher Vergrößerung. Wenn man stärkere Linsen anwendet, übersieht man zwar gleichzeitig einen größeren Teil des Augenhintergrundes, aber das Bild wird dabei entsprechend kleiner, so daß wichtige Einzelheiten übersehen werden können.

Wenn es notwendig wird, sich einzelne Teile des Augenhintergrundsbildes nachträglich bei stärkerer Vergrößerung zu betrachten, wendet man die **Untersuchung im aufrechten Bilde** an. Hierbei genügt der einfache Augenspiegel freilich nur dann, wenn sowohl Untersucher wie Patient emmetropisch sind. Jede Refraktionsanomalie muß dabei korrigiert werden. Man bedarf hierzu eines **Refraktionsaugenspiegels**, bei welchem — je nach dem Modell in verschiedener Vollkommenheit — die gebräuchlichen Korrektionsgläser in drehbare Scheiben eingefügt sind. Das aufrechte Bild erscheint uns ungefähr in 16facher Vergrößerung. Dafür ist der Umfang des ophthalmoskopischen Gesichtsfeldes wesentlich kleiner als im umgekehrten Bilde, so daß sich diese Methode zum Aufsuchen und Auffinden von Veränderungen nicht so gut eignet.

Die Wahl der Lichtquelle.

Das Licht, welches zur Untersuchung verwendet wird, ist von weitgehendem Einflusse auf die Farbe des Augenhintergrundes. Es ist am besten leicht gelblich gefärbt und darf nicht zu hell sein. Deswegen eignen sich vor allem die elektrischen Glühbirnen von 36—50 Kerzen. Die modernen weißleuchtenden Metallfadenlampen läßt man zweckmäßig nicht so hell brennen.

Die Glühbirnen sollen mattiert sein, um ein möglichst gleichmäßig leuchtendes Feld zu schaffen. Ist das Glas durchsichtig, so zeichnen sich die einzelnen Glühfäden im Augenhintergrundsbild ab und stören außerordentlich. Für den Notbehelf kann man etwas Seidenpapier vorhalten lassen. Ist am Krankenbett eine elektrische Glühbirne nicht anzubringen, so bietet eine Petroleumlampe guten Ersatz. Auch eine Kerze kann angewendet werden.

Das Gasglühlicht ist sehr hell und nicht rötlich bzw. gelblich genug, daher weniger geeignet. Infolgedessen erscheint der Augenhintergrund selbst dunkler, die Papille jedoch viel heller und für jemanden, der gewohnt ist, bei elektrischem Licht zu spiegeln, fast weiß. Zieht man diesen Unterschied nicht in Rechnung, so hält man im Anfang leicht

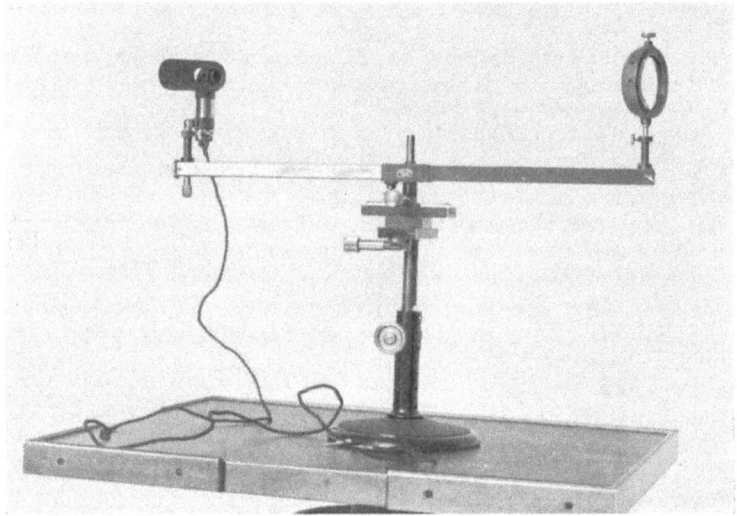

Abb. 1. Demonstrationsaugenspiegel für das umgekehrte Bild nach Wessely mit elektrischer Beleuchtung.

eine normale Papille für atrophisch. Wer noch einen der älteren Argandbrenner besitzt, kann diesen zum Augenspiegeln verwenden; er gibt eine gute Lichtfarbe.

Will man sich von der Art der am Krankenbett zur Verwendung stehenden Lichtquelle unabhängig machen, kann man sich auch eines elektrischen Augenspiegels bedienen, der in verschiedenen Formen konstruiert ist (meist als Refraktionsaugenspiegel). Manche Spiegel lassen sich auch mit den gebräuchlichen kleinen Taschenbatterien in einfacher Weise in Verbindung bringen.

Ein einfacher stabiler Augenspiegel mit elektrischer Beleuchtung ist von Wessely angegeben worden[1] (s. Abb. 1). Bei ihm ist die Augenlinse und der Spiegel auf einer kleinen Schiene montiert (s. Abbildung), so daß sie vom Untersucher nicht gehalten zu werden brauchen. Er ist besonders geeignet, Anfängern, welche die Technik noch nicht

---

[1]) Hergestellt bei Zeiß in Jena.

beherrschen, den Augenhintergund zugänglich zu machen, ferner um für mehrere Beobachter eine bestimmte Stelle des Hintergundes zur Betrachtung einzustellen, sowie zum Anlegen von Zeichnungen des Hintergrundes.

Die Verdunkelung des Zimmers, in welchem die Augenuntersuchung stattfindet, ist nicht immer vollkommen möglich. In vielen Krankensälen fehlen bekanntlich lichtdichte Fensterläden, so daß man die Untersuchung bis zum Eintritt der Dunkelheit verschieben müßte, wenn man völligen Lichtabschluß wünscht. Es genügt aber im allgemeinen vollkommen, wenn man die dem betreffenden Krankenbett nächstliegenden Fenster mit dunklen Tüchern verhängt, oder um das Bett selbst ein dunkles Tuch emporhalten läßt. Auch mit einem ausgespannten Regenschirm kann man ein kleines Dunkelzimmer improvisieren, wenn man noch ein dunkles Tuch darüber wirft. Bei künstlich erweiterter Pupille vermag man auch ganz gut bei Tageslicht ohne die genannten Hilfsmittel den Augenhintergrund zu untersuchen.

Die Untersuchung im umgekehrten Bilde.

Für die Untersuchung im umgekehrten Bilde seien folgende Ratschläge angeführt:

1. Vor der Untersuchung leuchtet man zunächst ohne Benutzung der Konvexlinse nur mit dem Augenspiegel in das Auge hinein. Erhält man auf diese Weise kein rotes Pupillenaufleuchten, so sind die brechenden Medien getrübt und ein Augenhintergrundsbild infolgedessen nicht zu erhalten.

2. **Die Konvexlinse muß stets peinlich sauber gehalten werden.** Schon kleine Flecken stören das Bild außerordentlich und können unter Umständen Augenhintergrundsveränderungen vortäuschen.

3. **Bekommt man von Augen mit klaren brechenden Medien kein deutliches Bild**, so liegt der Fehler bei Ungeübten meist daran, daß sie zu nahe an das zu untersuchende Auge herangehen. Die Entfernung zwischen Untersucher und Untersuchtem soll mindestens 45 cm betragen und die Konvexlinse 7—8 cm von dem Auge entfernt gehalten werden [1] (4. Finger der Hand, welche die Linse hält, am Orbitalrand aufstützen!). Erhält man kein Bild vom Augenhintergrund, so nähere man sich nicht etwa dem Auge, wie man es beim Lesen gewohnt ist, wenn man die Schrift deutlicher sehen will, sondern gehe lieber einige Zentimeter weiter zurück. Wer beim Lesen ein Korrektionsglas trägt, soll sich seiner auch beim Augenspiegeln bedienen. Hier ist es zweckmäßig, die Gläser in einen kleinen Halter am Spiegel einzufügen. Kurzsichtige können näher an das zu untersuchende Auge herangehen, wenn sie das Glas absetzen, und bekommen dann ein größeres Bild.

4. **Bei der Orientierung im Augenhintergrund geht man stets von der Papille aus.** Diese muß in jedem Falle zuerst aufgesucht werden,

---
[1] Ist das zu untersuchende Auge etwa stark hypermetropisch (besonders beim Fehlen der Augenlinse), so muß die Konvexlinie noch weiter vom Auge entfernt gehalten werden, ebenso bei Untersuchung von Veränderungen, die in den Glaskörper hineinragen (Ablatio retinae, Tumoren usw.).

schon deswegen, weil man hier am besten feststellen kann, ob man ein gutes Bild vom Hintergrund erhält. Man läßt hierzu den Kranken nasalwärts und zwar etwa 15 cm an dem Auge des Untersuchers vorbei in die Ferne blicken, bevor man mit dem Augenspiegeln beginnt. Hierauf ist besonders zu achten, da viele Patienten dazu neigen, in das helle Spiegellicht zu sehen. In diesem Falle kann man nie die Papille, sondern nur die Macula lutea zu Gesicht bekommen. Man soll deswegen auch das zweite Auge des Kranken nicht mit der Hand, welche die Linse hält, bedecken, damit ihm das Einhalten dieser Blickrichtung während der Untersuchung nicht erschwert wird. Kleinere Korrektionen der richtigen

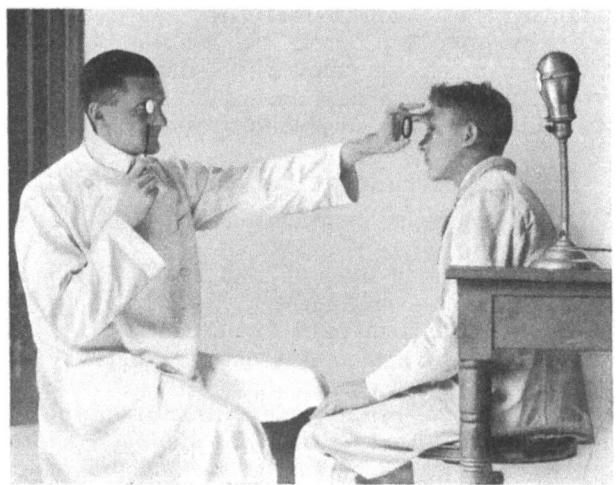

Abb. 2. Haltung von Spiegel und Linse bei der Untersuchung im umgekehrten Bilde.

Einstellung nimmt man am besten selbst vor, indem man den Kopf nach der Richtung hin bewegt, von welcher her die Papille im Spiegelbilde auftauchen muß; denn man kann seine eigenen Kopfbewegungen besser dosieren als der Patient seine Augenbewegungen. Erblickt man zunächst nur einige Netzhautgefäße, so achtet man darauf, wohin diese konvergieren; dort ist auch die Papille zu finden und nach dieser Richtung bewegt man seinen Kopf.

Bei unbesinnlichen oder geisteskranken Personen tut man meist gut, sich gar nicht erst zu bemühen, ihnen eine Fixationsrichtung beizubringen. Sie werden dadurch oft nur unruhig. Am besten sucht man sich also hier von vornherein selbst die richtige Blickrichtung auf.

Bei kleinen Kindern erzwingt man die erforderliche Fixationsrichtung am besten durch akustische Mittel, z. B. Klappern eines Schlüsselbundes. Sie blicken sonst in der Regel direkt in den Spiegel, so daß man immer nur die Makulagegend, nicht aber die Papille und den übrigen

Hintergrund zu sehen bekommt. Bei Kindern ist wegen dieser
Schwierigkeiten auch künstliche Pupillenerweiterung (s. S. 8) immer zu
empfehlen. Kneifen sie die Lider zusammen oder schreien sie, so bleibt
oft nur übrig, ihnen die Augenlider mit Gewalt zu öffnen. Eine Hilfs-
person zieht hier mit den beiden Zeigefingern die Augenlider auseinander.
Doch muß hierbei sehr darauf geachtet werden, daß nicht auf den Augapfel gedrückt wird, was sehr leicht geschieht. Die Gefäße im Auge
werden dann blutleer bzw. sehr dünn, und die Papille infolge der Druckanämie blaß, sodaß eine Atrophie vorgetäuscht werden kann.

Stört beim Spiegeln das herabhängende Oberlid, so hebt man es
vorsichtig mit dem 4. Finger der Hand, welche die Linse hält, leicht
empor und hält es am oberen Orbitalrande fest.

Die Ortsbestimmung im übrigen Augenhintergrunde geschieht dadurch, daß man die Entfernung von der Papille in Papillendurchmessern abschätzt und sich dabei noch an die vier großen Gefäßverzweigungen (A. und V. temporalis sup. und inf. sowie nasalis sup.
und inf.) hält.

Um die Macula lutea aufzusuchen, läßt man am besten einfach
in den Spiegel sehen. Hier ist eine künstliche Pupillenerweiterung
wünschenswert, da die pathologischen Veränderungen oft sehr fein
sein können.

Die äußerste Peripherie des Augenhintergrundes macht man sich
dadurch zugänglich, daß man den Kranken ganz nach einer Seite blicken
oder auch den Kopf drehen läßt, bis die Pupille nur noch einen schmalen
rötlichen Spalt zu bilden scheint. Hat man zuvor noch die Pupille
künstlich erweitert, so kann man den Hintergrund bis vor den Äquator,
nämlich bis etwa 8 mm vom Hornhautrande entfernt überblicken.
Bei manchen Krankheiten, bes. bei der Lues congenita, findet man
oft erst hier pathologische Veränderungen.

5. Die Reflexe der Lichtquelle auf Hornhaut und Linse stören
anfangs sehr, besonders wenn man die Macula lutea betrachten will.
Sie lassen sich nicht ganz vermeiden, aber man kann sie etwas zur
Seite bringen, wenn man die Linse um einige Millimeter frontal ver-
schiebt und nicht ihre Mitte zum Spiegeln verwendet. Man sieht dann
gewissermaßen an den Reflexen vorbei.

Die Untersuchung im aufrechten Bilde.

1. Eine künstliche Pupillenerweiterung ist zur Betrachtung der Papille meist unnötig. Für die Untersuchung des übrigen Augenhintergrundes, besonders für die Untersuchung der Macula lutea ist sie jedoch
wünschenswert, weil sich hier die Pupille unter dem Einflusse des Spiegel-
lichtes stärker verengt.

2. Die Refraktion des Patienten und des Untersuchers muß durch
Einstellen von Korrektionsgläsern hinter dem Augenspiegel ausgeglichen
werden.

3. Die Lichtquelle befindet sich in gleicher Höhe mit dem zu
untersuchenden Auge und auf der gleichen Seite neben dem Kopf

des Kranken, d. h. bei Untersuchung des rechten Auges rechts, bei Untersuchung des linken Auges links von ihm. Anderenfalls verliert man bei der notwendigen starken Annäherung an das Auge des Kranken das Licht.

4. Das rechte Auge des Kranken wird mit dem rechten Auge, das linke mit dem linken Auge untersucht, da sonst die Nasen zusammenstoßen.

5. Man wirft zunächst aus einiger Entfernung Licht in das Auge des Kranken, bis man die Pupille rot aufleuchten sieht. Dann nähert man sich langsam dem zu untersuchenden Auge bis auf einige Zentimeter, ohne daß das Pupillenleuchten dabei wieder verloren geht. Je näher man an das Auge herangeht, desto größer ist das Gesichts-

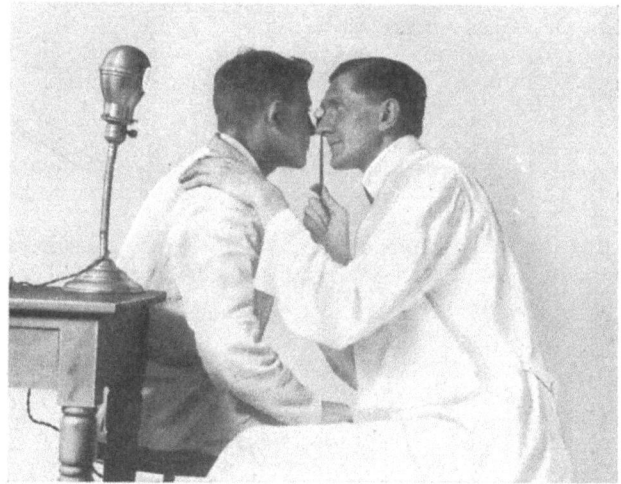

Abb. 3. Haltung des Spiegels bei der Untersuchung im aufrechten Bild.

feld; die Pupille wirkt hier wie ein Schlüsselloch, durch das man um so mehr überblickt, je mehr man sein Auge annähert. Die Schwierigkeit besteht für weniger Geübte bei dieser Untersuchung darin, die Akkommodation zu entspannen. Man muß gleichsam ruhig in die Ferne sehen wollen, keinesfalls darf man das Auge des Kranken „ansehen".

Erhält man auf diese Weise ein Bild von der Papille oder dem gewünschten Teile des Augenhintergrundes, so wählt man sich ein Blutgefäß der Netzhaut als Probeobjekt aus und wechselt nun so lange während des Spiegelns die Gläser des Refraktionsaugenspiegels, bis das Bild des Gefäßes vollkommen klar erscheint.

Für die Untersuchung im aufrechten Bilde sind daher Refraktionsaugenspiegel unentbehrlich.

Die künstliche Pupillenerweiterung.

Die künstliche Pupillenerweiterung erfolgt am besten mit einer $1^0/_0$igen Lösung von Homatropin. hydrobromic. Es genügen im allgemeinen 1—2 Tropfen, die man $^1/_2$—1 Stunde vor der Untersuchung einträufeln läßt. Die Dauer der dadurch hervorgerufenen Pupillenerweiterung ist individuell etwas verschieden; sie kann durchschnittlich auf 24 Stunden veranschlagt werden. Da gleichzeitig auch die Akkommodation während dieser Zeit gelähmt ist, mache man gegebenenfalls die Kranken darauf aufmerksam, daß sie einen Tag lang in der Nähe nicht gut sehen können.

Atropin sollte niemals zur Pupillenerweiterung verwendet werden, da die dadurch bedingte Lähmung der inneren Augenmuskeln bis zu 8 Tagen oder länger andauern kann.

In Augen, die an grünem Star leiden oder dazu neigen, ist eine Pupillenerweiterung kontraindiziert. In den seltenen Fällen, in denen sie doch notwendig wird. bediene man sich des Kokain in 3% Lösung.

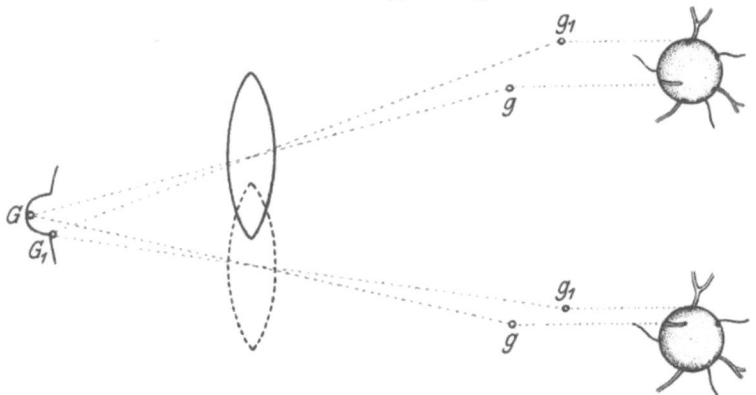

Abb. 4. Schematische Darstellung des Strahlenganges bei der parallaktischen Verschiebung im umgekehrten Bilde: Bei der Bewegung der Linse nach abwärts scheint sich im Bilde der obere Rand der glaukomatös exkavierten Papille mit dem Gefäß g_1 schneller zu bewegen als der Grund mit dem Gefäß g, so daß der Abstand zwischen g und g_1 abnimmt.

Die Bestimmung von Niveaudifferenzen am Augenhintergrund.

Die Untersuchung auf Niveaudifferenzen ist vor allem notwendig bei der Differentialdiagnose zwischen Sehnervenatrophie und glaukomatöser Sehnervenerkrankung, sowie zur Feststellung der Prominenz einer Stauungspapille.

Für den Nachweis kommen zwei Methoden in Betracht:

1. **Die parallaktische Verschiebung im umgekehrten Bild:** Man bewegt die Konvexlinse während des Spiegelns in der Frontalebene leicht hin und her. Dann bewegt sich das Augenhintergrundsbild ebenfalls in gleicher Richtung mit. Alle vor der Netzhautebene liegenden Teile verschieben sich hierbei schneller, alle hinter ihr liegenden langsamer (vgl. Abb. 4). Die Verschiebung wächst mit dem Grade des Niveauunterschiedes. Bei einer glaukomatösen Exkavation der Sehnervenpapille z. B. scheint sich bei diesen Bewegungen jedesmal der gegenüberliegende Rand der Papille über den tief liegenden Grund

herüberzulegen. Um die Verschiebung besser beobachten zu können, wählt man sich am besten ein Gefäß in der Netzhautebene, bei dem eben gewählten Beispiele am Papillenrande, sowie eines am Boden der Papille und sieht, wie sich unter dem Einflusse der parallaktischen Verschiebung die Entfernung zwischen beiden zu ändern scheint (vgl. Abb. 4).

Auf diese Weise ist zwar ein zuverlässiger Nachweis von Niveauunterschieden im Augenhintergrunde möglich, aber diese können nicht zahlenmäßig gemessen werden, wenn auch bei einiger Erfahrung eine ziemlich genaue Schätzung gelingt. Hierzu dient

2. die Messung der Tiefenunterschiede im aufrechten Bilde mit Hilfe der Refraktionsbestimmung. In einem emmetropischen Auge haben alle vorspringenden Teile eine hypermetropische, alle zurückliegenden eine myopische Refraktion. Bestimmt man nun in einem Auge die Refraktion des Augenhintergrundes, sodann die des zu untersuchenden Teiles, so ergibt die Refraktionsdifferenz zwischen beiden ein Zahlenmaß für den Niveauunterschied, zunächst in Dioptrien ausgedrückt. Die Umrechnung ist nicht schwer, da ungefähr 3 Dioptrien einem Millimeter Höhenunterschied entsprechen.

Man geht dabei so vor, daß man sich an den beiden zu messenden Stellen je ein kleines Blutgefäß aufsucht und im Refraktionsaugenspiegel so lange Gläser vorsetzt, bis es im Bilde scharf erscheint. Das Auge des Kranken wird am besten homatropinisiert. Der Untersucher muß aber dabei darauf achten, daß er seine Akkommodation dauernd entspannt (im Anfang nicht ganz leicht!), sonst wird die Messung ungenau.

Diese Refraktionsbestimmung im aufrechten Bilde kommt vor allem in Betracht, wenn man den Verlauf einer Stauungspapille, ihr Hervortreten oder Zurückgehen, verfolgen will.

Anhang.
Bemerkungen über die Funktionsprüfung der Augen.

In manchen Fällen von Sehnervenerkrankung kann es für die Differentialdiagnose unerläßlich werden, über die Art der Funktionsstörung orientiert zu sein. Nun ist freilich eine einigermaßen genaue Sehschärfeprüfung ohne augenärztliche Hilfsmittel zumal am Krankenbett nicht möglich. Aber bei stärkerer Herabsetzung der Sehfunktionen kann doch immerhin wenigstens festgestellt werden, bis zu welcher Entfernung vom Auge der Kranke die ausgestreckten Finger zu zählen vermag. Man spreizt die Finger hierbei auf einem dunklen Untergrund (Buchdeckel, dunkler Anzug). Werden die Finger bis zu einer Entfernung von 1 m vom Kranken gezählt, so entspricht dies ungefähr einer Sehschärfe von $1/_{60}$, Fingerzählen in 2 m einer Sehschärfe von $2/_{60}$ usf. Werden auch dicht vor dem Auge nicht mehr die Finger richtig gezählt, so prüft man, ob der Kranke noch erkennt, wenn man die Hand vor einem dunklen Untergrund von rechts nach links oder von oben nach unten bewegt. Bei allen diesen Sehprüfungen, die immer nur einer Orientierung dienen sollen und keinen Anspruch auf Genauigkeit machen, darf man nie vergessen, das nicht untersuchte Auge schließen zu lassen oder zu verdecken.

Fast noch wichtiger als die Prüfung der Sehschärfe ist die Untersuchung des Gesichtsfeldes. Denn sie klärt z. B. erst darüber auf, wie viele der Sehnervenfasern bereits funktionsuntüchtig geworden sind, und welche Bündel betroffen sind. Sie ist auch von Nichtophthalmologen ohne besondere Untersuchungsapparate möglich, selbst am Krankenbett. Hierzu eignen sich folgende orientierende Verfahren.

a) **Bestimmung der Gesichtsfeldgrenzen auf gröbere Einengungen.** Man läßt den Kranken das zweite Auge schließen oder verbindet es. Dann stellt oder setzt man sich ihm in etwa $2/3$ m Entfernung gegenüber. Will man das rechte Auge des Kranken untersuchen, so schließt man sein eigenes rechtes und läßt sich das linke fixieren. Nun führt man in der Ebene, welche man sich durch die Mitte der Verbindungslinie beider Augen gelegt denkt, ein weißes Objekt von 1 bis 2 cm Seitenlänge (ev. ein Stückchen Watte) von der Peripherie her von allen Seiten in das Gesichtsfeld hinein unter leicht oszillierenden Bewegungen und läßt sich angeben, wann zum ersten Male ein weißer Schimmer wahrgenommen wird (nicht, wann das Objekt deutlich gesehen wird!). Da sich das Gesichtsfeld des eigenen Auges mit dem des Kranken bei diesem Verfahren decken muß, hat man an sich selbst eine gute Kontrolle, ob eine Einengung besteht oder nicht. Natürlich sind bei diesem Vorgehen nur gröbere Unterschiede diagnostisch zu verwerten. Gleichzeitig hat man stets darauf zu achten, daß der Kranke sein Auge nicht bewegt, sondern die Fixation beibehält.

b) **Untersuchung auf zentrale Skotome.** Man setzt den Kranken gegenüber einer schwarzen Wand, einem Vorhange oder hält ihm in $1/3$—1 m Entfernung eine größere schwarze Pappe als Hintergrund für die Prüfung vor. Die Größe des Hintergrundes soll etwa einem Gesichtswinkel von 40^0 entsprechen. Auf ihr befestigt man einen hellen Fixierpunkt. Das zweite Auge wird geschlossen. Nun bewegt man ein kleines weißes Objekt (etwa 5 mm Seitenlänge) an einem schwarzen Draht langsam auf dem dunklen Hintergrund durch den mittleren Teil des Gesichtsfeldes quer hindurch und läßt sich angeben, ob es nach dem Fixierpunkt zu undeutlicher, grauer wird oder gar ganz verschwindet. Führt man das Objekt erst wagerecht, sodann senkrecht durch das Gesichtsfeld, so kann man auf diese Weise die ungefähren Grenzen des Skotoms in den vier Hauptrichtungen feststellen. Als Kontrolluntersuchung kann man die Prüfung mit einem roten Scheibchen wiederholen. Im Bereich eines Skotoms verliert das Objekt seine rote Farbe, es wird „dunkel", „farblos" oder „gelblich" gesehen, während die Farbe im normalen Auge nach dem Fixierpunkt hin an Lebhaftigkeit zunimmt.

Der normale Augenhintergrund.

1. Die Sehnervenpapille.

Anatomische Vorbemerkungen. Der Sehnerv entwickelt sich aus dem Stiel der Augenblase und ist wie die Netzhaut als ein Teil des Gehirns, nicht als peripherer Nerv aufzufassen. Er tritt etwa 4 mm nasalwärts vom hinteren Augenpol durch die Lamina cribrosa der Sklera in das Auge ein. In seinem orbitalen Teile hat er einen Durchmesser von ungefähr 4 mm. Er wird hier von drei Scheiden umschlossen, welche direkte Fortsetzungen der drei Hirnhäute bilden, nämlich der Dura, Arachnoidea und Pia. Von der letzteren setzen sich die zahlreichen Septen in das Innere des Nerven zwischen die einzelnen Nervenfaserbündel fort. Sie sind zugleich die Träger für die Blutgefäße. Zwischen den drei Häuten sind die gleichen Spalträume wie im Gehirn vorhanden, nämlich der Subarachnoidealraum und der Subduralraum. Die Dura des Sehnerven geht in die äußeren Lamellen der Sklera über. Der Subduralraum endet am Auge blindsackartig. Die Spalträume stehen mit den gleichen Räumen des Gehirns in Verbindung.

Im Nerven selbst laufen die zu Bündeln zusammenliegenden Nervenfasern, die hier mit Markscheiden umgeben sind. Zwischen ihnen und den bindegewebigen Septen schiebt sich die Glia ein, die nicht nur als Stützgewebe dient, sondern auch für den Stoffwechsel des Nerven eine bedeutende Rolle spielt. Die Nervenfasern haben verschiedene Dicke. Die feinsten kommen von der Gegend der Macula lutea der Netzhaut und bilden das **papillomakulare Bündel**. Da diesem Bündel in der Pathologie des Sehnerven eine besondere Bedeutung zukommt, ist die Kenntnis seiner Lage von Wichtigkeit. Sie ändert sich im Verlaufe des Sehnerven. Dicht am Auge und in der Papille liegt das Bündel ganz am temporalen Rande, um von hier aus direkt zur Makula hinüberzuziehen. Erst während des orbitalen Verlaufes rückt es allmählich in die Mitte des Sehnerven. Auf Abb. a. S. 172 ist die Lage des Bündels an den verschiedenen Stellen des Nerven gut sichtbar, da hier die betreffenden Fasern infolge der Degeneration ihre Markscheiden verloren haben.

Das Saftlückensystem des Sehnerven steht an der Hirnbasis mit den Hirnhautscheideräumen, sowie wahrscheinlich auch mit dem dritten Ventrikel in Verbindung. In ihm bewegt sich ein Saftstrom hirnwärts.

Etwa 10—12 mm hinter dem Auge tritt die Arteria und Vena centralis retinae ziemlich rechtwinkelig in den Sehnerven ein, um dann in seiner Mitte zu verlaufen und sich auf der Papille oder noch innerhalb der Papille in die Hauptäste der Netzhaut aufzulösen.

Vor der Lamina cribrosa der Sklera verlieren die Sehnervenfasern ihre Markscheiden und treten marklos in das Auge ein. Nur in einigen Fällen erhalten sie als angeborene Anomalie auch innerhalb der Netzhaut noch auf eine Strecke eine Markumhüllung, und bieten dann, ähnlich wie am Kaninchenauge, das Bild der **markhaltigen Nervenfasern im Augenhintergrund** dar (Abb. S. 42). Der Durchtrittskanal durch die Augenhäute (Sklerotikochorioidealkanal) nimmt an Weite meist nach dem Innern des Auges hin deutlich ab (s. S. 14).

Die Zentralgefäße der Netzhaut teilen sich fast immer auf der Papille selbst in ihre Hauptäste für die Netzhaut. Wie so häufig im Körper, zeigt auch hier die Vene die größten individuellen Verschiedenheiten in der Art der Teilung. Die Hauptgefäßäste verlaufen vorzugsweise nach oben und unten über den Rand der Papille in die Netzhaut. Ihnen folgt die Masse der marklosen Sehnervenfasern, welche radiär in die Netzhaut ausstrahlen und die Gegend der Macula lutea bogenförmig umkreisen, während zu dieser hin vom temporalen Papillenrande die feinen Fasern des papillomakularen Bündels direkt hinüberziehen.

Im Augenspiegelbilde sieht man demnach von vorn durch die durchsichtigen marklosen Nervenfasern mit ihren Kapillaren hindurch auf die Lamina cribrosa und die dahinter liegenden markhaltigen Fasern im retrolaminaren Sehnerventeil.

Infolgedessen hebt sich die Papille sofort als hellrötliche Scheibe heraus, aus welcher die Netzhautgefäße entspringen. Sie ist meist

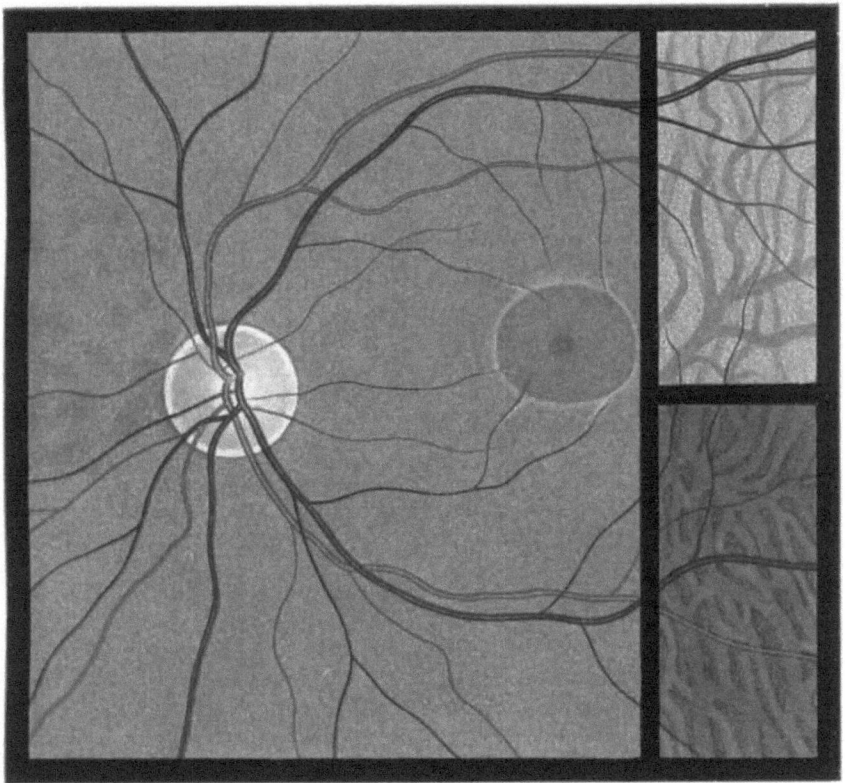

Abb. 5. Normaler Augenhintergrund. Papille ohne physiologische Exkavation, mit Bindegewebsring, aber ohne Pigmentring. In der Macula lutea ist der ringförmige Makulareflex, sowie der Foveareflex erkennbar. Die kleine Tafel rechts oben zeigt das Aussehen des albinotischen, die rechte untere das des getäfelten Augenhintergrundes, während die Haupttafel den Hintergrund gleichmäßig gefärbt wiedergibt. (Vgl. über die drei Typen des normalen Hintergrundes S. 19.)

rund oder doch nahezu rund. In kurzsichtig gebauten Augen kann sie auch oval (in der Regel längsoval) erscheinen.

Die Größe der Papille ist bei verschiedenen Refraktionszuständen scheinbar verändert: in kurzsichtigen Augen erscheint sie kleiner, in hypermetropischen Augen größer, eine Folge der verschiedenen Achsenlänge der Augen.

Bei der Untersuchung der Papille achtet man, um kein Symptom zu übersehen, am besten nacheinander auf vier Punkte, nämlich auf **Farbe, Begrenzung, Blutgefäße, Niveauverhältnisse**.

a) **Die Farbe** der normalen Papille ist rötlichweiß. Der rötliche Farbenton wird bedingt durch die Kapillaren der marklosen Nervenfasern, welche auf dem weißen Untergrund der Lamina cribrosa liegen; er ist das Charakteristische des normalen Nervengewebes der Papille und schwindet bei jeder Sehnervenatrophie. Da die Schicht der Nervenfasern auf der Papille in der temporalen Hälfte dünner ist als in der nasalen, ist auch jede normale Papille in ihrer temporalen Hälfte blasser rot als in der nasalen Hälfte (vgl. Abb. 5).

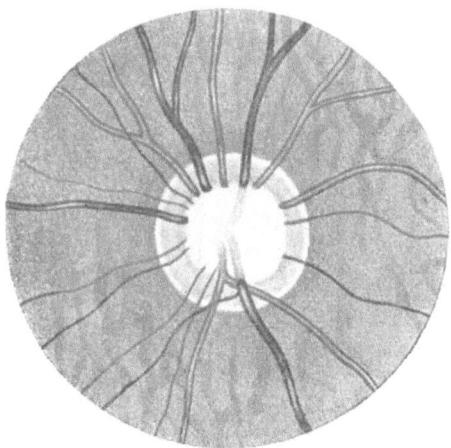

Abb. 6. Große physiologische Exkavation.

In der Mitte der Papille sieht man zuweilen eine helle, oft rein weiße Stelle: hier liegt die Lamina cribrosa nahezu frei zutage. Bei manchen Individuen ist diese weiße Stelle größer. Man sieht dann, umgeben von dem rötlichen Nervenfasergewebe, einen runden weißen Fleck mit kleinen dunkelgrauen Tupfen, die **physiologische Exkavation**. Dadurch, daß die Sehnervfasern ihr Mark einbüßen, nimmt an der Lamina cribrosa der Sehnerv an Durchmesser stark ab. Ist nun die Öffnung in der Aderhaut im Verhältnis zur Öffnung in der Sklera nicht entsprechend kleiner, so wird sie von den marklosen Fasern nicht mehr ausgefüllt. Es bleibt in der Mitte eine Lücke, in welcher die Lamina cribrosa mit ihren Maschen als graue Fleckchen auf weißem Grunde sichtbar ist. Die Netzhautgefäße steigen meist an der medialen Wand der Exkavation empor. Die physiologische Exkavation ist oft gegen das rötliche Papillengewebe scharf abgesetzt.

In kurzsichtig gebauten Augen kann sich die physiologische Exkavation dem temporalen Rande der Papille nähern und diesen auch erreichen. Dann erscheint die Papille temporal weiß gefärbt. Man darf dieses Aussehen nicht mit einer partiellen Sehnervenatrophie verwechseln[1]).

Ist die physiologische Exkavation sehr groß, wie in Abb. 6, so besteht die Gefahr, daß sie bei flüchtigem Hinsehen allein für eine atrophische Papille gehalten wird, während der schmale rötliche Ring des normalen Papillengewebes fälschlich zum Augenhintergrund gerechnet wird. Der Ursprung und Verlauf der Blutgefäße, die am Rande der Exkavation hochkommen, schützt jedoch vor diesem Irrtum.

---

[1]) Beide haben oft so große Ähnlichkeit, daß die Entscheidung ohne vorherige Funktionsprüfung (bei partieller Atrophie zentrales Skotom!) unmöglich werden kann.

b) **Die Begrenzung** der Papille ist scharf. Meist ist ringsherum noch ein schwarzer Saum sichtbar, der sog. Pigmentring. Er ist bedingt durch besonders starke Pigmentierung des Pigmentepithels. Manchmal verdichtet sich der Pigmentsaum geradezu zu schwarzen Flecken oder zu einem schwarzen Band. Oft ist er nur teilweise in Gestalt einer Sichel an der Papille ausgebildet.

In anderen Fällen wird die Papille statt dessen von einem schmalen weißen Saum oder Sichel, dem Bindegewebsring, begrenzt. Er kommt dadurch zustande, daß das Pigmentepithel und die Aderhaut

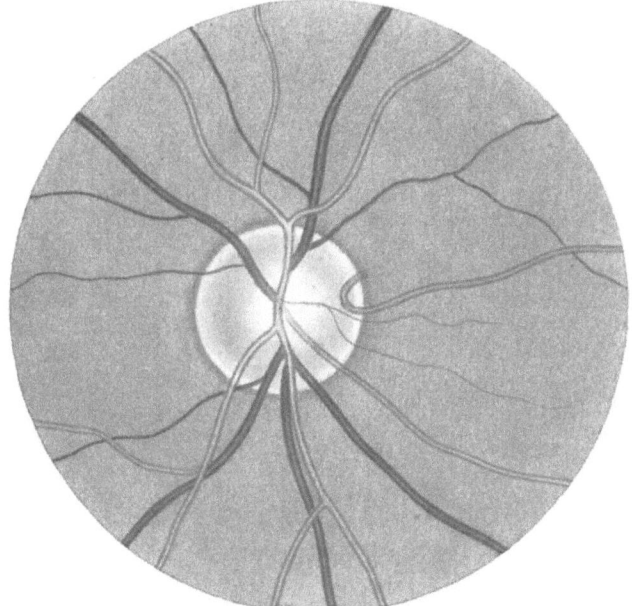

Abb. 7. Große zilioretinale Arterie.

etwas außerhalb des Sehnervenrandes endigen, so daß hier die Innenfläche der Sklera freiliegt.

Zuweilen sind beide Umsäumungen vorhanden, nach innen der Bindegewebs-, nach außen von ihm der Pigmentring. In der Regel sind beide am temporalen Papillenrande am stärksten ausgeprägt.

Fehlt der Pigment- und Bindegewebssaum und ist der Augenhintergrund nicht sehr dunkel gefärbt, so kann die Papille bei flüchtigem Hinschauen unscharf begrenzt erscheinen. Anfänger neigen dann leicht dazu, eine beginnende Neuritis zu diagnostizieren. Bei einem scharfen Augenspiegelbilde kann man jedoch immer die Grenzlinie der Papille erkennen. Zuweilen, besonders in kurzsichtig gebauten Augen, greift das Pigmentepithel mit der Glasmembran der Aderhaut über den nasalen Papillenrand hinüber und erzeugt hier eine kleine rötliche Sichel (sog.

16 Der normale Augenhintergrund.

Supertraktionssichel), durch welche der Papillenrand in der Tat unscharf wird. (Vorsicht beim Diagnostizieren von Neuritis!)

c) **Die Blutgefäße** der Netzhaut verzweigen sich fast immer auf der Papille in ihre Hauptäste und zwar dichotomisch. Die Art der Verästelung ist individuell sehr verschieden, besonders an den Venen.

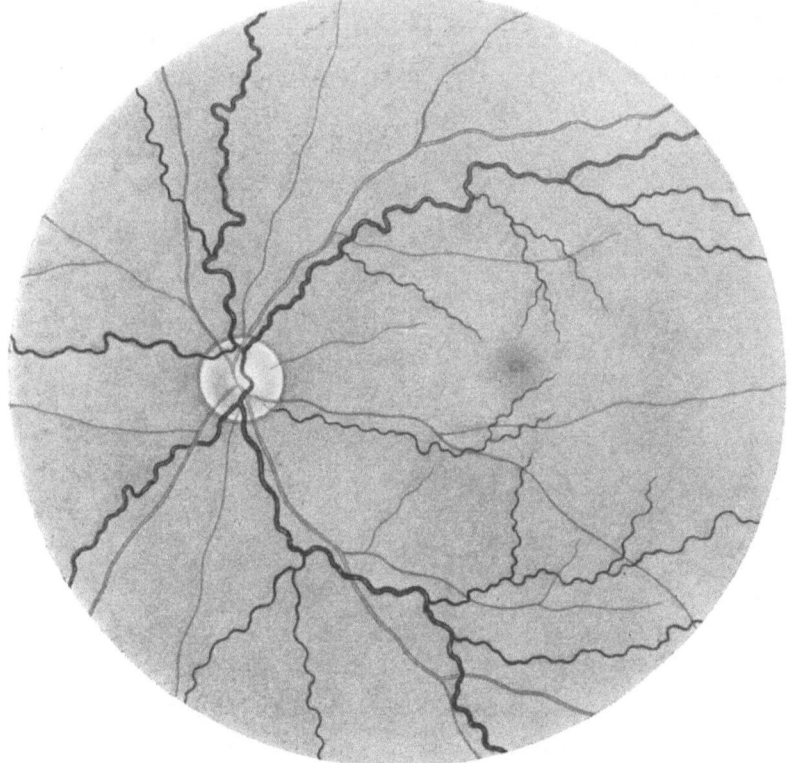

Abb. 8. Mäßig starke angeborene Schlängelung (Tortuositas) der Netzhautvenen.

Die Venen sind an ihrer dunkelroten, die Arterien an ihrer hellroten Farbe erkennbar, die Venen sind durchweg um etwa ein Drittel breiter als die zugehörigen Arterien.

Bereits im umgekehrten Bilde sieht man auf jedem großen Gefäßaste einen weißen Reflexstreifen in der Mitte, das Reflexbild des Lichtes auf der zylindrischen Oberfläche der Blutsäule in den Gefäßen. In der stärkeren Vergrößerung des aufrechten Bildes tritt der Reflexstreifen noch deutlicher hervor. Läuft ein Gefäß über ein anderes Gefäß oder über den Rand einer Exkavation hinweg, so erscheint der Reflex an der Stelle der Erhöhung meist etwas breiter, an den daneben befindlichen tieferen Biegungsstellen schmäler. Die Gefäßwand ist im umgekehrten Bilde nicht sichtbar. Im aufrechten erkennt man sie an den größeren Gefäßen auf der Papille, besonders an den Kreuzungsstellen in der Gestalt einer feinen weißen Einscheidung.

In etwa $1/7$ aller Fälle sieht man außer den Zentralgefäßen am temporalen Rande der Papille einen kleinen Arterienast auftauchen und in die Netzhaut verlaufen, um einen Teil von ihr zu versorgen. Er entstammt dann nicht der Zentralarterie, sondern aus den Ziliararterien. Man bezeichnet diese Abweichung als zilioretinales Gefäß (Abb. 7). Ihm kommt beim Verschluß der Arteria centralis eine große praktische Bedeutung zu, insofern es hier von der Zirkulationsstörung verschont bleiben und so einen Teil der Netzhaut vom Verfall und damit für das Sehvermögen retten kann. Andere Anomalien des Gefäßverlaufes sind sehr selten.

Die Netzhautvenen sind zum Teil etwas stärker geschlängelt. In seltenen Fällen kann diese Schlängelung einen auffallend hohen Grad annehmen (sogen. Tortuositas, Abb. 8). Von der pathologischen Stauung der Venen unterscheidet sich diese angeborene Veränderung dadurch, daß die Hyperämie der Papille fehlt, ebenso natürlich auch Stauungsblutungen.

Schließlich sei hier noch der Pulsation der Gefäße gedacht. Schon im umgekehrten Bild, deutlicher im aufrechten, sieht man an den großen Venenstämmen, dort, wo sie rechtwinkelig in die Tiefe umbiegen, häufig eine Pulsation, die individuell verschieden stark ausgeprägt ist. Sie ist stets eine physiologische Erscheinung, und wird hauptsächlich dadurch bedingt, daß die Höhe des intraokularen Druckes, der auf den Netzhautgefäßen lastet, mit dem Puls schwankt. Die Pulsation ist eine negative, d. h. die Verengerung der Vene beginnt unmittelbar vor dem Radialispuls, die Erweiterung nach ihm. Im Gegensatz hierzu sind sichtbare Pulsationserscheinungen an den Arterien immer als pathologisch anzusehen.

Anastomosen zwischen den Gefäßen, besonders der Venen, kommen vor, sind aber äußerst selten (siehe dagegen unter pathologischen Verhältnissen S. 105).

d) **Die Niveauunterschiede** der Papille. Die normale Papille ragt kaum nennenswert über das Niveau der Netzhaut hervor. Die Stelle in der Mitte, aus welcher die Gefäße herauskommen, ist dagegen eingezogen. Eine wirkliche Vertiefung besteht hier dann, wenn eine physiologische Exkavation vorhanden ist (S. 14). Ihr Grund mit den Maschen der Lamina cribrosa liegt dann bis zu 3 D (= 1 mm) tiefer als das Papillengewebe. Der Rand dieser Exkavation ist oft steilwandig. Erreicht sie dagegen den Rand der Papille, so fällt sie hier immer schräg, nie steil ab. Ein steiler randständiger Wandabfall ist stets pathologisch (beginnende glaukomatöse Exkavation).

2. Der Augenhintergrund.

Anatomische Vorbemerkungen. Die ursprüngliche, in der 3. Embryonalwoche ausgebildete primäre Augenblase wird durch eine Einstülpung ihrer Wand sehr bald in die sekundäre Augenblase umgewandelt. Dadurch entsteht eine doppelwandige becherartige Vertiefung. Die äußere Wand des Augenbechers bleibt einzellig; aus ihr entwickelt sich später die Schicht des Pigmentepithels der Netzhaut. Die innere Wand der sekundären Augenblase differenziert sich allmählich zu den übrigen Schichten der Netzhaut. Der Spalt zwischen den beiden Wandungen, der ursprüngliche Binnenraum der primären Augenblase, zeigt sich noch im späteren Leben dadurch an, daß die Netzhaut dem Pigmentepithel nur anliegt und sich beim Aufschneiden eines Leichenauges leicht ablöst. Auch im lebenden Auge kommt es bekanntlich leicht zu einer Netzhautablösung.

Im ausgebildeten Auge liegen demnach im Augenhintergrund von innen nach außen folgende Schichten aufeinander: Netzhaut, Pigmentepithel der Netzhaut, Aderhaut, Sklera.

Wenn man das fertige Auge mit einer photographischen Kamera vergleichen will, würde die Netzhaut der lichtempfindlichen Platte, das Pigmentepithel der

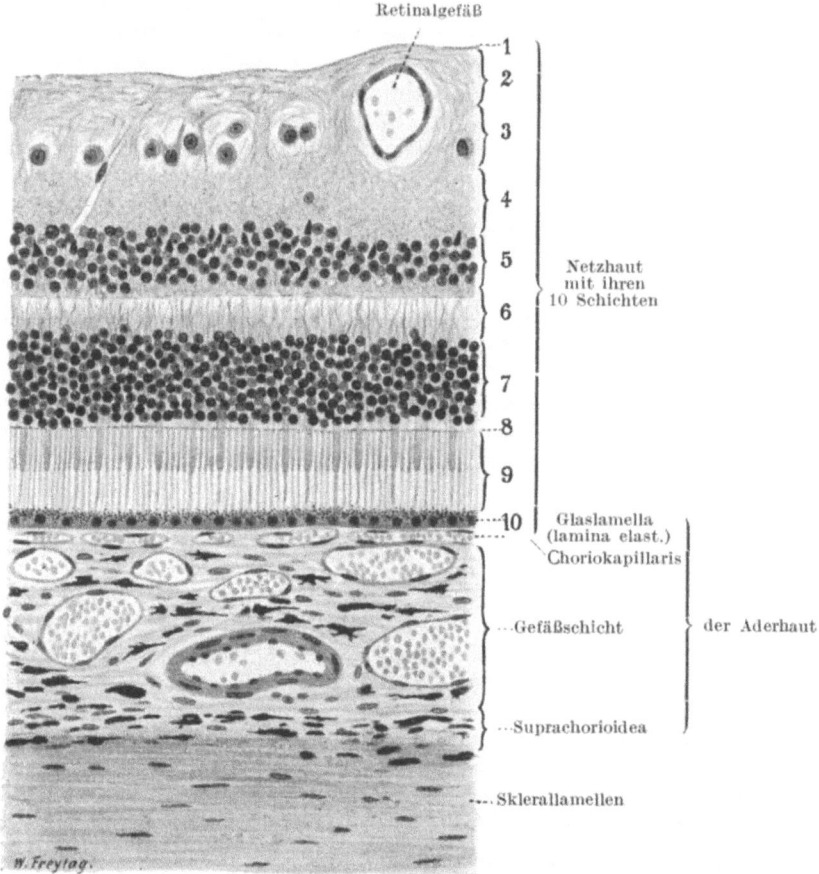

Abb. 9. Durchschnitt durch die normale Netzhaut und Aderhaut.

schwarzen lichtabhaltenden Farbe entsprechen, während die Aderhaut zur Ernährung der äußeren Netzhautschichten und die Sklera zum Schutze des Ganzen dient.

Die mit Hämatoxylin gefärbte Netzhaut zeigt mikroskopisch im Querschnitt drei getrennte sehr charakteristische Reihen von Zellen, welche den drei übereinanderliegenden Neuronen entsprechen. Von ihnen ist die innerste, die Schicht der Ganglienzellen, die spärlichste, die äußerste, die sogenannte äußere Körnerschicht, die zellreichste. Nimmt man die von diesen Ganglienzellen ausgehenden

Nervenfortsätze hinzu, so erhält man im ganzen, von innen nach außen gerechnet, folgende 9 Netzhautschichten:
1. Die Membrana limitans interna.
2. Die Nervenfaserschicht, die Fortsätze der Ganglienzellenschicht, welche rechtwinkelig in den Sehnerven einbiegen und erst an den primären optischen Ganglien im Gehirn enden. In ihr liegen auch die größeren Verzweigungen der Netzhautgefäße (Abb. 9).
3. Die Ganglienzellenschicht.
4. Die innere granulierte Schicht, aus feinem Nervenfaserfilz bestehend.
5. Die innere Körnerschicht.
6. Die äußere granulierte Schicht, aus feinem Nervenfaserfilz bestehend.
7. Die äußere Körnerschicht.
8. Die Membrana limitans externa.
9. Die Schicht der Stäbchen und Zapfen.
Hierzu kommt
10. die Schicht des Pigmentepithels, dessen Pigmentierung individuell außerordentlich verschieden ist. Durch sie wird, wie wir noch sehen werden, die Farbe des Augenhintergrundes hauptsächlich bestimmt.

Die Aderhaut besteht in der Hauptsache aus Blutgefäßen, deren Hauptzweige nach der Sklera zu liegen, während die zahlreichen Kapillaren dicht unter dem Pigmentepithel gelegen sind, von ihm nur getrennt durch eine elastische Membran (Lamina elastica bzw. Glaslamelle der Aderhaut).

Das Netz der Kapillaren ist so überaus reich, daß die Blutversorgung eines Kapillarbezirkes nicht nur von einem bestimmten zugehörigen Arterienästchen erfolgt, sondern mühelos von arteriellen Seitenbahnen übernommen werden kann, im Gegensatz zu den Zirkulationsverhältnissen der Netzhaut. Die abführenden Venen der Aderhaut sind zahlreicher wie die Arterien, weil sie auch noch die Blutabfuhr aus dem vorderen Teil der Uvea (Iris und Corpus ciliare) übernehmen müssen. An weniger pigmentierten Augen kann man in der Gegend des Äquators die vier seesternähnlichen Vortexvenen sehen, in welche das Blut von allen Seiten radiär zusammenströmt, um durch die Sklera das Auge zu verlassen.

In allen Gefäßschichten mit Ausnahme der Choriokapillaris befinden sich in dem Zwischengewebe pigmentierte Zellen, die Chromatophoren. Sie sind individuell außerordentlich verschieden stark pigmentiert und spielen bei der Färbung des Augenhintergrundes eine große Rolle. Diese Chromatophoren liegen auch in der lockeren gefäßarmen Bindegewebsschicht, welche die Schicht der Blutgefäße der Aderhaut mit der Sklera verbindet, der sog. Suprachorioidea.

Nach außen von der Aderhaut schließen sich die gefäßarmen Lamellen der Sklera an, die für die Erkrankungen des Augenhintergrundes eigentlich nur insofern Bedeutung hat, als bei Schwund der gesamten Aderhaut-Netzhaut ihre Innenfläche im Augenspiegelbilde eine helle gelblich-weiße Färbung bedingt.

Die verschiedenen Typen des roten Augenhintergrundes. Der rote Augenhintergrund zeigt in seiner Färbung sehr weitgehende individuelle Verschiedenheiten. In erster Linie kommt für seine Färbung die Schicht des Pigmentepithels in Betracht. Ist sie

a) dicht pigmentiert, so erscheint der Hintergrund gleichmäßig braunrot. Bei sehr dunkel pigmentierten Individuen (Neger usw.) nimmt der Hintergrund eine dunkelgraubraune Färbung an. Die Umgebung der Papille ist zuweilen leicht grau gefärbt, da hier die noch dicke Schicht der Nervenfasern etwas von dem Augenspiegellicht reflektiert, also weniger durchsichtig ist.

b) Ist das Pigmentepithel nur schwach pigmentiert, so wirkt es nicht mehr als Deckschicht, und die Zeichnung der Aderhaut tritt mehr oder weniger deutlich hervor. Man sieht dann unter den Verzweigungen der Netzhautgefäße noch ein Netz von großen roten Gefäßen, die dicker als die Netzhautgefäße sind und keinen Reflexstreifen haben: die größeren auf der Sklera liegenden Aderhautgefäße. Die kleinen Gefäße und die Choriokapillaris sind in ihren Einzelheiten nicht zu erkennen. Zwischen den Aderhautgefäßen liegen die bräunlichen Inseln der Chromatophoren der Aderhaut, die sog. Intervaskularräume. Man sieht bei dieser Form des Hintergrundes demnach rote Gefäßnetze auf braunem Grunde (sogen. **getäfelter Hintergrund**).

Tritt diese Zeichnung sehr deutlich hervor, so wird sie zuweilen mit arteriosklerotischen Veränderungen an den Aderhautgefäßen verwechselt. Für diese Diagnose ist jedoch nicht der Kontrast der Aderhautgefäße gegenüber dem Hintergrund maßgebend, sondern lediglich deren Farbe. Solange diese gleichmäßig rot ist, sind sie nicht als erkrankt anzusehen.

c) Ist sowohl das Pigmentepithel wie auch das Aderhautstroma pigmentarm, so scheint die gelblichweiße Innenfläche der Sklera hindurch. Man sieht dann auf hellem Grunde das Netz der großen Aderhautgefäße und darüber die dünneren Netzhautgefäße. Die letzteren unterscheiden sich von den Aderhautgefäßen durch ihre schärfere Begrenzung, ihren Reflexstreifen, sowie durch ihre Anordnung und dichotomische Verzweigung. Auch lassen sie sich stets bis in die Papille hinein verfolgen. Die stärksten Grade dieses normalen Hintergrundstypus finden sich beim Albino (vgl. über die 3 Typen Abb. 5, S. 13).

Normalerweise ist die Gegend des hinteren Augenpols fast immer am stärksten pigmentiert. Man sieht daher nicht selten hier einen gleichmäßig pigmentierten Augenhintergrund, nach der Peripherie hin dagegen zunehmend die hellere Färbung mit der hindurchscheinenden Sklera.

Die Netzhautgefäße verlaufen etwa so, daß — die Papille als Ausgangspunkt gerechnet — von vier Hauptstämmen mit ihren Verzweigungen je einer die Versorgung eines Quadranten mit Blut übernimmt. Dementsprechend unterscheidet man in jedem Auge eine Arteria und Vena nasalis superior, nasalis inferior, temporalis superior und temporalis inferior. Die beiden letzteren Arterien und Venen umkreisen die Macula lutea in einiger Entfernung und geben zu ihr hin kleinere Zweige ab. Außerdem ziehen von der Papille aus oft noch direkt kleinere Gefäßzweige zur Macula lutea hinüber. Die Makula selbst ist frei von sichtbaren Gefäßen. Arterien und Venen überkreuzen sich oft, niemals aber kreuzen sich in der Netzhaut zwei Venen oder zwei Arterien.

Die Macula lutea erkennt man außer an ihrer Gefäßlosigkeit an einer etwas dunkleren Färbung und an charakteristischen Reflexen, welche an der Innenfläche der Netzhaut in jugendlichen Augen entstehen: Der Makulareflex bildet einen schwachen Ring von liegend ovaler Gestalt und von etwas größerem Durchmesser als die Papille. Man sieht nicht immer den vollen Ring, sondern oft nur einen Teil und kann bei leichten Spiegeldrehungen gut beobachten, wie der Reflex seinen Ort wechselt. Bei älteren Individuen tritt der Reflex mehr und mehr zurück, ebenso wird er undeutlich, wenn die Pupille künstlich erweitert wird. Die Fovea centralis der Netzhaut zeigt sich als ein kleiner roter Fleck in der Mitte des eben genannten Reflexringes.

Sie trägt in der Mitte einen zweiten kleinen hellen Reflex, den **Foveareflex**, der an der konkaven Oberfläche der Foveagrube der Netzhaut wie an einem Hohlspiegel entsteht. Im umgekehrten Bilde ist er kaum eben als heller Punkt sichtbar (Abb. S. 13). Im aufrechten Bilde hat er verschiedene Gestalt, bald keilförmig, bald ring- oder halbringförmig usw. Stets wechselt er bei leichten Spiegeldrehungen seinen Ort und seine Deutlichkeit und zeigt gerade daran, daß es sich nicht um eine pathologische Veränderung der Netzhaut, sondern nur eben um einen physiologischen Lichtreflex an ihrer Oberfläche handelt. Beim **Aufsuchen der Macula lutea** denke man stets daran, daß man sie niemals vor sich haben kann, solange man größere Netzhautgefäße im Spiegelbilde sieht.

Die Netzhautreflexe. Außer den hier genannten Reflexen beobachtet man bei jungen Individuen auf der Innenfläche der Netzhaut, besonders in der Umgebung der Papille ähnliche silberweiße flächenförmige Reflexe, wie um die Makula herum. Sie machen sich besonders bei dunkelpigmentierten Augen so stark bemerkbar, daß sie der Anfänger für pathologische Netzhauttrübungen halten kann. Sie sind jedoch von diesen leicht zu unterscheiden, da sie ebenfalls bei Spiegeldrehungen ihre Form und Ausdehnung ändern. Im Zweifelsfalle kann man die Pupille künstlich erweitern; sie pflegen dann meist fast ganz zu verschwinden.

Die Reflexe entstehen dadurch, daß die großen Netzhautgefäßäste etwas über die Oberfläche hervor in den Glaskörper ragen. Dadurch wird in ihrer Umgebung die Netzhautoberfläche konkav und wirkt wiederum ähnlich wie ein Hohlspiegel.

Allgemeine Pathologie des Augenhintergrundes.

Bei den pathologischen Veränderungen bei Allgemeinerkrankungen tritt die gefäßarme Sklera so gut wie ganz in den Hintergrund, dagegen beteiligen sich in der verschiedensten Weise die Netzhaut mit ihren so außerordentlich empfindlichen nervösen Elementen, die Aderhaut mit ihrem Gefäßreichtum und der Sehnerv.

Bei allen drei Teilen sollen im Folgenden der Schwund des Gewebes, die hauptsächlichsten Entartungsformen, die Entzündungen, sowie die Zirkulationsstörungen hinsichtlich ihrer ophthalmologischen Diagnose und Differentialdiagnose kurz besprochen werden. Diese Einteilung mag etwas willkürlich erscheinen, da streng genommen z. B. Entartung bzw. Degeneration und Schwund des Gewebes meist nebeneinander hergehen oder aufeinander folgen, aber sie schien mir den praktischen Bedürfnissen zu entsprechen. Im speziellen Teil ist, um Wiederholungen zu vermeiden, auf die folgende Darstellung des öfteren zurückgegriffen.

1. Allgemeine Pathologie der Netzhaut.

Das normale Netzhautgewebe erscheint mit Ausnahme des Pigmentepithels, dessen Veränderungen zusammen mit der Aderhaut besprochen werden, bei der gewöhnlichen Augenspiegeluntersuchung so gut wie vollkommen durchsichtig. Nur in der Umgebung der Papille sieht man einen leichten grauen Schleier, der im aufrechten Bilde etwas radiär gestreift erscheint. Er wird bedingt durch die dickere Schicht der Nervenfasern, welche hier von allen Seiten der Netzhaut zusammenlaufen, um dann rechtwinkelig in die Sehnervenpapille einzubiegen. Diese Durchgängigkeit der Netzhaut für Licht ist aus optischen Gründen notwendig, da ja die Lichtstrahlen zunächst die ganze Dicke der Retina durchsetzen müssen, um zu den perzipierenden Elementen, den Stäbchen und Zapfen zu gelangen. **Im normalen Auge nehmen wir von der Netzhaut demnach nur ihre Blutgefäße wahr.**

A. Schwund der Netzhaut.

Ein Schwund der Netzhaut, mag er nur einige Schichten oder fast die ganze Netzhaut betreffen, ist im Augenspiegelbilde infolgedessen ebenfalls **nicht sichtbar.** Ist aber, wie meist, die zu innerst gelegene Schicht der Nervenfasern mitbetroffen, so gelangt deren Schwund in der atrophischen, d. h. grauweißen Verfärbung der Papille zum Ausdruck, deren normale rötliche Farbe ja, wie wir sahen, von den Kapillaren der Sehnervenfasern abhängt.

Eine derartige Netzhautatrophie tritt beispielsweise nach Aufhebung der Blutzirkulation infolge Verschlusses der Arteria centralis retinae ein, indem hier die Schicht der Nervenfasern, die Ganglienzellen und die innere Körnerschicht schwinden, während die äußeren Körner, da sie von der Aderhaut ernährt werden, bestehen bleiben. Auch bei vielen Sehnervenatrophien und Vergiftungen kommt es übrigens mit dem Schwunde der Nervenfasern gleichzeitig zu einer Atrophie der Ganglienzellen der Retina.

B. Die Entartungen der Netzhaut.

Die Entartungen der Netzhaut spielen im Gegensatz zum Netzhautschwunde eine viel größere Rolle im Augenhintergrunde. Sie sind in Gestalt von Trübungen erkennbar, die sich von dem roten Untergrunde deutlich abheben, und aus deren Intensität man meist bei einiger Erfahrung die Art der Degeneration bis zu einem gewissen Grade erkennen kann. Dem Anfänger erscheinen sie mit Ausnahme der Pigmentdegeneration als graue oder weiße Flecken, welche zunächst eine gewisse Ähnlichkeit haben können mit Atrophie der Aderhaut (s. u.), die ebenfalls weiße Flecken bildet, weil bei ihr die weiße Sklera hindurchscheint.

Bei der Unterscheidung beider hat man zu achten
    a) auf Form und Größe der Flecken,
    b) auf deren Intensität,
    c) auf deren Lage zu den Netzhautgefäßen,
    d) auf die gleichzeitige Anwesenheit von Pigment.

Atrophische Herde der Aderhaut in deren ganzer Dicke, so daß die Sklera weiß zum Vorschein kommt (sowie auch Bindegewebsneubildungen zwischen Aderhaut und Netzhaut), treten meist in Gestalt größerer Flecken — selten unter $1/2$—1 Papillengröße — auf und sind von gelblich-weißer Farbe. Die Netzhautgefäße ziehen unverändert über sie hinweg, und meist befindet sich an ihren Rändern oder sie teilweise bedeckend schwarzes Pigment, von dem zerstörten Pigmentepithel der Netzhaut herrührend.

Entartungsherde der Netzhaut sind fast immer viel kleiner; auch bei größerer Ausdehnung lassen sie meist noch erkennen, daß sie aus mehreren kleinen zusammengeflossen sind. Ihre Anordnung ist in der Makula zuweilen charakteristisch sternförmig (siehe unten), entsprechend der Gewebsanordnung der Netzhaut. Sie sind oft mehr grauweiß, von matter Farbe, in manchen Fällen erscheinen sie nur als leicht milchige Trübung, durch die der rote Augenhintergrund noch eben hindurchscheint. Die Netzhautgefäße können zum Teil in sie eingebettet sein, dann nämlich, wenn die Trübungen in den inneren Schichten der Netzhaut liegen. Endlich fehlen Pigmentflecken bei ihnen so gut wie ganz, da das Pigmentepithel bei ihnen mit einigen Ausnahmen schwerer Prozesse vollkommen unbeteiligt bleibt.

Von den Hauptformen, soweit sie im Augenspiegelbilde mit einiger Wahrscheinlichkeit auseinandergehalten werden können, sollen hier genannt werden:

1. Störungen des Eiweiß- und Flüssigkeitsgehaltes. Es sei hierbei zunächst die Auflockerung der Netzhautschichten durch aus-

getretene Flüssigkeit besprochen; sie soll kurz als Netzhautödem bezeichnet werden. Sie gibt dem Hintergrunde eine sehr charakteristische milchig durchscheinende Trübung, die entweder in großer Ausdehnung oder in Gestalt von Flecken auftreten kann. Am intensivsten wird diese Trübung immer in der Umgebung der Papille, weil hier die Netzhaut größere Dicke besitzt. Die Blutgefäße der Netzhaut erscheinen oft in der Trübung wie eingebettet, derart, daß sie in ihr streckenweise zu verschwinden scheinen, der sicherste Beweis, daß hier die innerste Schicht, die der Nervenfasern, mitbeteiligt ist (z. B. Abb. S. 106).

Dieses Netzhautödem findet sich einmal als Begleiterscheinung von vielen entzündlichen Erkrankungen der Aderhaut, des Sehnerven und der Netzhaut, ähnlich etwa, wie bei einem Furunkel in der umgebenden Haut Ödem auftritt.

Ferner sehen wir es bei Zirkulationsstörungen der Netzhaut in ausgedehntem Maße auftreten, z. B. bei Unterbrechung der arteriellen Blutzufuhr der Netzhaut. Hier gibt die ausgedehnte ödematöse Trübung das höchst charakteristische Bild der Ischämie der Netzhaut, wie wir es z. B. bei plötzlichem Verschluß der Arteria centralis, nach hochgradigen Blutverlusten, bei manchen Vergiftungen finden.

Endlich ist es eine häufige Begleiterscheinung charakteristischer Netzhauterkrankungen wie der Retinitis albuminurica u. a.

Außerdem kommen häufig kleine Degenerationsherde der Netzhaut vor, welche meist aus Herden ganglioform aufgequollener Nervenfasern bestehen. Sie sind grauweiß, verhältnismäßig stumpf, d. h. nicht stark lichtreflektierend und immer relativ klein (meist nicht über $1/4$—$1/2$ Papillendurchmesser groß). Sie finden sich als häufige Begleiterscheinung bei der Retinitis albuminurica, diabetica, Retinitis cachecticorum und vielen anderen Veränderungen (z. B. Abb. S. 91).

2. Störungen im Fettgehalt. Am Augenhintergrund treten kleine weiße Herdchen auf, die meist noch kleiner sind, wie die eben beschriebenen und sich von ihnen vor allem durch ihre große Helligkeit, d. h. ihre starke Lichtreflexion unterscheiden. Diese entsteht an den zahlreichen kleinen Fettröpfchen, mit welchen teils die gliösen Elemente' der Netzhaut, teils besondere Fettkörnchenzellen vollgestopft sind. Sie finden sich besonders gern zwischen Papille und Macula lutea, vor allem in der letzteren, und können sich hier zuweilen zu einer schönen Sternform mit radiären feinen weißen Strichen anordnen (z. B. Abb. S. 92).

Diese Fettinfiltration beherrscht vor allem das Bild der Retinitis albuminurica, findet sich aber, wenn auch erheblich seltener, auch bei anderen Erkrankungen des Augenhintergrundes, z. B. bei älteren Thrombosen der Zentralvene der Netzhaut, sowie bei länger bestehenden Stauungspapillen.

Die bisher genannten zwei Formen finden sich vorwiegend in der Umgebung der Papille und der Macula lutea, also am hinteren Augenpol und sind daher im Spiegelbilde nicht schwer aufzufinden, wenn sie auch wegen ihrer Kleinheit oder ihrer schwachen Färbung leicht übersehen werden können. Sie sind sämtlich flüchtig, d. h. sie können in verhältnismäßig kurzer Zeit wieder vollkommen verschwinden und der normalen roten Farbe des Augenhintergrundes Platz machen. Inwieweit dies geschieht, hängt ganz von dem Grundleiden ab, dem sie ihre Entstehung verdanken.

3. **Kalk- und Cholesterineinlagerungen.** Es handelt sich um seltenere und verhältnismäßig unbedeutende Veränderungen, die meist im Gefolge von Arteriosklerose und dann gern an den Netzhautgefäßen auftreten. Sie sind im Spiegelbilde leicht erkennbar an ihrer glänzenden Farbe, die dadurch entsteht, daß das Licht an den glatten Flächen der eingelagerten Schollen reflektiert wird. Fast immer — mit Ausnahme schwerster Degeneration der Augen, die hier nicht in Frage kommt — sind es feine Schüppchen, deren leuchtendes, oft glitzerndes gelbliches Weiß von allen anderen Herden sich sofort unterscheidet.

Pathologische Einlagerungen anderer, z. B. hyaliner und amyloider Substanzen sind ophthalmoskopisch schwer festzustellen und spielen diagnostisch keine besondere Rolle.

4. **Die Pigmentdegeneration der Netzhaut.** Bei der pathologischen Pigmentierung der Netzhaut handelt es sich nicht etwa um Blutpigment, sondern um ein Einwandern vom Pigmentepithel aus in die inneren Schichten der Netzhaut. Diese Pigmentierung setzt demnach fast immer voraus, daß die Schicht des Pigmentepithels gestört ist. Da letztere von der Aderhaut ihre Ernährung empfängt, ist die Pigmentdegeneration eine gewöhnliche Folge der Erkrankungen der Aderhaut [1]).

Die Pigmentierung der Netzhaut gewährt einen außerordentlich auffälligen Anblick. Auf dem roten, oder falls die Aderhaut erkrankt ist, entsprechend helleren Augenhintergund sind zahlreiche **schwarze oder braunschwarze scharf begrenzte Fleckchen** sichtbar, welche die mannigfaltigsten Formen annehmen, klumpig, schollig aussehen oder zierliche sternähnliche Figuren bilden.

Was ihre Entstehung anbetrifft, so kann man drei Hauptformen unterscheiden, nämlich

1. die sog. **Retinitis pigmentosa**, ein Krankheitsbild für sich von noch unaufgeklärter Entstehung. Bei ihm ist die Form der Netzhautpigmentierungen ganz besonders zierlich; sie bilden hier zahlreiche knochenkörperchenartig verästelte Figuren. Ihre Lage in den inneren Schichten der Netzhaut geht schon daraus hervor, daß sie oft dem Verlauf der Netzhautgefäße folgen, welche streckenweise direkt schwarz eingescheidet erscheinen können (s. Abb. 10). Gleichzeitig erscheint die Netzhaut infolge anderer degenerativer Vorgänge zart grau getrübt.

Die Krankheit kann in manchen Fällen auf Lues congenita beruhen (s. dort), häufig ist sie vererbt oder tritt bei Blutsverwandtschaft der Eltern auf, zuweilen ist sie vergesellschaftet mit Taubheit oder Idiotie. Für die ophthalmoskopische Diagnose der Retinitis pigmentosa ist außerdem sehr wichtig und charakteristisch der Befund am Sehnerven (S. 39).

---

[1]) In seltenen Fällen kann die Pigmentierung bei intaktem Pigmentepithel der Netzhaut auch von dem Pigment des Ziliarkörpers bei dessen Erkrankung ausgehen.

26 Allgemeine Pathologie der Netzhaut.

Das progressive Leiden beginnt bis auf einige Ausnahmen in den peripheren Teilen der Netzhaut, nicht am hinteren Pol des Auges.

Anatomisch handelt es sich um eine Degeneration aller Netzhautschichten mit schließlich völligem Zugrundegehen der Nervenelemente und einem Einwandern von Pigmentzellen aus der Pigmentepithelschicht in die Netzhaut, sowie einer Verdickung der Gefäßwände der Netzhaut, meist auch der Aderhaut.

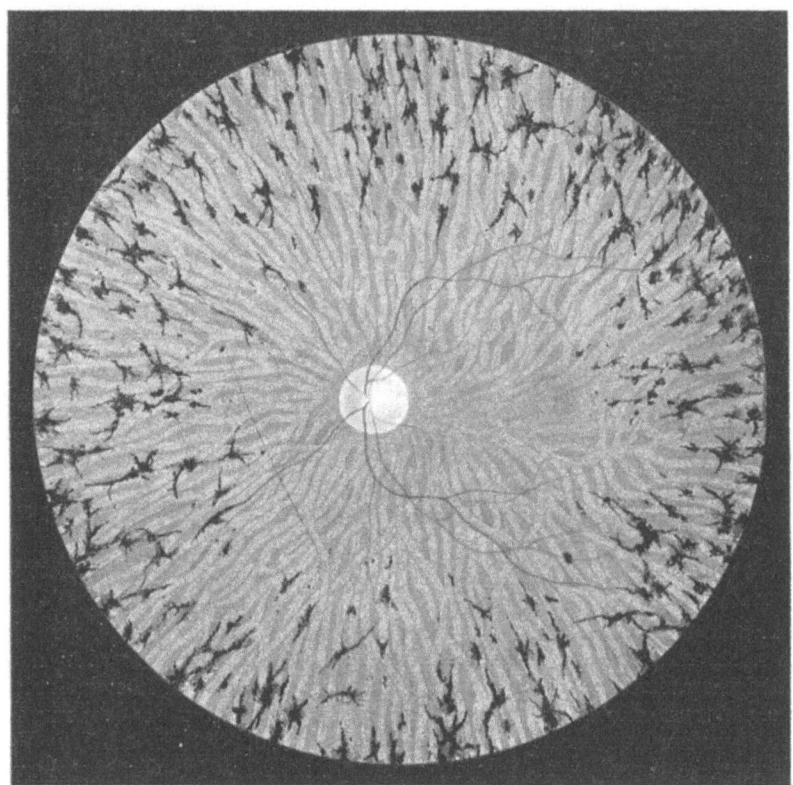

Abb. 10. Retinitis pigmentosa: Papille blaß („retinitische Atrophie" s. S. 39), die Netzhautgefäße stark verengt, nach der Peripherie hin auf dem „getäfelten" Augenhintergrund zahlreiche knochenkörperchenartige Netzhautpigmentierungen.

Auf einige Einzelheiten, soweit sie nicht rein ophthalmologisches Interesse haben, sei später verwiesen (S. 77).

2. Sekundäre Pigmentierungen bei Erkrankungsherden der Netzhaut, welche die ganze Dicke der Retina durchsetzen und damit auch das Pigmentepithel mitzerstören können. Sie sind eine relativ seltene Erscheinung von diagnostisch geringer Bedeutung (beobachtet bei Vergiftungen, z. B. mit Optochin).

3. **Sekundäre Pigmentierungen der Netzhaut.** Sie bilden dagegen eine regelmäßige Begleiterscheinung bei Erkrankungen der Aderhaut, indem diese zu einer Zerstörung der Pigmentepithellage und damit zum Einwandern von losgelösten Pigmentzellen oder von freiem Pigment in die Retina führen (S. 34). Die Pigmentierungen sind hier nicht immer so zierlich, wie bei der eigentlichen Retinitis pigmentosa, sondern häufig entweder als kleine schwarze Tüpfelungen erkennbar, oder sie bilden klumpige größere **schwarze Flecken.**

Sie haben eine große diagnostische Bedeutung:

a) Sie zeigen zunächst immer an, daß das Pigmentepithel der Netzhaut gestört ist, daß also in der Aderhaut, von welcher es seine Ernährung bezieht, krankhafte Veränderungen vor sich gehen müssen. Diese Feststellung kann von besonderer Wichtigkeit werden, weil in manchen Fällen diese Aderhautveränderungen so zart sein können, daß sie außer dieser ,,Pigmentverschiebung" oft keine weiteren Symptome machen (z. B. bei beginnender Arteriosklerose der Aderhaut, bei Lues congenita).

b) Sie beweisen bei Entzündungen der Aderhaut, daß die Herde nicht mehr frisch sind, sondern abheilen, bzw. in das Narbenstadium übergehen (siehe auch unter Pathologie der Aderhaut).

C. Entzündungen der Netzhaut.

Die Entzündungen der Retina äußern sich in erster Linie in einer milchig-grauen durchscheinenden ödematösen Netzhauttrübung (siehe S. 24), die je nach Ausdehnung der Entzündung sich über große Teile der Netzhaut erstrecken kann, z. B. bei der luetischen Retinitis, oder nur kleine umschriebene Herde bildet, wie z. B. bei Tuberkeln der Netzhaut. Der eigentliche Entzündungsherd kann außerdem noch als dichtere grauweiße bis gelbliche Trübung sichtbar sein.

Im allgemeinen sind frische Entzündungsherde der Netzhaut von solchen der Aderhaut schwer zu unterscheiden, weil beide mit dem eben genannten kollateralen Netzhautödem in Gestalt der milchigen Trübung einherzugehen pflegen. Die Lage in der Netzhaut erkennt man zuweilen dann, wenn die Herde in ihrer Anordnung dem Verlaufe von Netzhautgefäßen folgen.

Nach Ausheilung eines kleineren Entzündungsherdes der Netzhaut pflegt die Netzhauttrübung wieder zu verschwinden. Eine an der Stelle des Erkrankungsherdes auftretende Atrophie der Netzhaut pflegt ja, wie wir sahen, nicht sichtbar zu sein (demgegenüber dokumentieren sich ausgeheilte Entzündungsherde der Aderhaut fast immer durch die Zerstörungen, welche sie an dem sie überdeckenden Pigmentepithel der Netzhaut anrichten!).

Die bei Entzündungen der Netzhaut auftretenden Trübungen gleichen in Form und Intensität sehr häufig vollkommen denjenigen, wie sie bei rein degenerativen Veränderungen sich äußern (s. o.). Beide lassen sich demnach im Augenspiegelbilde oft nicht trennen. Damit hängt zusammen, daß man mit dem Namen Retinitis im Sprachgebrauch fälschlich auch eine Reihe von Veränderungen zu bezeichnen pflegt, welche mit entzündlichen Vorgängen nichts zu tun haben, vielmehr im Wesentlichen degenerative Veränderungen umfassen, und deren Charakteristikum eben nur im Auftreten von Trübungen innerhalb der Netzhaut mit oder ohne Blutungen besteht. Wir werden derartige Formen bei den verschiedensten Allgemeinerkrankungen als Retinitis septica, albuminurica, diabetica, leukaemica, Retinitis cachecticorum usw. kennen lernen. Auch die oben erwähnte „Retinitis" pigmentosa hat mit einer Entzündung nichts zu tun.

D. Zirkulationsstörungen der Netzhaut.

Die Zirkulationsstörungen der Netzhaut machen sich in den Änderungen des Kalibers der Netzhautgefäße, in sichtbaren Veränderungen der Gefäßwände und ihres Inhaltes, sowie in Netzhautblutungen bemerkbar[1]). Die speziellen Krankheitsbilder, wie Embolie und Thrombose der Netzhautgefäße, die Neubildung von Blutgefäßen die Anastomosen und endlich auch die Pulserscheinungen werden, soweit sie in der inneren Medizin von Interesse sind, im speziellen Teil, insbesondere im Kapitel über Arteriosklerose und Herzkrankheiten erörtert werden.

1. Die Kaliberveränderungen der Netzhautgefäße. Die Blutsäule der Gefäße kann im ophthalmoskopischen Bilde entweder verschmälert oder verbreitert sein.

Die Entscheidung, ob die Gefäße in ihrem Kaliber pathologisch verändert sind, ist bei geringeren Graden oft nicht leicht zu treffen, da hier schon die normalen Verhältnisse ziemlich weitgehende Verschiedenheiten darbieten. In manchen Fällen wird man sich daher mit der Feststellung begnügen müssen, daß die Blutgefäße etwas verengt oder erweitert erscheinen, daß aber der Befund „noch im Bereich des Normalen" liegt. Man kann im allgemeinen als Hauptformen typischer Kaliberveränderung der Blutsäule unterscheiden:

a) **Ein auffälliges Mißverhältnis zwischen dem Kaliber der Arterien und der Venen** wird entweder durch eine Erweiterung der Venen oder eine Verengerung der Arterien oder durch beides bedingt.

α) **Eine pathologische Erweiterung der Venen** ist um so wahrscheinlicher, je geschlängelter sie verlaufen, und je röter der Sehnerveintritt selbst infolge venöser Hyperämie erscheint. Eine abnorme Gefäßschlängelung ohne Rötung der Papille kommt in seltenen Fällen auch als angeborene Anomalie vor (Abb. 8, S. 16). Sehr wichtig ist das Vorhandensein von kleinen Netzhautblutungen in der Nähe der Papille. Sie beweisen stets einen pathologischen Prozeß (Abb. S. 48).

Diese **venöse Hyperämie** findet sich bei allen Affektionen des Sehnerven, bei denen es zu einer Behinderung des Blutabflusses kommt.

---

[1]) Die ödematöse Trübung ist bereits oben besprochen worden.

Sie ist ein wichtiges Symptom bei beginnender Stauungspapille, ist aber ebenso bei Neuritis N. optici vorhanden (Abb. S. 59), sowie auch bei der neuritischen Sehnervenatrophie, bei welcher das gewucherte Stützgewebe im Sehnervenkopf das mechanische Hindernis abgibt. In allen diesen Fällen ist meist auch eine gleichzeitige Verengerung der Arterien vorhanden. Außerdem besteht eine Venenerweiterung bei entzündlichen Netzhauterkrankungen, ferner im höchsten Grade bei der Thrombose der Netzhautvenen, sowie bei einigen besonderen lokalen Augenerkrankungen, die hier nicht in Frage kommen. Bei geringem Gefäßtonus kann sie dadurch zustande kommen, daß der intraokulare Druck die Venen gleichsam breitdrückt, so daß ihr Querschnitt mehr elliptisch wird. Im Augenspiegelbilde erscheinen sie dadurch verbreitert und mit breiterem Reflexstreifen in der Mitte.

β) Eine pathologische Verengerung der Arterien ist in ihren leichten Graden wegen der schon genannten physiologischen Verschiedenheiten in der Stärke der von der Papille abgehenden Gefäßäste nicht leicht zu beurteilen. In hochgradigen Fällen erscheinen die Arterien fadendünn, und die Papille infolge der Anämie dann deutlich abgeblaßt. Bei derartigen starken Verengerungen ist der weiße Reflexstreifen an der Oberfläche der Blutsäule im umgekehrten Bilde nicht mehr erkennbar.

Sie können bedingt sein entweder ebenfalls durch mechanische Behinderung des arteriellen Zuflusses, wiederum bei Stauungspapille, Neuritis und neuritischer Sehnervenatrophie, hier vergesellschaftet mit venöser Stauung, ferner durch Krampf der Blutgefäße, — ein verhältnismäßig seltenes Vorkommnis — oder durch Wandverdickung der Blutgefäße (Endarteriitis). In letzterem Falle ist nämlich die Wandverdickung selbst nicht immer deutlich im Spiegelbilde wahrnehmbar, und der pathologische Prozeß äußert sich dann lediglich in der Einengung der Blutsäule (s. u.).

b) Verengerung sowohl der Venen als auch Arterien findet sich infolge Gefäßkrampf z. B. bei manchen Vergiftungen, infolge Endovaskulitis bei Arteriosklerose und Lues (Abb. S. 77) und in sehr hohem Grade als Begleiterscheinung der S. 25 schon erwähnten Retinitis pigmentosa.

Bei stärkerer Verengerung ist die Papille stets infolge der eingetretenen Anämie stark abgeblaßt.

Eine geringe Kaliberveränderung wird weniger Geübten zuweilen bei kurzsichtigen Augen dadurch vorgetäuscht, daß hier das Augenspiegelbild im ganzen etwas kleiner und damit auch die Gefäße enger erscheinen. Der Eindruck kann noch dadurch verstärkt werden, daß in kurzsichtigen Augen die Gefäße oft auffallend gestreckt verlaufen. Wenn man die Gefäße aber mit der Größe der Papille vergleicht und die normale Färbung der Papille berücksichtigt, wird man dieser Größentäuschung entgehen.

c) Erweiterung sowohl der Arterien als auch Venen sieht man bei vielen entzündlichen Netzhauterkrankungen, sowie vor allem auch bei der Leukämie (Abb. S. 117). Auch sie kann durch eine Refraktionsanomalie vorgetäuscht werden: bei höheren Graden von Hypermetropie erscheint das gesamte Augenspiegelbild größer und damit auch die Blutgefäße breiter. Die Täuschung wird dadurch noch erleichtert, daß hier auch die Papille oft hyperämisch aussieht, so daß man direkt von einer Pseudoneuritis der Hypermetropen sprechen kann (s. auch S. 46 u. 50). Bei hypermetropischen Augen sei man daher bei der Beurteilung einer Gefäßerweiterung vorsichtig, solange am übrigen Augenhintergrund keinerlei pathologische Veränderungen (Blutungen, weiße Trübungsherde der Netzhaut) zu sehen sind.

d) Blutungen der Netzhaut. Sie sind leicht kenntlich als umschriebene, scharf begrenzte dunkelrote Flecke. Sie können an allen Stellen des Augenhintergrundes auftreten und stammen meistens aus den Venen. Ihre Größe schwankt von feinsten, nur im aufrechten Bilde sichtbaren Punkten bis zu großen Lachen von mehreren Papillendurchmessern. Ihre Form ist sehr verschieden, da sie sich der Struktur der Gewebsschicht anpassen, in welche hinein sie erfolgen. Sitzen sie, wie sehr häufig in der Umgebung der Sehnervenpapille, in der Nervenfaserschicht, so sind sie streifenförmig und radiär zur Papille gestellt (Abb. S. 115). Man kann sie dann bei flüchtigem Hinsehen manchmal mit einem Gefäß verwechseln, wenn sie besonders schmal und strichförmig sind. In den tieferen Netzhautschichten sind sie meist klein und rund. Eine große Ausdehnung können sie annehmen, wenn sie präretinal, d. h. zwischen Netzhaut und Glaskörper liegen. Sie nehmen dann fast immer die Gegend der Macula lutea ein und bilden runde Scheiben bis zu mehreren Papillendurchmessern, bei denen sich das Blut allmählich so zu Boden senkt, daß es ein rotes Kreissegment mit horizontalem Blutspiegel bildet, der im umgekehrten Bilde natürlich verkehrt, d. h. nach unten zu liegen scheint (Abb. S. 115). Netzhautblutungen sind Begleiterscheinungen zahlreicher lokaler wie allgemeiner Erkrankungen und stets als wichtige pathologische Veränderungen aufzufassen, da sie in einem gesunden Organismus nur bei ungewöhnlich starker venöser Stauung (Keuchhusten, starkes Würgen, Thoraxkompression usw.), und auch dann noch selten, erfolgen.

Netzhautblutungen pflegen, wenn sie nicht zu groß sind, allmählich resorbiert zu werden. Während des Rückganges treten zuweilen weiße Degenerationsherde der Retina neben ihnen auf. Große Blutungen, besonders wenn sie durch ein Trauma bedingt sind und mit Zertrümmerung der Aderhaut-Netzhaut einhergehen, können z. T. organisiert werden, so daß am Augenhintergrund ausgedehnte Bindegewebszüge, die oft in den Glaskörper hineinragen, entstehen (s. Abb. 11). Man pflegt sie mit dem Namen Retinitis proliferans zu belegen, doch ist dieser Ausdruck eigentlich falsch, denn es handelt sich nicht um eine Entzündung, sondern um ein Narbengewebe. Sie sind von gelblichweißer Farbe. Diese bindegewebige Organisation tritt besonders gern ein, wenn die Blutungen rezidivieren, wie es z. B. bei bestimmten Formen der Retinitis albuminurica, diabetica, bei Netzhauttuberkulose usw. der Fall ist.

Da die großen Blutgefäße an der Oberfläche der Netzhaut nach dem Glaskörper zu liegen, ergießen sich manche Blutungen auch in diesen hinein. In schweren Fällen derartiger Glaskörperblutungen ist dann eine vollkommene Trübung des Glaskörpers eingetreten, so daß man mit dem Augenspiegel kein Pupillenleuchten mehr erhält (von einer Startrübung der Linse dadurch zu unterscheiden, daß man bei fokaler Beleuchtung des Auges mit der Konvexlinse keine graue Trübung wahrnimmt.)

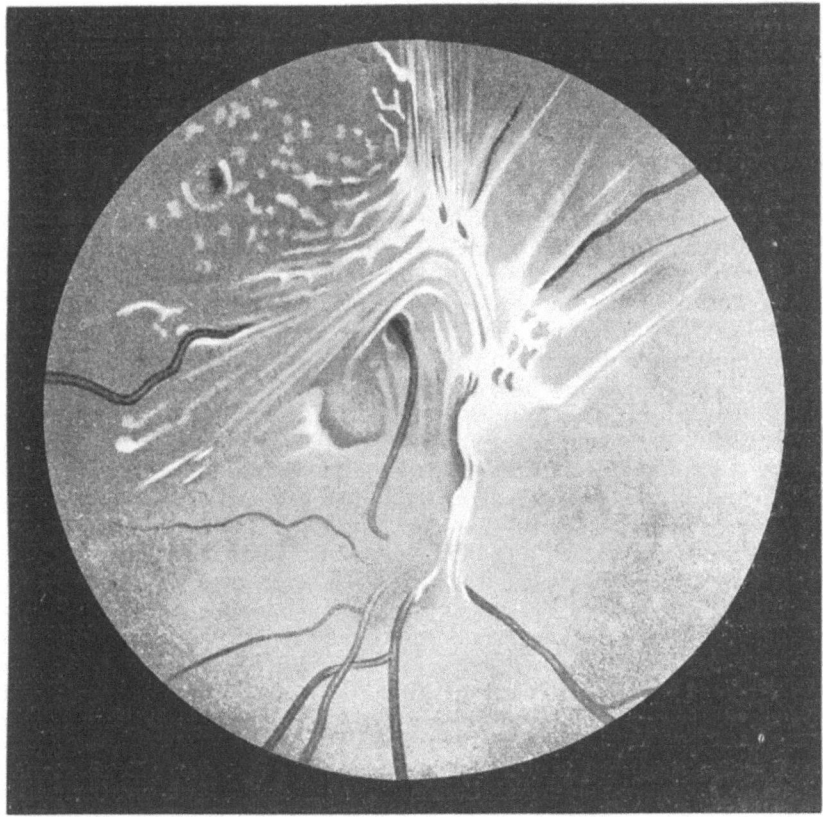

Abb. 11. Sog. Retinitis proliferans: narbige Bindegewebszüge als Folge von Netzhautblutungen. (Nach Oeller, aus Graefe-Saemisch, Handb. d. Augenheilk. VII A, 2. Aufl.)

2. Abnormer Inhalt der Blutgefäße. Ist das Blut sehr arm an Hämoglobin, so kann auch die Blutsäule abnorm blaß erscheinen (besonders an den Arterien auf der Papille erkennbar). Doch ist das Symptom nur in ausgesprochenen Fällen deutlich.

Ein starker Hämoglobingehalt (z. B. bei der Polyzythämie) läßt die Blutgefäße, besonders die Venen, sehr dunkel, nahezu schwarzrot erscheinen, ein auffälliges und deutlich wahrzunehmendes Symptom.

Die in den seltenen Fällen von Lipämie vorhandene hochgradige Vermehrung der lipoiden Substanzen im Blut gibt den Netzhautgefäßen ein eigentümliches helles wachsartiges Aussehen. Der Farbenunterschied zwischen Venen und Arterien tritt dabei mehr und mehr zurück (Näheres s. S. 129).

Endlich kann bei Unterbrechungen der Zirkulation im Gefolge von Verschluß der Zentralarterie und bei Herzstillstand ein Zerfall der Blutsäule in Plasma und Blutkörperchen auftreten. Dann wechseln dunkelrote Gefäßstücke mit farblosen unregelmäßig ab, wobei der Reflexstreifen an den leeren Gefäßteilen unsichtbar wird. Sehr schnell tritt aber hier eine ausgedehnte graue degenerative Netzhauttrübung hinzu und macht das Bild undeutlich.

3. **Die Veränderungen der Gefäßwandungen.** Die Netzhautgefäße können, besonders in der Umgebung der Papille, von weißen Einscheidungsstreifen begleitet sein, die man als Perivaskulitis zu bezeichnen pflegt. Sie sind deutlich oft nur im aufrechten Bilde zu sehen. Normalerweise ist nur an den großen Gefäßen auf der Papille eine zarte graue Einscheidung, die normale Gefäßwand, sichtbar (man erkennt sie besonders an den Stellen, an denen sich zwei Gefäße kreuzen).

Die Perivaskulitis findet sich sowohl bei den arteriosklerotischen Veränderungen, als auch bei anderen Gefäßerkrankungen (s. z. B. unter Tuberkulose). Am häufigsten tritt sie aber in der Umgebung der Papille nach einer Neuritis oder Stauungspapille als Begleiterscheinung einer neuritischen Atrophie auf. Hier ist sie dadurch verursacht, daß das gewucherte Binde- bzw. Gliagewebe über die Papille hinaus entlang den Gefäßen noch eine Strecke weit in die Netzhaut übergreift, und hat in diesen Fällen mit einer primären Gefäßerkrankung nichts zu tun (Abb. S. 40).

Endovaskulitis ist in den ersten Anfängen an den Gefäßwandungen selbst nicht immer deutlich wahrzunehmen und dokumentiert sich zunächst oft nur in einer Verengerung der Blutsäule der Gefäße (s. o.). In ausgesprochenen Fällen sieht man die Gefäße in einen zarten grauweißen Streifen verwandelt, in welchem im aufrechten Bilde sich oft noch ein schmaler Blutfaden nachweisen läßt. Fehlt auch dieser und ist an Stelle des Gefäßes nur noch eine weiße Linie sichtbar, so spricht man von Endarteriitis obliterans [1]).

Zuweilen sieht man in den Wandungen derartig veränderter Netzhautgefäße glitzernde, ja metallisch glänzende Stellen eingelagert: meist Kalk- und Cholesterinplättchen.

2. Allgemeine Pathologie der Aderhaut.
A. Der Schwund der Aderhaut.

Ein Schwund der Aderhaut macht sich im Augenhintergrund sofort an den davon betroffenen Partien durch eine hellere Färbung bemerk-

---

[1]) Obwohl hier ophthalmoskopisch keine Blutsäule mehr nachweisbar ist, kann doch in Wirklichkeit das Gefäß noch ein feines für Blut durchgängiges Lumen besitzen, das nur durch die verdickten Wandungen nicht mehr im Spiegelbilde sichtbar ist.

bar, weil alle die Faktoren, welche die rote Farbe des Augenhintergrundes bedingen, nämlich das Pigmentepithel der Netzhaut, die Blutgefäße der Aderhaut und deren Stromapigment, daran beteiligt sind. Die Färbung ist je nach dem Grade der Aderhautatrophie und je nach den Schichten, welche von ihr betroffen sind, verschieden und muß bei ihrer Wichtigkeit etwas näher besprochen werden.

Das Pigmentepithel bildet am Augenhintergrunde (wie schon S. 19 erwähnt) eine gleichmäßige bräunliche Schicht, welche die Gewebszeichnung der Aderhaut mit ihrem Gewirr zahlreicher großer Blutgefäße bedeckt und je nach seinem Pigmentgehalt vollkommen unsichtbar macht (gleichmäßiger Augenhintergrund) oder mehr oder weniger deutlich durchscheinen läßt (getäfelter bzw. albinotischer Augenhintergrund).

Bei dem geringsten Grade des Aderhautschwundes pflegt nur die Schicht der Choriokapillaris mit dem über ihr liegenden Pigmentepithel ganz oder teilweise in Verlust zu geraten. Infolgedessen erscheint an **umschriebener Stelle mit scharfer Begrenzung der braunrote Augenhintergrund heller rot und die Gewebszeichnung der Aderhaut tritt unverhüllt scharf hervor.** Entweder ist auch sie ziemlich gleichmäßig rot gefärbt, ohne daß die Aderhautgefäße besonders deutlich hervortreten; dann ist ziemlich viel Stromapigmentierung über den großen Aderhautgefäßen vorhanden. Häufiger aber sieht man das Geäst der roten Aderhautgefäße (Aussehen s. Abb. 5) scharf mit den dazwischen liegenden meist pigmentierten Intervaskularräumen hervortreten. Derartige Bilder sind nicht selten bei der senilen arteriosklerotischen Aderhautatrophie der Macula lutea (s. Abb. S. 101). Am Rande und auch im Bereiche der atrophischen Stelle bleiben meist Reste des Netzhautpigmentes liegen oder wandern auch zum Teil in die Netzhaut ein, so daß die Herde dunkel umsäumt erscheinen. Diese Pigmentierung ist nicht wesentlich und kann auch fehlen. Sie hat aber insofern eine diagnostische Bedeutung, als sie oft den allerersten Beginn der Aderhautatrophie bildet und dann schon zu einer Zeit die Aufmerksamkeit auf sich lenkt, wenn die Hellerfärbung des Hintergrundes noch nicht aufgetreten ist (Pigmentverschiebung).

Ergreift die Aderhautatrophie auch die tiefere Schicht der größeren sichtbaren Gefäße, so werden diese meist sklerotisch, d. h. ihre Blutsäule wird schmäler und man erkennt deutlich die hellen verdickten Gefäßwandungen (in Abb. S. 101, bereits sichtbar). Schließlich werden sie gänzlich sklerotisch und erscheinen in gelblichweiße blutleere Stränge verwandelt. Gleichzeitig beginnt meist schon das Stromapigment zu schwinden. Die Intervaskularräume werden heller, weil die weiße Sklera mehr und mehr hindurchscheint. In anderen Fällen dagegen sieht man die größeren Aderhautgefäße auch längere Zeit noch erhalten (besonders bei abgelaufenen tuberkulösen Herden der Aderhaut, Abb. S. 65).

Ist endlich die Aderhaut in ganzer Dicke in Verlust geraten, so hat der Hintergrund die gelblichweiße Farbe der Sklerainnenfläche. Die früheren Intervaskularräume der Aderhaut sind dann oft noch als schwache bräunlichgraue Verfärbungen eben angedeutet.

Das Verhalten des mit zuerst zugrunde gehenden **Pigmentepithels der Netzhaut** verdient noch eine besondere Erwähnung. Die Pigmentzellen schwinden nicht immer spurlos, sie können sowohl ihr Pigment an die Gliazellen der Netzhaut (besonders an die Müllerschen Fasern) abgeben, als auch in die Netzhaut aktiv einwandern; dann entsteht gleichzeitig das Bild der sekundären Pigmentdegeneration der Netzhaut (sekundäre Retinitis pigmentosa, vgl. S. 27) mit entweder zierlichen braunschwarzen Figuren oder mehr klumpigen schwarzen Flecken (Abb. S. 103). Schließlich kann das Pigmentepithel auch rückwärts in die atrophische Aderhaut hineinwuchern und so im Spiegelbilde schwarze Pigmentierungen hervorrufen.

Dieses Verhalten des Pigmentes ist aber bei dem Prozeß der Aderhautatrophie von untergeordneter Bedeutung, wenn es auch am Augenhintergrunde oft die am meisten auffällige Veränderung bildet.

So kann das Bild der Aderhautatrophie, je nach dem Grade des Schwundes, je nach der schon normalerweise individuell verschiedenen Pigmentierung und je nach dem Verhalten des Pigmentepithels ein sehr verschiedenes sein.

B. Entartungen der Aderhaut.

Die Entartungen der Aderhaut spielen im Hintergrundsbilde eine sehr untergeordnete Rolle. Bei intaktem Pigmentepithel sind die feineren Veränderungen ohnehin nicht sichtbar. Meist verbindet sich die Degeneration einzelner Bestandteile, vor allem der Gefäßwandungen, mit dem das Bild beherrschenden Gewebsschwunde.

C. Entzündungen der Aderhaut.

Frische Entzündungsherde der Aderhaut machen sich nur bemerkbar, wenn sie eine gewisse Größe erreichen. Kleinste Herdchen, welche in der Dicke der Aderhaut verschwinden, können unbemerkt hinter der Deckschicht des Pigmentepithels ablaufen.

Haben sie eine gewisse Größe erreicht, so sind sie leicht an zwei Veränderungen erkennbar, nämlich 1. an dem kollateralen Ödem, das meist auch die darüber verlaufende Netzhaut ergreift und dann einen milchig getrübten Fleck auf dem roten Augenhintergrund erkennen läßt, dessen Grenzen unscharf in die Umgebung verlaufen; 2. an dem Fehlen des Pigmentepithels, welches durch die Kuppe des Entzündungsherdes auseinandergedrängt bzw. zerstört wird und diesen dann manchmal als helleres, intensiver gefärbtes Zentrum erscheinen läßt. Ein Beispiel für frische Aderhautentzündung bietet Abb. S. 64. Außerdem ist meist noch eine mäßige Trübung des Glaskörpers vorhanden, welche sich wie ein leichter graurötlicher Dunstschleier vor das ganze Augenhintergrundsbild legt.

Sehr bald — oft in wenigen Tagen, in anderen Fällen erst im Laufe von Wochen — klingen die frischen Erscheinungen ab: das Ödem schwindet, und die Einzelheiten der Herderkrankung werden deutlicher.

Die Zeichen einer abgelaufenen Entzündung der Aderhaut sind folgende: erstens tritt an die Stelle des ödematösen verwaschenen Fleckes ein scharf umschriebener heller Herd von Aderhautatrophie. Er ist von hellrötlicher bis gelblichweißer Farbe, je nach dem Grade der Atrophie (s. o.), und je nachdem sich an der Stelle der Entzündung Narbengewebe, das ebenfalls gelblichweiß aussieht, gebildet hat. Die Blutgefäße der Aderhaut können, wie schon oben erwähnt, teilweise noch als rote Stränge erhalten sein, oft sind sie weiß obliteriert. Zweitens bildet das Pigmentepithel am Rande der Herde oder auf ihnen selbst meist die schon mehrfach genannten schwarzen klumpigen Schollen (Abb. S. 65).

Derartige Augenhintergrundsbilder, welche man für gewöhnlich fälschlich als Chorioiditis disseminata zu bezeichnen pflegt, und die aus zahlreichen hellen umschriebenen Herden mit oder ohne schwarze Pigmentierung bestehen, sind demnach keine frischen Entzündungsherde mehr, sondern lediglich deren Folgen. Sie sind den Narben der Haut zu vergleichen, bleiben wie diese zeitlebens bestehen und zeigen dauernd die früher überstandene Aderhautentzündung an.

Die Ätiologie kann man diesen abgelaufenen und frischen Aderhautherden durchaus nicht immer ansehen. Ein sehr großer Teil der Chorioiditis disseminata ist auf Tuberkulose zurückzuführen. Auch die Lues spielt hier eine große Rolle und kommt besonders dann in Frage, wenn innerhalb der Herde eine ausgesprochene Sklerose der Aderhautgefäße nachweisbar ist (vgl. auch S. 66). Es gibt aber wahrscheinlich eine ganze Anzahl von Infektionen, welche ähnliche Hintergrundsbilder, wie die Tuberkulose, bedingen können.

Jede Stelle, an welcher das Pigmentepithel der Netzhaut zerstört ist, wird auch funktionsunfähig, weil die perzipierenden Elemente, die Stäbchen und Zapfen, in ihrer Ernährung von der Choriokapillaris und vom Pigmentepithel abhängig sind.

Bei sehr ausgedehnten Entzündungsherden der Aderhaut, z. B. bei Gummata, tritt direkt eine gelbliche tumorartige Masse hervor, deren Grenzen infolge des umgebenden Ödems unscharf sind und als milchige Trübung in dem umgebenden roten Augenhintergrund auslaufen.

D. Die Zirkulationsstörungen der Aderhaut.

Veränderungen an den Gefäßwandungen lassen sich nur an den großen Aderhautgefäßen wahrnehmen. Die kleinsten Gefäße und die Choriokapillaris sind in ihren Einzelheiten nicht erkennbar. Eine Störung der Zirkulation in ihnen sieht man daher nur an den Folgeerscheinungen, nämlich an der Atrophie des von ihr ernährten Pigmentepithels der Netzhaut. Hierin stimmen die Zirkulationsstörungen der Aderhaut mit der S. 32 beschriebenen Atrophie überein.

Die Veränderungen der Wandungen der großen Aderhautgefäße entziehen sich, wenn das Pigmentepithel noch erhalten ist, unter seiner schützenden Decke oft der genaueren Betrachtung. Ist es bereits in

Verlust geraten, so liegen gewissermaßen die großen Aderhautgefäße frei zutage und die Wandveränderungen sind leicht zu erkennen. Sie äußern sich meist darin, daß die Blutsäule im ganzen heller und zugleich zu beiden Seiten weiß eingescheidet ist, wobei die Gefäße nicht selten höckerig begrenzt erscheinen (z. B. Abb. S. 101). In schweren Fällen ist das ganze Gefäß in einen hellen Strang verwandelt, so daß eine Blutsäule überhaupt nicht mehr sichtbar ist (Abb. S. 103, s. a. unter Arteriosklerose sowie unter Lues congenita).

Der vermehrte oder verminderte Hämoglobingehalt des Blutes wird ebenfalls an den Aderhautgefäßen nicht leicht wahrgenommen. Er müßte sich in einer dunkleren oder helleren Färbung des Augenhintergrundes äußern. Allein diese schwankt schon normalerweise so weitgehend infolge des individuell verschiedenen Pigmentgehaltes, daß dadurch im einzelnen Falle die Beurteilung außerordentlich erschwert ist (s. unter Leukämie, Polyzythämie usw.).

Bemerkenswert ist, daß auch bei der Lipämie (S. 129) die charakteristische Weißfärbung der Blutgefäße sich nur auf die Netzhaut, nicht dagegen auf die Aderhaut erstreckt.

Blutungen der Aderhaut erscheinen in dünner Schicht, wenn sie dicht unter dem Pigmentepithel liegen, ähnlich rot, wie die Netzhautblutungen, nur kontrastieren sie nicht so stark gegen die Umgebung, und ihre Grenzen sind durch das Pigmentepithel verschleierter. Übrigens sind sie ungleich seltener als Netzhautblutungen. Bei sehr dunkel pigmentiertem Hintergrund können sie sich der Betrachtung entziehen. Größere Aderhautblutungen erscheinen deutlich nach innen prominent und haben durch die darüberliegenden Gewebsschichten eine grünlichgraue Farbe angenommen (s. Abb. S. 123). Blutungen aus den größten Aderhautgefäßen ergießen sich zuweilen zwischen Aderhaut und Sklera und führen zu großen dunkelschiefergrauen buckeligen **Aderhautablösungen**. Sie sind bei Allgemeinerkrankungen selten.

3. Allgemeine Pathologie der Sehnervenpapille.

A. Der Sehnervenschwund.

Das Bild des Sehnervenschwundes kann in verschiedenen Formen auftreten. Ihnen allen gemeinschaftlich ist, daß die Papille ihre normale charakteristische rötliche Farbe einbüßt, „abblaßt" und farblos wird. Die Ursache ist eine doppelte, nämlich einmal der Schwund der rötlichen Kapillaren der normalen Nervenfasern der Papille, zweitens die Neubildung von Stützgewebe auf der Papille. Beide Faktoren können, jeder für sich, die atrophische Verfärbung der Papille hervorrufen. Die atrophische Verfärbung zeigt alle Abstufungen vom reinen hellen Weiß bis zum grünlichen oder bläulichen Grau. Dieser Wechsel hängt in erster Linie von der verschieden starken Ausbildung von Stütz- bzw. Gliagewebe auf der Papille ab. Ist dieses stark ausgebildet, wie es besonders bei der entzündlichen Atrophie und der nach Stauungspapille der Fall ist (s. unter „neuritischer Atrophie"), so ist die Papille weiß und die Maschen der Lamina cribrosa, durch welche die Faserbündel hindurchtreten, sind nicht sichtbar. In diesen Fällen braucht die weiße Farbe noch kein Beweis dafür zu sein, daß auch Sehnervenfasern in nennenswerter Zahl zugrunde gegangen sind. Ist die Gliawucherung nur gering, wie häufig bei der tabischen Atrophie, so hängt die Verfärbung der Papille nur noch von dem Schwunde der Sehnervenfasern und ihrer Kapillaren ab. Sie ist dann mehr grau und die Maschen der Lamina cribrosa treten als dunkelgraue Tüpfelungen deutlich hervor.

Anfänger lassen sich bei der Beurteilung der Farbe leicht täuschen durch den Kontrast gegenüber dem Augenhintergrund. Sie sind geneigt, eine Papille für blaß zu halten, wenn sie sich von einem dunkeln Hintergrund scharf abhebt, und umgekehrt für hyperämisch, wenn sie aus einem blassen Fundus nicht stark hervortritt. Man muß also jedesmal die Farbe des Augenhintergrundes mit berücksichtigen. Dazu kommt der schon oben S. 4 genannte Einfluß der Lichtquelle beim Augenspiegeln: wer gewohnt ist, mit elektrischem Licht zu spiegeln,

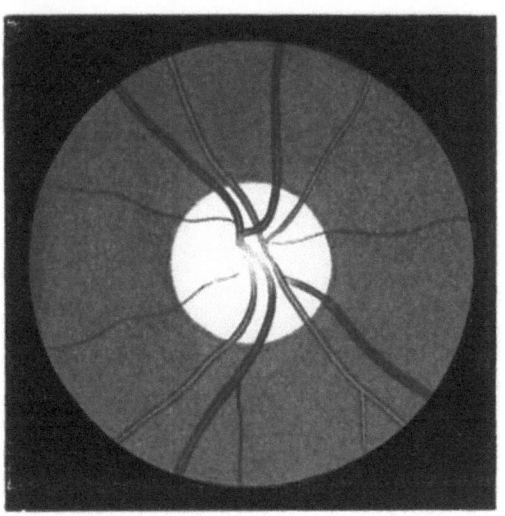

Abb. 12. Tabische Sehnervenatrophie: grauweiße Farbe der Papille (in der Mitte die weißere physiologische Exkavation), Grenzen scharf, Gefäße von normalem Kaliber.

hält leicht eine normale Papille für atrophisch, wenn er genötigt ist, Gaslicht zu verwenden.

Man mache es sich zur Regel, außer auf die Farbe der Papille, stets zu achten auf die Art der Begrenzung, auf das Verhalten der Blutgefäße der Netzhaut auf und in der Umgebung der Papille und schließlich auf die Niveaudifferenzen innerhalb der Papille. Auf diese Weise kann man eine Anzahl verschiedener typischer ophthalmoskopischer Bilder von Sehnervenatrophien unterscheiden.

Doch ist damit noch nicht immer gleichzeitig auch die Ätiologie der Atrophie bestimmt. Entzündliche Prozesse können z. B. sowohl das Bild der neuritischen, wie auch der einfachen Sehnervenatrophie bedingen (s. u.). Nicht selten ist daher für die Diagnose die Gesichtsfeldprüfung von entscheidender Bedeutung. Sie kann wenigstens in orientierender Weise auch am Krankenbette mit einfachen Hilfsmitteln geschehen (s. S. 11).

1. Die einfache Atrophie (Atrophia simplex). Die Farbe ist grau bis weiß, wobei die Maschen der Lamina cribrosa fast immer erkennbar sind. Die Grenzen der Papille bleiben vollkommen normal, ebenso im wesentlichen das Kaliber der Blutgefäße der Netzhaut, die nur in älteren Fällen von Atrophie etwas enger zu werden pflegen (Abb. 12).

Am häufigsten findet sich diese Form bei der Tabes und der progressiven Paralyse. Da hier der Prozeß in den peripheren Teilen des Sehnerven beginnt, tritt auch die atrophische Verfärbung der Papille bereits im Beginn der Sehstörung auf.

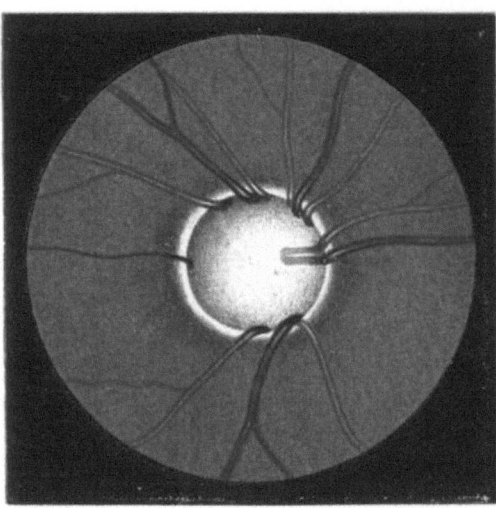

Abb. 13. Glaukomatöse Exkavation: Abknickung der Gefäße am Rande der Papille, Schattenbildung in den Randpartien der Papille, vollständige Atrophie. Der ringförmige helle Saum um die Papille gehört nicht mehr zu ihr: sog. Halo glaucomatosus).

In zweiter Linie kommen die Fälle in Betracht, bei denen in den weiter rückwärts hinter dem Auge gelegenen Teilen des Sehnerven eine Leitungsunterbrechung stattgefunden hat, so daß eine allmählich absteigende Atrophie eintreten muß. Am häufigsten werden die Sehnervenfasern dabei in der Gegend des Foramen opticum geschädigt, sei es, daß eine Zerreißung oder Quetschung des Sehnerven infolge Basisfissur oder eine Entzündung des Nerven (s. auch unten unter retrobulbärer Entzündung) an dieser Stelle stattfindet.

Bei der tabischen Atrophie ist die Abblassung der Papille stets bereits beim Beginn der Sehstörung nachweisbar, während bei einer Leitungsunterbrechung in der Gegend des Foramen opticum die absteigende Atrophie an der Papille und damit deren Weißfärbung sich erst einige Wochen später bemerkbar macht. Die Farbe der Papille ist übrigens hier fast immer weiß, nicht grau.

Ob diese Atrophie aus einer früheren Neuritis hervorgegangen ist oder nicht, ist also im Bilde oft nicht zu entscheiden. Für einen neuritischen Ursprung spricht stets das Vorhandensein eines zentralen Skotoms im Gesichtsfeld.

Differentialdiagnostisch muß bei der Atrophia simplex außer den erst weiter unten zu nennenden Formen der Atrophie auch die glaukomatöse Sehnervenerkrankung genannt werden, eine rein lokale Augenerkrankung. Sie unterscheidet sich von der einfachen Atrophie durch die Exkavation der Papille nach hinten, die durch Zurückdrängung der Lamina cribrosa entsteht. Eine hochgradige Exkavation ist nicht schwer zu erkennen. Einmal läßt oft schon die eigentümliche dunkelgraue Schattenbildung an dem Rande der Papille erkennen, daß eine tiefe steilwandige Aushöhlung vorhanden ist, ferner knicken in sehr charakteristischer Weise die Blutgefäße am Papillenrande scheinbar bajonettförmig ab, weil das Stück des Gefäßes, welches an der senkrechten Wand der Exkavation verläuft, von vorn betrachtet, unsichtbar bleiben kann (man vergleiche Abb. 13 mit Abb. 12). Der sicherste Beweis endlich ist die parallaktische Verschiebung (S. 9), indem sich bei frontaler Verschiebung der Linse die Ränder der Papille schneller bewegen als die tiefer liegende Mitte, und sich so scheinbar über sie hinüberlagern.

In Fällen von geringgradiger glaukomatöser Exkavation kann allerdings die Unterscheidung recht schwierig werden, weil oft auch bei der Atrophia simplex die Papille infolge des Schwundes der Nervenfasern etwas einsinkt und leicht tellerförmig exkaviert erscheinen kann (sog. atrophische Exkavation). Die Entscheidung, ob eine atrophische oder eine flache glaukomatöse Exkavation vorliegt, ist manchmal nur durch genaue ophthalmologische Untersuchung zu fällen.

Ein Rückschluß auf den Grad des Sehvermögens ist aus der Stärke der atrophischen Verfärbung niemals zu machen, da diese keinen Aufschluß darüber gibt, inwieweit gerade die die Macula lutea versorgenden Fasern geschwunden sind.

2. Die Atrophie infolge Erkrankung der Netzhautgefäße unterscheidet sich von der vorhergehenden nur durch die deutlich sichtbare Verschmälerung der Blutsäule in den Netzhautgefäßen, vor allem in den Arterien. Diese können fadendünn, teilweise weiß eingescheidet, aber auch gänzlich obliteriert erscheinen (s. auch unter Gefäßerkrankungen der Netzhaut S. 29). Die Farbe der Papille ist rein weiß, die Grenzen bleiben normal, Niveauunterschiede fehlen. Diese Form findet sich hauptsächlich nach Verschluß der Zentralarterie der Netzhaut (S. 106), bei arteriosklerotischer Gefäßerkrankung, Lues usw.

3. Als weitere Form ist die Atrophie im Gefolge z. B. von Retinitis pigmentosa (sog. retinitische Atrophie) zu rechnen. Bei ihr pflegen die Netzhautgefäße sämtlich hochgradig verengt zu sein. Die Grenzen der Papille sind ähnlich wie bei der neuritischen Atrophie, leicht unscharf. Charakteristisch ist im Verein mit diesen Symptomen die schmutzig-gelblichweiße Farbe der Papille (Abb. S. 77). Diese eigentümliche Färbung im Verein mit den hochgradig verengten Netzhautgefäßen gestattet oft schon allein aus dem Anblick der Papille die Diagnose Retinitis pigmentosa (oder auch Lues congenita) zu stellen. Das ist insofern von gewisser Bedeutung, als es eine Abart der Retinitis pigmentosa gibt, bei welcher die Degeneration der Netzhaut ohne nennenswerte Pigmentierung erfolgt (sog. Retinitis pigmentosa sine pigmento).

4. Die neuritische Sehnervenatrophie. Wir verstehen hierunter dasjenige Bild der Papille, welchem wir sofort ansehen, daß es die Folge einer früheren entzündlichen Erkrankung des Sehnerven oder einer Stauungspapille ist. Nicht jede Entzündung des Sehnerven braucht jedoch umgekehrt zu einer neuritischen Atrophie zu führen. So finden wir z. B. bei den meisten Fällen der sog. retrobulbären Neuritis, bei welcher der entzündliche Herd in größerer Entfernung hinter der Papille im Sehnerven sitzt, als Folgeerscheinung zwar eine Atrophie nach Neuritis, aber sie kann das Bild einer einfachen absteigenden Atrophie darbieten, so daß die Diagnose erst unter Berücksichtigung des Gesichtsfeldes und anderer Umstände gestellt werden kann. Die „Atrophie nach Neuritis" ist also noch nicht immer auch eine „neuritische Atrophie".

Das Charakteristikum der neuritischen Atrophie besteht in der Wucherung von Binde- bzw. Gliagewebe auf der Papille. Sie bekommt dadurch eine mehr weiße Farbe an Stelle der oft noch grauweißen der tabischen Atrophie. Eine atrophische Exkavation (s. o.) fehlt meist, weil sie durch das Stützgewebe ausgefüllt ist. Die Maschen der Lamina cribrosa sind infolgedessen undeutlich oder gar nicht zu sehen. Auch der Zu- und Abfluß des Blutes in den Gefäßen der Netzhaut ist oft behindert. Infolgedessen pflegt die Blutsäule der Arterien verengt, die der Venen verbreitert zu sein.

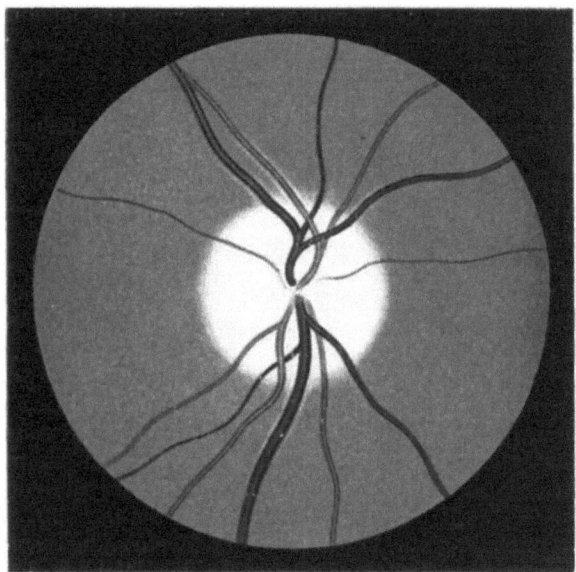

Abb. 14. Neuritische Sehnervenatrophie: weiße Verfärbung der Papille mit unscharfen Grenzen und weiße Einscheidung der Netzhautgefäße.

Bei stärkerer Bindegewebs- bzw. Gliawucherung greift das Gewebe über den Rand der Papille auf die Netzhaut über. Die Papillengrenzen werden dadurch unscharf, wobei eine gewisse radiäre Streifung oft unverkennbar ist. Besonders gern erstreckt sich die Gewebsneubildung an den Blutgefäßen entlang, die dann eine Strecke weit weiß eingescheidet (wie bei Perivasculitis s. u.) erscheinen (Abb. 14).

Differentialdiagnostisch sei eine angeborene Anomalie, die markhaltigen Nervenfasern, erwähnt. Bei ihnen gehen nach oben und unten, in hochgradigen Fällen fast nach allen Seiten, ebenfalls von der Papille aus weiße radiärstrahlige Büschel aus. Die Fasern verlieren in kurzer Entfernung von der Papille wieder ihr Mark, so daß die Büschel wie aufgefasert werden, ähnlich, wie es beim Kaninchen physiologisch ist. Sie unterscheiden sich von der neuritischen Atrophie dadurch, daß sie intensiv weiß sind, ausgesprochen büschelförmig verlaufen und die Blutgefäße der Netzhaut gern so einbetten, daß diese stellenweise darunter zu verschwinden scheinen (s. Abb. 15).

Bei der neuritischen Atrophie gibt die Verfärbung noch weniger einen Anhaltspunkt über den Grad der Funktionsstörung, als bei der Atrophia simplex, weil die Neubildung des Stützgewebes durchaus nicht immer mit einem entsprechend ausgedehnten Schwund von Sehnervenfasern einherzugehen braucht.

Übersicht über die wichtigsten differential-diagnostischen Symptome der ophthalmoskopisch zu unterscheidenden Formen der Sehnervenatrophie.

	Einfache Atrophie	Glaukomatöse Atrophie	Atrophie nach Gefäßerkrankung der Netzhaut	Retinitische Atrophie	Neuritische Atrophie
Farbe	grau b. weiß, Tüpfelung der Lamina cribrosa deutlich	grau b. weiß, Tüpfelung der Lamina cribrosa deutlich	weiß	schmutzig gelblichgrau	weiß, Tüpfelung der Lamina cribrosa fehlt meist
Grenzen	normal	normal	normal	etwas unscharf	oft (nicht immer!) unscharf, aber in sehr verschiedenem Grade
Niveauverhältnisse	normal (eventuell flache Exkavation)	steilwandige Exkavation	normal	normal	normal
Netzhautgefäße auf der Papille	normal (zuweilen etwas verengt)	am Rande der Papille abgeknickt	Arterien deutlich verengt	Arterien hochgradig verengt	meist Arterien verengt, Venen verbreitert, beide oft weiß eingescheidet

5. Die partielle Sehnervenatrophie bzw. die Atrophie des papillomakularen Bündels. Besonders als Endausgang entzündlicher Sehnervenerkrankungen kommt es häufig nicht zu einer vollkommenen Atrophie des Sehnerven, sondern nur zu einem Schwunde derjenigen Fasergruppe, welche die feinsten Nervenfasern enthält und die Gegend der Macula lutea versorgt. Im Gesichtsfeld entsteht dadurch ein entsprechender Ausfall, ein zentrales Skotom bei normalen Grenzen. Innerhalb der Papille liegt das entsprechende Faserbündel, das „papillomakulare Bündel", am temporalen Papillenrande, um von hier aus direkt zur Makula hinüberzuziehen. Erst weiter orbitalwärts rückt es in die Mitte des Sehnerven (s. Abb. S. 158). Die Atrophie des papillomakularen

Bündels äußert sich im ophthalmoskopischen Bilde infolgedessen in einer teilweisen und zwar temporalen Abblassung der Papille, während die nasale Papillenhälfte ihre normale rötliche Farbe behält. Die Grenzen der Papille und Blutgefäße sind vollkommen normal (Abb. S. 158).

Die ophthalmoskopische Diagnose macht zuweilen Schwierigkeiten. Zunächst muß beachtet werden, daß schon normalerweise die temporale Papillenhälfte infolge der hier dünneren Nervenfaserlagen regelmäßig blasser ist als die nasale. Dazu kommt, daß in manchen normalen Augen bereits eine weiße Stelle, nämlich die physiologische Exkavation (S. 14) vorhanden ist. Erkranken derartige Papillen an einer

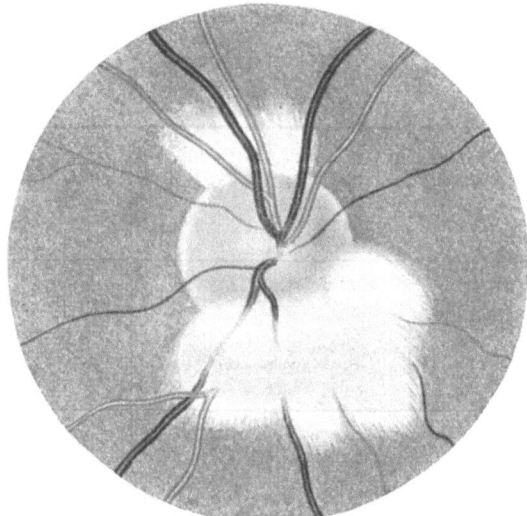

Abb. 15. Markhaltige Nervenfasern, nach oben und unten büschelförmig ausstrahlend.

Atrophie des papillomakularen Bündels, so kann man zwar den grauweißen atrophischen Teil der Papille bei genauem Hinsehen ganz gut von der zentralen, rein weißen physiologischen Exkavation abgrenzen (vgl. Abb. S. 158). Zuweilen aber, besonders in kurzsichtigen Augen, ist die physiologische Exkavation mehr nach temporal verzogen und kann den temporalen Rand der Papille mit schräg abfallenden Wandungen erreichen. Derartige Papillen erscheinen von vornherein temporal weiß gefärbt und können leicht zu der Diagnose einer partiellen Atrophie verleiten, zumal wenn eine Allgemeinerkrankung vorliegt, bei welcher man sie gewissermaßen erwartet (z. B. multiple Sklerose). Man mache es sich daher zur Regel, in den Fällen, bei welchen eine temporal randständige physiologische Exkavation vorliegt, eine Atrophie des papillomakularen Bündels erst dann zu diagnostizieren, wenn man auch durch eine Gesichtsfeldaufnahme den funktionellen Ausfall (zentrales Skotom!) hat nachweisen können.

Schließlich sei noch erwähnt, daß Anfänger gern Teile des Augenhintergrundes zur Papille rechnen, welche nicht mehr dazu gehören. Das gilt besonders von dem in kurzsichtigen Augen meist vorhandenen sog. Konus, der ebenfalls am temporalen Papillenrande liegt. Da hier die Aderhaut fehlt, liegt die gelblichweiße Sklera frei. Wird dieser Konus nicht von der eigentlichen Papille abgegrenzt, so kann ebenfalls eine temporale Atrophie der Papille diagnostiziert werden.

Die Atrophie des papillomakularen Bündels ist ein sehr häufiges Vorkommnis. Man denke vor allem stets an Intoxikationen des Sehnerven mit Alkohol, Tabak usw., an multiple Sklerose, Lues und, etwas seltener, an Neuritiden bei Nasennebenhöhlenerkrankungen. Im ersteren Falle tritt die Affektion immer doppelseitig, in den beiden letzten Fällen auch einseitig auf. Näheres siehe bei den betreffenden Kapiteln.

B. Entartungen an der Papille.

Degenerationen der Sehnervenpapille sind recht selten und kommen praktisch kaum in Betracht. Zuweilen findet man eigentümliche weiße oder gelbliche knollige Wucherungen auf der Papille, die man als Drusenbildungen bezeichnet. Es handelt sich dabei um Ablagerungen hyaliner scholliger Massen.

Fettige Degenerationen, sowie ganglioforme Degenerationen der Nervenfasern finden sich als Begleiterscheinung bei schweren Neuritiden und länger bestehenden Stauungspapillen, nicht aber als isolierte Veränderungen. Sie gleichen im Aussehen den entsprechenden Veränderungen der Netzhaut, d. h. es treten auf der meist geröteten Papille kleine weiße, mehr oder weniger helle Fleckchen auf. Zuweilen finden sich auch die schon bei der Netzhaut genannten Kristalleinlagerungen (meist Cholesterin), die aus dem Spiegeln des Lichtes an den kleinen Kristallplättchen leicht erkannt werden.

Pigmentflecke auf der Papille kommen auch gelegentlich vor. Meist handelt es sich um angeborene Veränderungen[1]), auf jeden Fall sind sie diagnostisch bedeutungslos.

C. Entzündungen des Sehnerven (Neuritis).

Sitzt der entzündliche Herd in der Nähe der Papille oder erstreckt er sich bis an die Papille, so machen sich hier die gleichen Erscheinungen bemerkbar, die bei jeder Entzündung im Organismus auftreten: Rötung und Schwellung.

Um Verwechslungen mit dem pathologischen Prozeß selbst zu vermeiden, hat man das ophthalmoskopische Bild der Neuritis auch als Papillitis bezeichnet. Nicht jede Entzündung des Sehnerven verursacht nämlich das ophthalmoskopische Bild der Neuritis. Liegt der Herd im Sehnerven soweit hinter der Papille, daß die entzündlichen Erscheinungen nicht mehr sichtbar werden, so kann sie ophthalmoskopisch zunächst vollkommen normal bleiben und nur die schwere Funktionsstörung verrät den Krankheitsprozeß. Man spricht dann von retrobulbärer Neuritis.

In beiden Fällen sind die Funktionen des Auges in der Regel frühzeitig gestört: es tritt eine beträchtliche Herab-

---
[1]) Das Pigment hat hier meist mit dem Pigmentepithel nichts zu tun, sondern ist mesodermalen Ursprungs.

setzung der Sehschärfe und im Gesichtsfeld meist ein zentrales Skotom auf.

Im einzelnen ist hierzu folgendes zu sagen:

1. Das ophthalmoskopische Bild der Neuritis N. optici (Papillitis) hat folgende Hauptsymptome:

a) Die Farbe der Papille ist meist beträchtlich röter als normal, infolge der starken Hyperämie (Abb. S. 59). Die Rötung kann so stark sein, daß sich der Sehnerveneintritt kaum noch vom roten Augenhintergrund abhebt und fast nur noch an dem Zusammenlaufen der Netzhautgefäße kenntlich ist. Das Papillengewebe zeigt außerdem Trübung und Schwellung. War in der Mitte der Papille eine scharf begrenzte physiologische Exkavation vorhanden, so sind auch deren Ränder trübe, verwaschen und der Umfang der Exkavation infolge der Schwellung des umgebenden Papillengewebes verringert.

b) Die Grenzen sind trübe und verwaschen, weil sich das Ödem über sie hinaus in die Netzhaut erstreckt. Der Grad dieser ödematösen Netzhauttrübung ist sehr verschieden und kann zuweilen bis zu einem Umkreise von mehreren Papillendurchmessern reichen (besonders bei luetischen Neuritiden (Abb. S. 72)). In leichten Fällen bzw. im Beginne einer Neuritis ist die ödematöse Verwaschenheit der Grenzen immer an der nasalen Papillenhälfte deutlicher als an der temporalen (Abb. S. 59), weil bei ersterer die durch Ödem und Exsudat aufgequollene Nervenfaserschicht dicker ist (aus dem gleichen Grunde ist ja auch die normale Rötung der Papille nasal stärker als temporal).

c) Die Blutgefäße auf der Papille, besonders die Venen, sind erweitert (Abb. S. 72). Auch die kleineren Gefäßäste treten infolge ihrer stärkeren Blutfüllung oft in größerer Zahl hervor als normal. Bei länger bestehenden Neuritiden kommt es auch zur Neubildung kleiner Gefäße. Netzhautblutungen in der Umgebung der Papille sind nicht selten.

d) Die Papille hebt sich in der Regel nicht nennenswert über das Niveau der Netzhaut hervor. In schweren Fällen kann jedoch die ödematöse Aufquellung so stark sein, daß auch eine nennenswerte Prominenz mit Hilfe der parallaktischen Verschiebung nachweisbar ist. Beträgt diese im aufrechten Bild gemessen mehr als 2 Dioptrien, so ähnelt das Bild dem der Stauungspapille.

Näheres über die Stauungspapille ist S. 47 nachzulesen. Die Unterscheidung zwischen Neuritis als entzündliche Sehnervenerkrankung und der Stauungspapille als einem nichtentzündlichen reinen Stauungsvorgang ist im ophthalmoskopischen Bilde allein überhaupt oft nicht mit Sicherheit zu treffen. Denn es kann eine Stauungspapille im Anfangsstadium, in welchem die Prominenz der Papille noch nicht sehr deutlich ist, einer Neuritis gleichen, wie auch umgekehrt bei hochgradiger Neuritis die Prominenz so stark sein kann, wie bei einer Stauungspapille. Man muß sich stets vergegenwärtigen, daß sowohl Neuritis als auch Stauungspapille kein ophthalmoskopischer, sondern ein pathologischer Begriff ist. Die Entscheidung muß im Zweifelsfalle die Prüfung der Funktionen herbeiführen: Bei entzündlichen Prozessen ist fast immer die Sehschärfe frühzeitig gestört und das Gesichtsfeld weist dann meist ein zentrales Skotom auf, während bei der reinen Stauung Sehschärfe und Gesichtsfeld lange Zeit vollkommen normal sind.

In der Mehrzahl der Fälle ist der Unterschied zwischen beiden natürlich auch ophthalmoskopisch deutlich nachzuweisen, dann nämlich, wenn die Stauungspapille die charakteristische pilzförmige Hervortreibung ohne stärkere Rötung der Papille aufweist, oder wenn eine Neuritis mit hochgradigem bis in die Netzhaut sich hineinerstreckenden Ödem einhergeht, ohne dabei eine nennenswerte Prominenz zu zeigen.

Die obengenannten Symptome, insbesondere die Rötung, und die ödematöse Trübung der Papille mit ihrer Umgebung sind nicht immer im gleichen Maße vorhanden. Eine neuritische Papille kann wenig hyperämisch sein und doch einen starken ödematösen Hof haben, und umgekehrt kann bei geringem Ödem eine hochgradige Hyperämie bestehen. Dadurch wird das ophthalmoskopische Bild der Neuritis ein recht wechselndes. Aus dem Aussehen der Papille Schlüsse auf die Ursache der Neuritis zu ziehen, ist nur mit großer Zurückhaltung möglich. Ein großer ödematöser Hof in der Netzhaut um die Papille bei Fehlen von Netzhautblutungen und Degenerationsherden spricht mehr für eine luetische Neuritis, während stärkere Netzhautblutungen und Degenerationsherde, zumal bei doppelseitigem Auftreten, stets zuerst an Neuroretinitis albuminurica denken lassen. Näheres siehe im speziellen Teil unter den einzelnen Krankheiten. Bei der otogenen Neuritis pflegt vorwiegend Hyperämie und mäßiges Stauungsödem vorhanden zu sein, während die Blutgefäße relativ wenig in ihrem Kaliber verändert sind.

Differentialdiagnostisch können außer der beginnenden Stauungspapille folgende Veränderungen eine Neuritis vortäuschen:

a) Trübungen der brechenden Medien, insbesondere des Glaskörpers legen sich wie ein leichter rötlicher Nebel vor die Papille und können damit sowohl eine leichte Hyperämie wie eine beginnende ödematöse Verschleierung der Grenzen vortäuschen. Man achte dann darauf, daß durch die Trübungen auch die Gefäße der Papille verschleiert erscheinen, während sie bei der Neuritis ohne Glaskörpertrübungen scharf begrenzt sind.

b) Netzhautablösungen in der Peripherie des Augenhintergrundes reichen nicht selten in Wirklichkeit bis an die Papille. Die flache Flüssigkeitsschicht läßt dann auch die Grenzen der Papille aufquellen und unscharf erscheinen. Die Ähnlichkeit wird durch die Stauung und Schlängelung der Netzhautvenen bei der Netzhautablösung noch größer. Bei einer Netzhautablösung vermeide man am besten die Diagnose Neuritis, sofern nicht besondere Symptome, wie begleitende Retinitis albuminurica vorliegen.

c) Stärkere Refraktionsanomalien können das Bild der Papille so verändern, daß eine Neuritis vorgetäuscht wird. Die bei Myopie am nasalen Papillenrande nicht seltene Supertraktionssichel der Aderhaut über den Papillenrand läßt diesen Teil der Papille nicht nur röter, sondern auch unscharf begrenzt erscheinen. Bei hochgradiger Hypermetropie andererseits erscheint die Papille nicht selten im ganzen hyperämisch und die Grenzen unscharf. Das Bild kann einer Neuritis so täuschend ähnlich sehen, daß auch der Geübte die Diagnose allein aus dem ophthalmoskopischen Bilde nicht mit Sicherheit stellen kann. Man spricht dann von Pseudoneuritis. Nur eine sorgfältige spezialärztliche Untersuchung des Auges, unter Umständen eine mehrmalige Beobachtung kann die Diagnose sicherstellen.

2. Die retrobulbäre Neuritis geht in akuten Fällen fast immer mit ziemlich plötzlich einsetzender Sehstörung einher, die oft in kurzer Zeit bis zu vollkommener Erblindung führen kann. Ist noch Sehvermögen vorhanden, so läßt sich im Gesichtsfeld meist ein zentrales Skotom nachweisen. Das ophthalmoskopische Bild ist dabei oft noch vollkommen normal, in anderen Fällen zeigt sich nur eine leichte Hyperämie und Verschleierung der Papille. Das hängt im wesentlichen davon ab, wie stark der entzündliche Prozeß ist, und in welcher Entfernung hinter der Papille der Herd sitzt.

In leichteren Fällen kommt es nicht zu so schwerer Funktionsstörung. Die Erkrankung des Sehnerven läßt sich dann zuweilen mit Sicherheit überhaupt nur durch eine sehr sorgfältige Gesichtsfelduntersuchung nachweisen, wobei besonders auf kleine vom blinden Fleck ausgehende Skotome geachtet werden muß, welche den Ausfällen einzelner Nervenfaserbündel entsprechen. Besonders bei Erkrankungen der Nasennebenhöhlen ist auf dieses Symptom zu achten, will man eine Beteiligung des Sehnerven ausschließen (vgl. S. 168).

Der Verlauf der Neuritis. Häufig tritt nach der anfänglichen starken Funktionsstörung des Sehnerven wieder eine allmähliche Besserung ein: Die Sehschärfe steigt und der Gesichtsfeldausfall geht zurück. Selbst nach anfänglicher vollkommener Erblindung kann sogar das Sehvermögen schließlich wieder normal werden. In welchem Grade dies geschieht, hängt im wesentlichen von der Menge der zugrunde gegangenen Sehnervenfasern ab.

Das ophthalmoskopische Bild kann in leichten Fällen wieder vollkommen normal werden. In der Mehrzahl der schweren oder länger dauernden Neuritiden tritt jedoch schließlich sekundäre Atrophie auf. Sie verläuft meist unter dem Bilde der neuritischen Atrophie (s. o.), wenn vorher stärkere entzündliche Veränderungen an der Papille vorhanden waren; sie kann aber auch das Bild der einfachen Atrophie, mit weißer Verfärbung, aber scharfen Grenzen und normalen Gefäßen darbieten, besonders dann, wenn der Entzündungsherd retrobulbär gesessen hat. In vielen Fällen kommt es nur zur partiellen Atrophie im Sinne der temporalen Abblassung, d. h. zur Atrophie des bei allen Neuritiden des Sehnerven vorzugsweise betroffenen papillomakularen Bündels des Sehnerven.

Da die Weißfärbung der Papille bei Atrophien nach Neuritis hauptsächlich auf Neubildung von Stützgewebe beruht, kann aus der Farbe, wie schon oben erwähnt wurde, kein Rückschluß auf den Grad der Funktionsstörung gemacht werden. Das Sehvermögen kann nach anfänglicher, fast völliger Erblindung sogar wieder vollkommen normal werden, während sich gleichzeitig umgekehrt aus einer anfangs noch normal gefärbten Papille eine vollkommene Weißfärbung entwickeln kann.

Anatomisch kann man eine Entzündung der Sehnervenscheiden (Perineuritis) und eine Entzündung des interstitiellen Gewebes bzw. der Piafortsätze innerhalb des Sehnerven (interstitielle Neuritis) unterscheiden. Beide Formen, die natürlich auch anatomisch ineinander übergehen, führen meist zu dem gleichen Augenspiegelbilde.

Vorkommen. Am häufigsten entstehen die Sehnervenentzündungen durch Fortpflanzung entzündlicher Prozesse von den Hirnhäuten auf die Scheiden des Sehnerven bzw. auf sein interstitielles Gewebe. Wir sehen sie daher als häufige Begleiterscheinung der verschiedenen Formen der Meningitis (s. auch in den betreffenden Abschnitten der speziellen Pathologie). Das Bild der Neuritis des Sehnerven ist hier eines der wichtigsten objektiven Zeichen des zerebralen Prozesses. In Betracht kommen vor allem die tuberkulösen und luetischen Erkrankungen der Hirnhäute, die epidemische und eiterige Meningitis, der Hirnabszeß, die otogene Meningitis. Ferner entsteht die Neuritis N. optici nicht selten durch Übergreifen der Entzündung von der Nachbarschaft auf den Sehnerven, z. B. bei Erkrankungen der Nasen-Nebenhöhlen. Auch zahlreiche Infektionskrankheiten bedingen Sehnervenentzündungen (s. S. 60, sowie unter Lues und Tuberkulose), ferner vor allem die Nephritis u. a. m. Bei einer retrobulbären Neuritis ist in erster Linie zu denken an Vergiftungen (mit Alkohol, Tabak usw., S. 171), an multiple Sklerose (S. 157) und Myelitis (S. 160), sowie an Erkrankungen der Nasen-Nebenhöhlen und Lues (s. S. 71); sie kommt aber auch bei anderen Erkrankungen, wie Diabetes usw. vor.

D. Die Stauungspapille.

Unter Stauungspapille versteht man die sichtbaren Veränderungen eines nichtentzündlichen Stauungsödems des Sehnerven.

Das ophthalmoskopische Bild der Stauungspapille ist in frischem Stadium und in ausgesprochener Form sehr eindeutig. Der Sehnerveneintritt erscheint glasig aufgequollen, meist etwas gerötet, stark verbreitert, oft auf das Doppelte bis Dreifache seines Durchmessers, seine Grenzen unscharf. Das Hauptsymptom, das für die Stauungspapille absolut charakteristisch ist, ist das pilzförmige Vorquellen in den Glaskörper. Eine Prominenz von 2 mm (= 6 Dioptrien) ist dabei durchaus keine Seltenheit. Da die Blutgefäße an der Oberfläche verlaufen, müssen sie in der gleichen Weise heraustreten. Man sieht sie daher gewöhnlich in charakteristischer Weise bogenförmig verlaufen, um dann bei ihrem Übertritt in die Ebene der Netzhaut eine ziemlich scharfe Biegung zu machen. An diesem Gefäßverlauf gewinnt man in der Regel bereits den plastischen Eindruck der Stauungspapille (vgl. Abb. S. 49).

48   Allgemeine Pathologie der Sehnervenpapille.

Der Nachweis der Prominenz geschieht im umgekehrten Bilde mit Hilfe der „parallaktischen Verschiebung" (vgl. S. 9). Bei den Bewegungen der Konvexlinse scheint sich dabei die Mitte der prominenten Papille schneller zu bewegen, als die Umgebung. Eine genaue Messung der Prominenz wird mit Hilfe der Refraktionsbestimmung im aufrechten Bilde vorgenommen (siehe S. 10).

Die Venen sind außerdem wesentlich verbreitert, oft geschlängelt, und als Folgen dieser Stauung treten nicht selten kleine Blutspritzer in der Netzhaut um die Papille herum auf. An den prominenten Stellen ist der Reflexstreifen in der Mitte der Venen verbreitert.

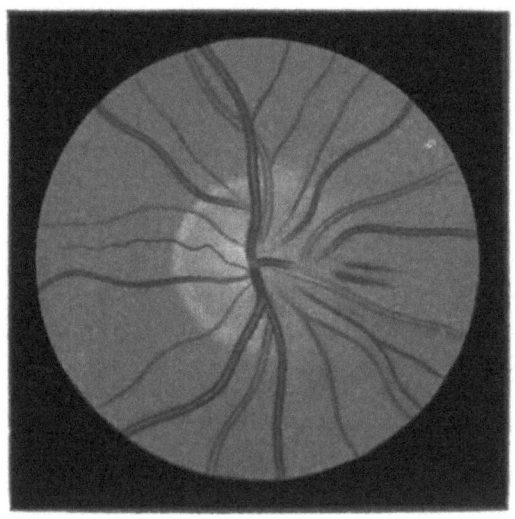

Abb. 16. Beginnende Stauungspapille mit leicht verwaschenen Rändern, leichter Rötung und kleinen Netzhautblutungen (Kleinhirntumor).

Im späteren Stadium wird das Bild oft mannigfacher. Die Form der Papille ist bald mehr halbkugelig mit steil abfallenden Rändern, bald breiter mit flachem Übergang in die Netzhaut. Man sieht oft zahlreiche neue kleine Blutgefäße auftreten. Auch können sich entzündliche Veränderungen hinzugesellen. Dadurch ist die Farbe bald röter als normal, bald auch blasser. Blutungen auf der Papille und in der nächsten Umgebung, sowie jene kleinen intensiv weißen fettigen Degenerationsherde, wie sie bei der Retinitis albuminurica mit Vorliebe auftreten, können teils auf (Abb. 17), teils neben der Papille sichtbar sein[1]). Trotz dieses verschiedenen Aussehens wird das Bild immer von der starken Prominenz mit den bogenförmig verlaufenden Gefäßen und den gestauten Venen beherrscht.

---

[1]) In einzelnen Fällen kann dadurch das Bild in der Tat einer Neuroretinitis albuminurica ähneln.

Ophthalmoskopische Differentialdiagnose. Von einer Entzündung des Sehnerven, dem Bilde der Neuritis N. optici (oder Papillitis) unterscheidet sich demnach die Stauungspapille hauptsächlich durch ihre Prominenz. Denn Hyperämie und Trübung der Papille mit Verwaschenheit der Grenzen sind Symptome beider Veränderungen. Man pflegt dann eine Stauungspapille zu diagnostizieren, wenn die Prominenz der Papille 2 Dioptrien übersteigt.

Dieser Grenzwert trifft zwar im allgemeinen zu, ist aber immerhin willkürlich und man kann allein nach dem Grade der Prominenz noch nicht immer die Entscheidung treffen, ob ein entzündlicher Prozeß

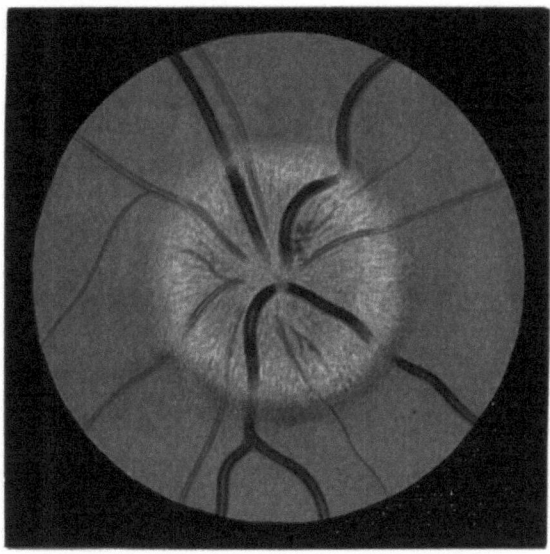

Abb. 17. Stauungspapille. Zahlreiche kleine Degenerationsherde auf der Papille, sowie eine kleine Blutung. Papille infolge der Aufquellung verbreitert. Vergrößerung des Bildes, wie Abb. 16).

im Sehnerven (Neuritis), oder ein nichtentzündliches Stauungsödem (Stauungspapille) vorliegt.

Auf der einen Seite können nämlich, wie schon erwähnt, auch Neuritiden gelegentlich von so schwerer ödematöser Aufquellung der Papille begleitet sein, daß die Prominenz 2 Dioptrien übersteigt, die Papille im ganzen stark vergrößert erscheint, und das Bild dadurch dem einer Stauungspapille gleicht. Differentialdiagnostisch muß in derartigen Fällen in erster Linie das Verhalten der Funktionen herangezogen werden, die bei allen entzündlichen Veränderungen in der Regel frühzeitig herabgesetzt sind (S. 43), bei der Stauungspapille dagegen, wie wir noch sehen werden, lange Zeit ungestört bleiben.

Andererseits hat im Beginn einer Stauungspapille das Stauungsödem noch nicht einen so hohen Grad erreicht, daß dadurch eine

Prominenz von 2 Dioptrien bedingt wird. Vielmehr bestehen die Anfangssymptome nur aus a) **Verschleierung der Papille**, besonders in ihrer Mitte, am Gefäßtrichter, b) **geringer Unschärfe der Grenzen** und c) **leichter Stauung der Netzhautvenen**. Es ist infolgedessen allein aus dem ophthalmoskopischen Bilde die Unterscheidung von einer Neuritis, wie auch von einer noch normalen Papille recht schwierig, ja zuweilen überhaupt noch nicht mit Sicherheit möglich.

Für die Differentialdiagnose der beginnenden Stauungspapille mögen hier die wichtigsten Anhaltspunkte gegeben werden: Schon normalerweise bietet bekanntlich die Papille hinsichtlich Färbung und Kaliber der Blutgefäße, vor allem der Venen, ziemlich beträchtliche individuelle Verschiedenheiten, deren Kenntnis für die Beurteilung einer beginnenden Stauungspapille notwendig ist. Besonders schwierig liegen die Verhältnisse bei stärkerer Hypermetropie. Hier kann, wie bereits erwähnt, das Bild der normalen Papille unter Umständen demjenigen einer beginnenden Stauungspapille und Neuritis so ähneln, daß man direkt von einer Pseudoneuritis spricht. Man achte daher in fraglichen Fällen besonders auf Netzhautödem an der Papille und kleine Netzhautblutungen (vgl. Abb. 16). Beide fehlen bei der Pseudoneuritis unter allen Umständen. Wenn keine derartigen Anhaltspunkte vorhanden sind, bleibt zuweilen nur übrig, durch Wiederholung der Untersuchung nach einigen Tagen festzustellen, ob eine Änderung im Aussehen der Papille eintritt, oder ob das Bild stationär bleibt.

Ähnlich schwierig kann im Beginn die Unterscheidung von einer Neuritis sein, da die Verwaschenheit der Grenzen sowie die stärkere venöse Hyperämie beiden gemeinsam ist. Hier ist für die Differentialdiagnose die Funktionsprüfung des Auges unerläßlich: **Vorhandensein eines zentralen oder parazentralen Skotoms im Gesichtsfelde (Technik S. 11) spricht immer für einen entzündlichen Vorgang.**

Die Sehfunktionen sind nämlich bei der Stauungspapille lange Zeit hindurch so gut wie ungestört. Es findet weder eine Abnahme der Sehschärfe statt, noch eine Einschränkung des Gesichtsfeldes, während im Gegensatz dazu bei primären Entzündungen des Sehnerven (Neuritis N. optici) meist frühzeitig die Sehschärfe stark sinkt und im Gesichtsfeld infolge der Schädigung des empfindlichen papillomakularen Bündels des Sehnerven ein zentrales Skotom auftritt [1]).

Die einzelnen für die Differentialdiagnose im Anfangsstadium in Betracht kommenden Anhaltspunkte sind im nachfolgenden Schema nochmals zusammengestellt.

---

[1]) Freilich können bei einer Stauungspapille jederzeit dadurch Sehstörungen bedingt werden, daß eine Herderkrankung, mag sie intraorbital oder intrakraniell ihren Sitz haben, die Sehnervenfasern bzw. die Sehbahn direkt in Mitleidenschaft zieht und funktionsunfähig macht. In diesem Falle ist jedoch die Sehstörung ein von der Stauungspapille unabhängiges Herdsymptom.

Schema für die Diagnose einer beginnenden Stauungspapille.

	Symptome	Beginnende Stauungspapille	Neuritis N. optici	Pseudoneuritis
Augenhintergrund	Farbe der Papille	leichte Rötung (Hyperämie)		
	Grenzen der Papille	unscharf		
	Prominenz	kann noch fehlen	fehlt	fehlt
	Netzhautarterien	eher etwas verengt	eher etwas verengt	normal, eher etwas weiter
	Netzhautvenen	verbreitert	verbreitert	verbreitert
	Netzhautblutungen neben der Papille	nicht selten vorhanden, sehr wichtig	nicht selten vorhanden, sehr wichtig!	fehlen unbedingt
	Netzhauttrübung (Ödem) an der Papille	nicht selten vorhanden;	nicht selten vorhanden,	fehlt unbedingt
Funktionsprüfung	Sehschärfe (mit Korrektionsgläsern)	normal[1])	meist frühzeitig stark herabgesetzt	wenig herabgesetzt
	Gesichtsfeld	normal[1]), vor allem kein zentrales Skotom	meist frühzeitig zentrales Skotom	normal
	Bei Wiederholungsprüfungen	auf Zunahme der Symptome, besonders der Prominenz und Blutungen achten		Befund stets unverändert.

Aus dem Verhalten der Funktionen geht hervor, daß bei Verdacht auf Stauungspapille der Augenhintergrund unter allen Umständen auch dann untersucht werden muß, wenn die Kranken Sehstörungen in Abrede stellen.

Verlauf der Stauungspapille. Eine Stauungspapille pflegt, wenn die Ursache nach nicht zu langer Zeit beseitigt werden kann, wieder vollkommen zu schwinden, ohne am Augenhintergrund irgendwelche mit dem Augenspiegel erkennbare Veränderungen zu hinterlassen, und ohne daß Sehstörungen zurückbleiben. Sie kann aber jederzeit rezidivieren.

---

[1]) Vorausgesetzt, daß außerdem keine zentralen Herdsymptome, wie Hemianopsie, Herabsetzung der Funktionen durch Druck des Sehnerven usw. vorliegen.

Wenn die Stauungspapille längere Zeit besteht, so treten allmählich Veränderungen im Sinne einer **sekundären Sehnervenatrophie** auf: Die Papille verliert ihr glasiges Aussehen, ihre enorme Vergrößerung und ihre Prominenz. Gleichzeitig wird sie weiß. Die Grenzen bleiben dabei meist unscharf, die Arterien eng, die Venen gestaut, und oft sind die Blutgefäße der Netzhaut eine Strecke weit von weißen Einscheidungen umgeben. Es entsteht das ausgeprägte Bild der **neuritischen Sehnervenatrophie** (s. S. 40 u. Abb. 14). Gleichzeitig sinkt die Sehschärfe mehr und mehr unter gleichzeitiger **konzentrischer Gesichtsfeldeinengung**, und endlich kann vollkommene Erblindung eintreten.

Im späteren Stadium der Stauungspapille treten also ebenfalls schwere Sehstörungen auf. Trotzdem kann man auch hier oft noch die Atrophie nach Stauungspapille von derjenigen nach Neuritis unterscheiden: bei letzterer ist im Gesichtsfeld häufig noch ein zentrales Skotom nachweisbar, bei der Stauungspapille sind nur die peripheren Grenzen eingeengt. Eine gewisse Prominenz ist außerdem bei der Stauungspapille auch im atrophischen Stadium noch lange nachweisbar, fehlt dagegen bei der Atrophie nach Neuritis.

Die Zeit, nach welcher die Atrophie beginnt, ist verschieden. Jedenfalls kann manchmal ein halbes Jahr und darüber vergehen, ehe sich ophthalmoskopisch und funktionell die Zeichen der Degeneration bemerkbar machen. Einmal begonnen, schreitet der Prozeß aber oft schnell vorwärts.

Die Entstehung der Stauungspapille hat man sich wahrscheinlich rein mechanisch zu denken. Wie schon erwähnt, findet innerhalb der Sehnervenfaserbündel ein Abfließen von Gewebsflüssigkeit zentralwärts statt, wobei sowohl mit dem Subarachnoidealraum, wie wahrscheinlich auch mit dem 3. Ventrikel eine direkte Kommunikation besteht. Findet eine Behinderung dieser intraneuralen Flüssigkeitsbewegung statt, so kommt es zum Stauungsödem im orbitalen Teile des Sehnerven, als dessen sichtbarer Ausdruck die Stauungspapille entsteht. Gleichzeitig kann mit ihr eine Ausdehnung auch der Sehnervenscheiden durch angestaute Flüssigkeit Hand in Hand gehen, denn auch die Scheidenräume stehen mit dem Schädelraum in direkter Verbindung. Wie man sich im einzelnen das Zustandekommen der Flüssigkeitsstauung innerhalb der Papille und des Sehnerven zu denken hat, darüber existiert in der ophthalmologischen Literatur eine Reihe von Theorien, auf die hier nicht näher eingegangen werden kann.

Die Schnelligkeit, mit welcher die Stauungspapille auftritt, läßt sich am besten bei Schädelverletzungen beobachten. Sie ist sehr verschieden, doch genügen zuweilen schon wenige Stunden zu ihrer deutlichen Ausbildung.

Anatomisch tritt auf Schnitten durch die Papille und den Anfang des Sehnerven die ödematöse knopfförmige Aufquellung sehr deutlich hervor. Die Lamina cribrosa kann konvex nach vorn gebuckelt sein. Die Intervaginalräume sind erweitert und zuweilen an ihrem blinden Ende am Auge so ausgedehnt, daß man von einem **Hydrops vaginae N. optici** zu sprechen pflegt.

Später gesellt sich eine proliferierende Entzündung des interstitiellen Gewebes hinzu, welche schließlich durch Schrumpfung zum Schwunde der dazwischenliegenden Sehnervenfaserbündel führt. Diese Entzündungsprozesse beschränken sich fast immer auf das okulare Ende des Sehnerven.

Vorkommen. Die Stauungspapille kann auch an bereits atrophischen Sehnerven entstehen. Sie tritt, je nach der Ursache, ein- oder doppelseitig auf.

Die doppelseitige Stauungspapille ist in der überwiegenden Mehrzahl der Fälle durch eine intrakranielle Drucksteigerung hervorgerufen. Ferner findet sie sich als seltenere Komplikation bei Nephritis, Chlorose, perniziöser Anämie und bei der Leukämie (s. die betreffenden Abschnitte).

Außerdem können lokale Prozesse innerhalb der Augenhöhle, besonders Tumoren, sowie auch schwere entzündliche Veränderungen eine Stauungspapille herbeiführen, die dann entsprechend der Lokalisation des Prozesses meist einseitig ist. Verletzungen des Schädels vermögen außer auf dem Wege intrakranieller Drucksteigerung eine Stauungspapille auch dadurch hervorzurufen, daß eine ausgedehnte Blutung in die Scheiden des Sehnerven sich ergießt.

Spezielle Pathologie des Augenhintergrundes.
Infektionskrankheiten.

Bei der Beteiligung des Auges an den Infektionen muß natürlich unterschieden werden zwischen dem direkten Übergreifen infektiöser Prozesse aus der Nachbarschaft auf das Auge und der Verbreitung der Infektionserreger oder deren Produkte auf dem Blutwege.

Bei der ersteren Gruppe ist es weniger die Netzhaut und die Aderhaut, welche gefährdet sind. Beiden gewährt die feste Sklerakapsel im allgemeinen weitgehenden Schutz gegen eindringende Infektionserreger. Anders liegen die Verhältnisse beim Sehnerven. Er steht ja mit seinen Scheideräumen und seinem Saftlückensystem in direkter Verbindung mit dem Gehirn, so daß infektiöse Prozesse innerhalb der Schädelkapsel direkt auf den Sehnerven übergehen und an der Papille zu ophthalmoskopischen Veränderungen führen können.

Orbitale Entzündungen vermögen entlang den Gefäßen, vor allem der Arteria und Vena centralis retinae, welche ja etwa 12 mm hinter dem Bulbus aus der Orbita in den Sehnerven eintreten, auf diesen selbst überzugreifen, oder auch den Sehnerven auf toxischem Wege zu schädigen. Das letztere gilt auch von den Entzündungen der Nasennebenhöhlen, die, wie wir sehen werden (S. 168), am Canalis opticus unter Umständen sehr dicht an den Sehnerven angrenzen. Schließlich seien noch die thrombophlebitischen Prozesse erwähnt, welche sich innerhalb des venösen Gefäßsystems von der Orbita oder vom Sinus cavernosus aus bis in die Vena centralis retinae fortzupflanzen vermögen und dann zu einer septischen Thrombose der Netzhautvenen führen können.

Alle diese Prozesse werden, soweit sie die Erkrankungen des Gehirnes und der Nebenhöhlen betreffen, noch bei den entsprechenden Kapiteln behandelt werden. An dieser Stelle kommen nur diejenigen Augenhintergrundsveränderungen in Frage, welche dem Blutwege ihre Entstehung verdanken und entweder als Metastasen oder als toxische Prozesse aufgefaßt werden müssen.

Es ist ohne weiteres verständlich, daß, was Metastasen anlangt, die Aderhaut mit ihrem ungeheueren Kapillarreichtum oder genauer genommen die ganze Uvea, also einschließlich Corpus ciliare und Iris, eine Prädilektionsstelle darstellen muß, ganz wie ja die Metastasen auch sonst im Körper diejenigen Organe bevorzugen, welche sich durch ein besonders reiches Kapillarnetz auszeichnen. So sehen wir denn metastatische Entzündungsherde am Augenhintergrund in erster Linie an der Chorioidea auftreten und in zweiter Linie erst am Sehnerven und an der Netzhaut.

Besonders bei den chronischen Infektionen, voran die Tuberkulose und die Lues, können wir das Auftreten der metastatischen Entzündungsherde gut verfolgen, und hier ist sogar auch häufig aus dem Aussehen der Hintergrundsherde die Art der Infektion zu erkennen. Die eiterigen Prozesse freilich, bei denen es zur Ansiedelung von hoch virulenten Erregern im Augenhintergrund kommt, führen meist gleich zu stürmischeren Entzündungserscheinungen, die sich in einer ausgedehnten Abszeßbildung im Auge (Glaskörperabszeß, s. u.) äußern.

Im Gegensatz zu den Metastasen treten die toxischen Veränderungen mehr an der Netzhaut oder auch am Sehnerven in Erscheinung. Sie rufen hier entweder Veränderungen an dem empfindlichen Nervengewebe hervor, welche dann als Trübungen der sonst fast so vollkommen durchsichtigen Netzhaut sichtbar werden, oder führen Schädigungen der Blutgefäße herbei, so daß es zu den leicht erkennbaren Netzhautblutungen kommt. Blutungen der Aderhaut sind ungleich seltener, da es sich hier um ein miteinander vielfach anastomosierendes Gefäßsystem handelt, auch entgehen sie leicht der Beobachtung, solange sie von der Schicht des dunklen Pigmentepithels bedeckt sind.

Diese toxischen Veränderungen, die wie gesagt meist in Blutungen und herdförmigen Trübungen der Netzhaut oder in Sehnervenentzündung bestehen, haben allerdings bei den verschiedenen Infektionen ein wenig charakteristisches Aussehen. Sie unterscheiden sich oft nicht einmal wesentlich von den Hintergrundsveränderungen bei den Bluterkrankungen, beim Diabetes usw. Es können also diagnostische und prognostische Schlüsse im wesentlichen nur aus ihrem Vorhandensein oder Fehlen, nicht aber aus ihrer Form gezogen werden.

Die septischen Infektionen.

Bei den septisch-pyämischen Erkrankungen beteiligt sich der Augenhintergrund nicht selten in charakteristischer Weise und zwar sowohl als reine metastatische Entzündung, wie auch als vorwiegend toxischer Prozeß in Gestalt der sog. Retinitis septica, Veränderungen, welche von großer diagnostischer und vor allem prognostischer Bedeutung sein können.

Beide Formen sollen gesondert besprochen werden.

A. Die eiterigen Metastasen im Augenhintergrund.

Vorkommen. Welche Erreger die metastatischen Entzündungen im Augenhintergrund bedingen, läßt sich aus dem ophthalmoskopischen Bilde nicht entnehmen. In erster Linie sind es die Streptokokken, der Staphylococcus aureus und die Pneumokokken, viel seltener andere Erreger, wie Influenzabazillen.

Ob der Ursprung der Infektion ein puerperaler, chirurgischer oder interner ist, spielt für die Metastasen im Auge keine Rolle; sie kommen bei allen vor, am häufigsten freilich bei den puerperalen Infektionen. Unter den internen Infektionen sind zu nennen die kruppöse Pneumonie und die Influenza[1]), sowie die Endokarditis, seltener die Zerebrospinalmeningitis. Aber auch im Anschluß an andere Infektionskrankheiten wie Masern, Scharlach, Diphtherie, Angina werden sie beobachtet. Dazu kommen die sog. kryptogenetischen Infektionen, bei denen sich der Ursprung bzw. die Eingangspforte der Infektion überhaupt nicht nachweisen läßt, und welche bei Kindern nicht selten sind. Die Metastasen treten sowohl an einem, wie auch an beiden Augen auf.

Ophthalmoskopisches Bild. Bei schneller Herabsetzung der Sehschärfe tritt, zunächst unter mäßigen entzündlichen Erscheinungen, ziemlich plötzlich eine dichte Trübung des Glaskörpers auf, so daß mit dem Augenspiegel nur noch trübes rotes Licht erhalten werden kann. Bald schwindet auch der letzte rote Reflex und man erhält schon bei Tageslicht aus der Tiefe des Glaskörpers einen grüngelben Schein von einem eiterigen Exsudat auf der Innenfläche der Netzhaut herrührend. Eine eiterige Iritis besteht oft gleichzeitig, ferner als Begleiterscheinung Exophthalmus und Ödem der Bindehaut.

Das ist der gewöhnliche Verlauf. In etwas weniger stürmischen Fällen kann man auch anfänglich beobachten, wie zuerst auf dem roten Augenhintergrund gelbliche verschwommene Flecken auftreten, die dann zu dem großen eiterigen Exsudat erst zusammenfließen. (In den ganz seltenen milden Erkrankungen treten am Hintergrund nur umschriebene kleinere — knapp papillengroße — gelblichweiße Flecke mit Blutungen in der Umgebung auf.)

Im weiteren Verlauf geht dieser sog. metastatische Glaskörper-Abszeß bei der puerperalen Form meist in Panophthalmie über. Bei den milderen Formen organisiert sich die Eiterung: es bildet sich eine bindegewebige Schwarte im Glaskörper, und schließlich tritt eine Schrumpfung des ganzen Auges ein. Der geschrumpfte Augapfel pflegt weder Beschwerden noch Entzündungen hervorzurufen. Bei der Pneumonie, der Influenzapneumonie und den kryptogenetischen Formen bildet dieser Ausgang in Schrumpfung des Auges die Regel.

Pathogenese. Die anatomischen Untersuchungen ergeben, daß es sich hier um Kokkenembolien der kleinsten Gefäße und Kapillaren handelt. Ob der Prozeß von der Aderhaut oder von der Netzhaut seinen Ausgang nimmt, ist bei dem stürmischen Verlauf und der schnellen Ausdehnung des Abszesses, der bald den ganzen Glaskörper einnimmt, ophthalmoskopisch fast nie zu entscheiden und auch für die Beurteilung ohne Bedeutung. Die in den anatomischen Präparaten oft gefundene weitgehende Verstopfung der Gefäße und Kapillaren mit den Eitererregern ist natürlich zum großen Teil auf ihre postmortale Vermehrung zurückzuführen.

---

[1]) Bei der Influenza wurden einige Male bakteriologisch Streptokokken als Erreger der metastatischen Augeneiterung nachgewiesen.

Diagnostische Bedeutung. Daß das Auge mit seinem Gefäßreichtum besonders disponiert zur Metastasenbildung ist, geht schon daraus hervor, daß sowohl bei puerperalen, wie chirurgischen und internen eiterigen Infektionen in etwa $1/4$ der Fälle die auftretenden Eiterherde im Auge die einzige nachweisbare Metastase im Körper bilden. Sie beweisen in jedem Fall von unbestimmter fieberhafter Erkrankung, daß Eitererreger im Blute kreisen. Stets soll in derartigen Fällen sorgfältig auf Endokarditis untersucht werden. Welcher Art diese Erreger sind, läßt sich aus der Art des Augenprozesses nicht entnehmen.

Beim Kind kommen, wie schon erwähnt, diese metastatischen Eiterungen mit dem charakteristischen gelben Reflex aus dem Glaskörper nicht so sehr selten vor sowohl bei kryptogenetischen Infektionen als auch in Gestalt von Komplikationen nach anderen Infektionskrankheiten (Influenza, Masern, Diphtherie). Ist — wie häufig — keine eiterige Iritis vorhanden und das Auge äußerlich nahezu entzündungsfrei, so ähnelt das Bild sehr derjenigen Geschwulstform der Netzhaut, welche im Kindesalter ebenfalls nicht selten ist, dem Netzhautgliom; denn auch bei diesem bildet der gelbliche Reflex aus der Tiefe das Hauptsymptom. Auch dem erfahrenen Ophthalmologen, der in solchen Fällen stets zugezogen werden sollte, ist die Entscheidung, ob es sich um ein Gliom oder einen metastatischen Abszeß — auch tuberkulöses Granulationsgewebe kann ähnlich aussehen — handelt, nicht immer leicht. Man spricht daher direkt von einem Pseudogliom. Und doch ist die Unterscheidung sehr wichtig. Denn das Netzhautgliom verlangt wegen seiner Malignität die sofortige Enukleation des Auges, während der metastatische Abszeß, wenn er nicht zur Panophthalmie führt, mit Erhaltung des Auges, wenn auch nur unter Erblindung, ausheilen kann. Im Zweifelsfalle wird man natürlich immer lieber zur Enukleation schreiten.

Prognostische Bedeutung. Das Auftreten metastatischer Eiterherde im Auge verschlechtert zweifellos die Prognose septischer Infektionen. Besonders tritt dies bei der puerperalen Pyämie, welche die häufigste Ursache bildet, zutage. Bei doppelseitiger metastatischer Panophthalmie ist fast immer ein letaler Ausgang zu erwarten, der meist spätestens in der zweiten Woche nach Auftreten der Komplikation eintritt. Bei einseitiger Augenerkrankung ist die Prognose der Infektion günstiger. Doch sterben auch hier über die Hälfte der Fälle.

Bei den chirurgischen und internen Fällen liegen die Zahlen etwas günstiger. Die Mortalität doppelseitiger Augenmetastasen beträgt etwa 75%, diejenige einseitiger Erkrankungen etwa 50%.

Bei Pneumonie und bei anderen Infektionskrankheiten ist die Vorhersage erheblich besser.

B. Die Retinitis septica.

Vorkommen. Weit öfter als zu eiterigen Metastasen im Auge kommt es zur septischen Retinitis. Auch sie findet sich bei den verschiedensten septischen Erkrankungen, besonders wieder bei den puerperalen Infektionen. Ihre Häufigkeit kann auf etwa 30—50% der Fälle geschätzt werden. Die Retinitis kann schon wenige Tage nach dem Beginn des Fiebers auftreten.

Das ophthalmoskopische Bild wird charakterisiert durch multiple **weiße Degenerationsherde der Netzhaut** vereint mit kleinen **Blutungen.** Es ähnelt damit auch den bei anderen Allgemeinerkrankungen vorkommenden Bildern, z. B. der Retinitis diabetica, so daß aus dem Augenspiegelbilde allein die Diagnose nicht mit Sicherheit gestellt werden könnte, wenn man über den Allgemeinzustand gänzlich ohne Kenntnis wäre. Netzhautgefäße und Sehnervenpapille sind normal. Die Blutungen entsprechen ganz den Blutungen in die Haut und in die anderen Organe bei septischen Erkrankungen. Sie haben nicht selten ein weißes Zentrum (ähnlich wie bei der Leukämie). Meist sind sie zu mehreren über den Hintergrund zerstreut, ihre Zahl ist aber nie sehr groß. Die weißen Degenerationsherde ähneln an Größe etwa den bei der Retinitis diabetica beobachteten; ohne Blutungen werden sie nur selten gesehen. Die sternförmig angeordneten weißen Spritzer in der Makulagegend, wie sie bei der Retinitis albuminurica so häufig sind, fehlen bei der septischen Retinitis.

Im allgemeinen ändert sich das Bild während des Krankheitsverlaufes wenig und pflegt bei eintretender Heilung wieder vollkommen zu verschwinden.

Pathogenese. Übergänge zur metastatischen Eiterung kommen nicht vor. Wahrscheinlich handelt es sich nur um eine Verschleppung abgestorbener Bakterien oder deren Trümmer und Zerfallsprodukte, welche an den Netzhautgefäßen hängen bleiben und hier umschriebene toxische Schädigungen ihrer Umgebung hervorrufen. Auffällig ist, daß hier im Gegensatz zu den eiterigen Metastasen die Netzhaut vor der Aderhaut bevorzugt wird (offenbar wegen der leichteren toxischen Schädigung des Netzhautgewebes). Die weißen Herde bestehen zum Teil aus gequollenen Nervenfasern (s. S. 24); überhaupt handelt es sich vorwiegend um degenerative Prozesse.

Diagnostische Bedeutung. Bei fieberhaften Erkrankungen unbekannten Ursprungs spricht das Auftreten von weißen Herden und Blutungen stets für Sepsis, eine Neuritis N. optici am meisten für Meningitis, das Auftreten der charakteristischen Aderhautmiliartuberkel für Miliartuberkulose oder für Hirntuberkulose (Blutungen der Netzhaut kommen gelegentlich auch bei Miliartuberkulose vor). Bei Typhus dagegen sind Veränderungen am Augenhintergrund, vor allem Netzhautveränderungen nur ganz ausnahmsweise vorhanden.

Prognostisch kommt der Retinitis septica keine ungünstige Bedeutung für den Verlauf der Sepsis zu. Eine ganze Anzahl der Fälle geht in Heilung über und die Hintergrundsveränderungen gehen wieder zurück. Für das Auge besteht keinerlei besondere Gefahr. Das Sehvermögen leidet nur dann, wenn zufällig ein Herd die Fovea centralis betrifft.

Die übrigen akuten Infektionskrankheiten.

Bei den nichteiterigen Infektionskrankheiten mit Ausnahme der Lues und Tuberkulose sind die Veränderungen am Augenhintergrund in keinem Falle besonders typisch oder auch nur einigermaßen regelmäßig vorhanden. Dagegen werden fast bei allen Krankheiten gelegentlich auch Hintergrundsbefunde erhoben, deren Zusammenhang mit der stattgehabten Infektion, wenn auch nicht immer außer Zweifel, so doch sehr wahrscheinlich ist. Es sind im wesentlichen drei Formen, die hier immer wiederkehren, nämlich metastatische Eiterung im Auge, infektiöse Netzhautblutungen und Neuritis N. optici. Alle

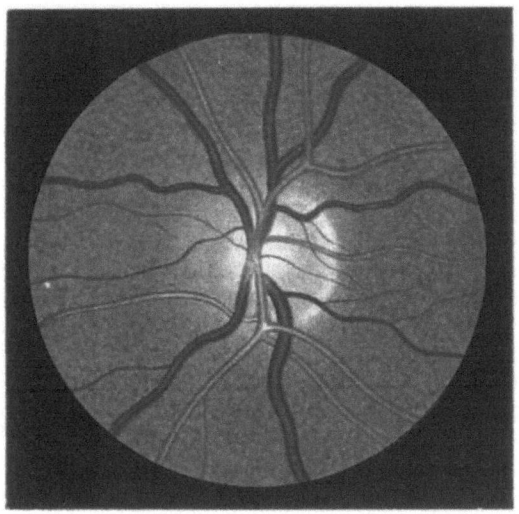

Abb. 18. Neuritis N. opt. im Gefolge von Rheumatismus: Venen gestaut, Papillengrenzen, besonders nasal, ödematös, Papille etwas hyperämisch (das Sehvermögen betrug noch 0,5, Ausgang in vollkommene Heilung).

drei sind seltene Komplikationen und haben hier keine besondere diagnostische und prognostische Bedeutung.

a) Das Vorkommen der metastatischen Eiterung bei Pneumonie, hier als direkte Pneumokokken-Metastasen, bei Influenza, seltener nach Masern, Diphtherie, Angina oder als kryptogenetische Infektionen wurde bereits S. 56 erwähnt.

b) Die Netzhautblutungen bei Infektionskrankheiten haben im Aussehen nichts besonders Charakteristisches. Sie sind von verschiedener Größe, selten besonders zahlreich, meist mehr vereinzelt und kommen wohl, ähnlich wie bei der Retinitis septica durch toxische Einwirkung im Blute kreisender Erreger bzw. deren Zerfallsprodukte auf die Gefäßwandung zustande, oder sie sind Folge einer hochgradigen Anämie. In erster Linie finden sie sich bei der Malaria, die weiter unten noch gesondert besprochen werden wird, ferner bei der Weilschen Krankheit, seltener bei der Influenza, nur ausnahmsweise bei der akuten Miliartuberkulose und kaum je bei Typhus abdominalis,

Diagnostisch und prognostisch kommt ihnen keine besondere Bedeutung zu (Netzhautblutungen bei Keuchhusten sind, wenn sie vorkommen, mechanisch bedingt (S. 80).

c) Die Neuritis N. optici endlich ist eigentlich bei fast allen Infektionskrankheiten gelegentlich beobachtet worden, am häufigsten im Gefolge der Influenza und bei rheumatischen Infektionen. Das ophthalmoskopische Aussehen ist meist das typische, nämlich Rötung der Papille, verwaschene (ödematöse) Grenzen und Stauung der Netzhautvenen (Abb. 18, s. auch S. 43). Die Sehschärfe ist hier bei leichteren Fällen oft nur mäßig herabgesetzt. Daneben wird auch zuweilen die retrobulbäre Form der Neuritis (S. 46) beobachtet, bei welcher das Augenspiegelbild der Papille normal und nur die charakteristische Funktionsstörung mit zentralem Skotom im Gesichtsfeld vorhanden ist.

Diese infektiöse Neuritis N. optici kommt in einem erheblichen Teil der Fälle einseitig vor und tritt häufig in der Rekonvaleszenz auf. Sie ist also meist als eine Nachkrankheit aufzufassen und wahrscheinlich vorwiegend toxischer, nicht embolischer Natur. Ihr Verlauf ist oft gutartig, doch kommt auch Ausgang in neuritische Atrophie mit dauernder Störung des Sehvermögens vor. Bei der häufigsten Ursache, der Influenza, denke man jedoch immer an die Möglichkeit einer Erkrankung der Nasennebenhöhlen (s. S. 168), welche ihrerseits die Ursache der Neuritis sein kann, zumal wenn diese retrobulbär auftritt. Eine Untersuchung der Nebenhöhlen ist überhaupt in jedem Falle von Neuritis nach Infektionskrankheiten geboten.

Hinsichtlich der Häufigkeit, mit welcher sich die infektiöse Sehnervenentzündung auf die verschiedenen Krankheiten verteilt, teile ich eine Tabelle Uhthoffs über 189 bis zum Jahre 1900 beobachtete einwandfreie Fälle mit

Influenza . . . . 72 Fälle
Rheumatismus . . . . 36 ,,
Malaria . . . . 17 ,,
Typhus abdominalis . . . . 17 ,,
Masern . . . . 9 ,,
Diphtherie . . . . 6 ,,
Polyneuritis . . . . 7 ,,
Variola . . . . 6 ,,
Beri-Beri . . . . 5 ,,
Erysipel . . . . 3 ,,
Scharlach . . . . 3 ,,
Typhus exanthem. . . . . 3 ,,
Gonorrhoe . . . . 2 ,,
Typhus recurrens . . . . 2 ,,
Akuter Gelenkrheumatismus . . . . 1 Fall.

Ferner wurden noch gelegentliche Beobachtungen mitgeteilt bei Mumps, Paratyphus, Pneumonie, Tetanus.

Stets ohne Sehnervenkomplikation verlaufen anscheinend Rotz, Lepra, Dysenterie, Cholera, Milzbrand.

Erwähnt sei, daß sich an manche Infektionskrankheiten, besonders an Influenza, auch eine Chorioiditis anschließen kann. Ihr Aussehen ist nicht besonders charakteristisch. Die Herde ähneln denen bei der Aderhautentzündung im allgemeinen, so daß auf deren Beschreibung verwiesen werden kann (S. 34).

Nach dem hier Gesagten erübrigt sich eine nochmalige besondere Aufführung der einzelnen Infektionskrankheiten. Nur der Malaria seien noch einige Worte gewidmet.

Malaria.

Bei der Malaria findet man, besonders in den Fällen, welche mit schwerer Anämie einhergehen, Netzhautblutungen. Sie können schon in der ersten Krankheitswoche auftreten, meist aber erst im späteren anämischen Stadium. Über ihre Häufigkeit läßt sich eine genaue Angabe bei der Verschiedenheit im Verlaufe der Malaria schlecht geben, sie mag etwa auf 4% geschätzt werden.

Die Blutungen sind von verschiedener Größe und kommen meist aus den Netzhautvenen. Bei hochgradiger Anämie kann das Bild des Fundus dem der perniziösen Anämie sehr ähneln. Wie hier sind sie in der Regel doppelseitig und liegen gern in der Umgebung der Papille oder am hinteren Augenpol, entgehen also bei sorgfältiger Untersuchung nicht leicht der Beobachtung. Bei der anatomischen Untersuchung hat sich einige Male eine Verlegung des Gefäßlumens mit plasmodienhaltigen Erythrozyten oder mit pigmenthaltigen weißen Blutkörperchen feststellen lassen, ähnlich wie es auch bei den Hirngefäßen beobachtet wird. Meist dürfte es sich aber wohl um toxische Einwirkung ohne Verschluß von Gefäßchen handeln und vor allem um Folgeerscheinungen des Zerfalls der roten Blutkörperchen bzw. der Anämie. In schweren Fällen sind die Blutungen der Netzhaut überhaupt nur Teilerscheinungen einer allgemeinen hämorrhagischen Disposition. Mit der Chininbehandlung stehen sie in keinem Zusammenhang.

Während der Fieberanfälle kann man gelegentlich auch eine deutliche Hyperämie der Sehnervenpapille feststellen, der jedoch keine besondere Bedeutung zukommt.

Die zuweilen auftretende Neuritis N. optici hat in vielen Fällen nichts Charakteristisches, nur manchmal zeichnet sie sich durch eine eigentümliche dunkelrotgraue Farbe aus, welche durch pigmenthaltige Zellen innerhalb der Kapillaren bedingt wird. Die Neuritis kann sich natürlich in den schweren Fällen mit Netzhautblutungen kombinieren. Ausnahmsweise geht sie auch mit so starker Schwellung und Gefäßstauung einher, daß geradezu das Bild der Stauungspapille entsteht. Der Ausgang ist in der Regel günstig, zuweilen aber bleibt eine hochgradige Sehstörung zurück, sowie das Bild der neuritischen Sehnervenatrophie.

Diagnostisch und prognostisch zeigen die Augenkomplikationen zwar immer eine gewisse Schwere der Erkrankung an, lassen aber ihren Verlauf keineswegs ungünstig erscheinen. Mit eintretender Heilung schwinden dann sowohl Netzhautblutungen, wie Neuritis N. optici.

Über die Gefahren der Chinindarreichung s. S. 176.

Die Tuberkulose.

Die tuberkulösen Augenhintergrundsveränderungen, welche an dieser Stelle zur Besprechung kommen, entstehen auf metastatischem Wege, indem Tuberkelbazillen oder deren Trümmer auf dem Blutwege in die Augengefäße gelangen, sich dort festsetzen und Entzündungsherde verursachen, die sich in ihrem Wesen und im anatomischen Bau in nichts von den Tuberkeln unterscheiden, wie sie an allen übrigen Stellen des Körpers vorkommen können.

Der schon erwähnte Gefäßreichtum, vor allem das ausgedehnte Kapillarnetz der Aderhaut bringt es mit sich, daß diese eine Prädilektionsstelle für die Entwickelung von tuberkulösen Herden bildet, wie wir denn ja auch sonst die auf metastatischem Wege entstehenden Tuberkel vor allem in gefäß- und kapillarreichen Organen auftreten sehen. Von geringerer Bedeutung für die Lokalisation der Tuberkulose entsprechend ihrem geringen Gefäßreichtum ist die Netzhaut und der Sehnerv. Was letzteren anbetrifft, so kommt außer der metastatischen Entstehung vor allem noch das Übergreifen tuberkulöser Entzündungen vom Gehirn und seinen Häuten her in Betracht. Auf diese Weise entsteht denn auch die Mehrzahl der tuberkulösen Neuritiden des Sehnerven. Vgl. hierüber S. 143 unter Hirntuberkulose.

Der Übersichtlichkeit wegen soll die Tuberkulose der Aderhaut, der Netzhaut und des Sehnervenkopfes getrennt besprochen werden, obwohl sich die Lokalisation in den beiden ersteren ophthalmoskopisch nicht immer trennen läßt, und zuweilen auch alle drei Teile gleichzeitig erkrankt sind.

A. Tuberkulose der Aderhaut.

1. Die akute Miliartuberkulose. An der Aussaat von Tuberkeln, die auf dem Blutwege im ganzen Körper erfolgt, beteiligt sich auch der Augenhintergrund. Hier bietet sich das Bild frischer Aderhauttuberkel am reinsten dar. Äußerlich bleibt das Auge vollkommen entzündungsfrei (sofern nicht die Iris mitbetroffen ist). Über den Augenhintergrund verstreut treten kleine, meist runde, zuweilen ovale helle Flecken auf, deren Größe etwa $1/4$—$1/2$ Papillendurchmesser, selten mehr, entspricht. In ihrer Mitte sind sie von gelblichgrauer Farbe, ringsherum von einem verwaschenen grauen Hof ödematös getrübter Netzhaut (vgl. S. 34) umgeben, der ohne scharfe Grenze in den umgebenden roten Augenhintergrund verläuft (Abb. 19). Die Netzhautgefäße ziehen darüber unverändert hinweg. Das Auftreten dieser Tuberkel erfolgt oft sehr schnell, innerhalb eines Tages oder in noch kürzerer Zeit.

Nach wenigen Tagen kann bereits das kollaterale Netzhautödem, welches mit seiner milchigen Trübung den eigentlichen Tuberkel überdeckt, zurückgehen. Dann tritt der runde graugelbliche oder rötlichgelbliche Aderhautherd mit schärferer Umgrenzung hervor. Das Pigmentepithel ist über der Mitte des Herdes meist auseinandergedrängt bzw. zugrunde gegangen.

Diese sichtbaren Aderhauttuberkel haben in der Regel einen Durchmesser von über $1/2$ mm. Sind sie kleiner, so können sie in der Aderhaut unter dem Pigmentepithel verschwinden und werden dann erst bei anatomischer Untersuchung gefunden.

Die Zahl, in welcher die Tuberkel auftreten, ist sehr verschieden, häufig sind es nur einige wenige, die bei flüchtiger Untersuchung übersehen werden können. **Man muß daher bei Verdacht auf Miliartuberkel stets den ganzen Augenhintergrund bis in die Peripherie bei künstlich erweiterter Pupille absuchen.** Die Aderhauttuberkel findet man ebensooft einseitig wie doppelseitig.

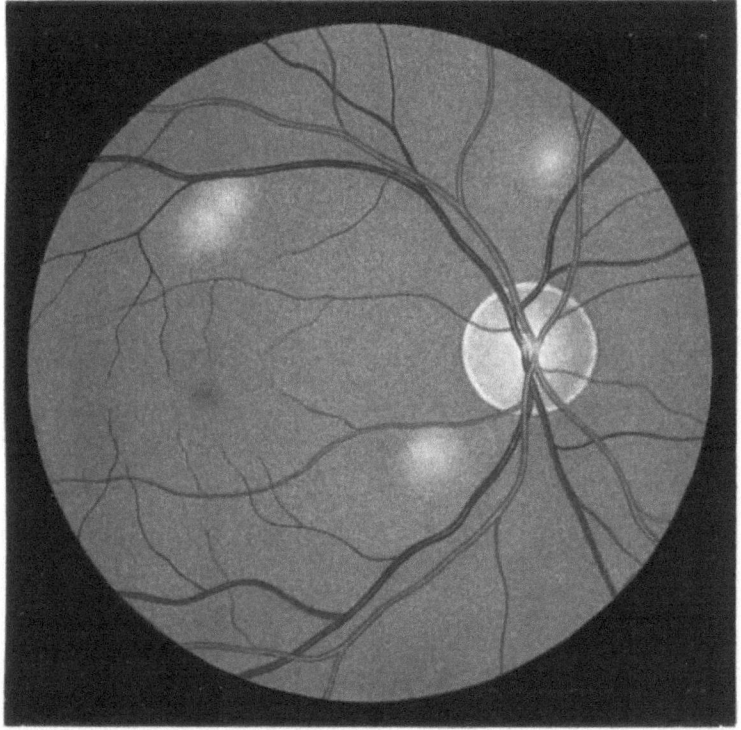

Abb. 19. Miliartuberkulose der Aderhaut. Graugelbliche Herdchen, von ödematös getrübter Netzhaut umgeben.

Differentialdiagnostisch sind die kleinen runden, ödematös getrübten Stellen in dem sonst normalen Augenhintergrund kaum mit einer anderen Veränderung zu verwechseln. Sind sie sehr klein, können sie eine gewisse Ähnlichkeit mit der Retinitis septica (S. 57) bekommen, doch sind bei dieser die Netzhautherde weißlicher, heller und schärfer begrenzt. Netzhautblutungen fehlen bis auf seltene Ausnahmen bei der Miliartuberkulose.

Die Häufigkeit der Aderhauttuberkel bei der akuten Miliartuberkulose kann etwa auf 30—40% veranschlagt werden. Dabei ist freilich zu berücksichtigen, daß die Tuberkel sehr häufig erst ganz kurz vor dem Tode aufschießen. Die Untersuchung des Augenhintergrundes soll demnach täglich erfolgen.

2. Die chronische Chorioiditis tuberculosa. Die mehr chronischen Formen lassen sich von der akuten Miliartuberkulose insofern nicht vollkommen abgrenzen, als auch in fortschreitenden Fällen schwererer Tuberkulose anderer Organe gelegentlich akut metastatische Aderhauttuberkel auftreten können, ohne daß es zu einer Überschwemmung des ganzen Kreislaufes zu kommen braucht.

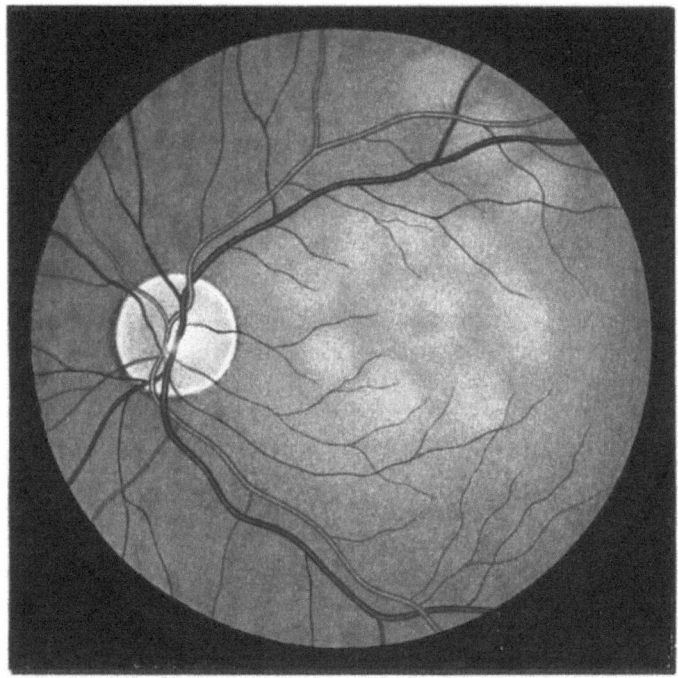

Abb. 20. Chronische tuberkulöse Chorioiditis: ringförmig angeordnete frische Herde, von kollateralem Netzhautödem bedeckt, noch keine Pigmentwucherung sichtbar (in der Peripherie befanden sich außerdem zahlreiche alte Herde).

Aber außer diesen Formen findet sich bei relativ Gesunden, d. h. bei Individuen, die lediglich an latenter Tuberkulose der Lungen oder der Drüsen leiden, häufig eine chronische, rezidivierende herdförmige Aderhautentzündung, die gewöhnlich als Chorioiditis disseminata bezeichnet wird, und die erfahrungsgemäß in einem erheblichen Teil der Fälle auf Tuberkulose beruht.

Ophthalmoskopisches Bild. Die Augen sind äußerlich wieder entzündungsfrei, vorausgesetzt, daß nicht in den übrigen Teilen der Uvea, in der Iris und im Corpus ciliare, gleichzeitig eine Tuberkulose besteht. Der Augenspiegel läßt jedoch ein recht buntes und sehr in die Augen fallendes Bild erkennen: Der ganze Hintergrund erscheint mit weißlichen oder hellrötlichen Flecken übersät, zwischen denen der noch unversehrte rote Hintergrund stehen geblieben ist.

Bei frischen Herden besteht meist eine diffuse Trübung des Glaskörpers, durch welche das ganze Hintergrundsbild wie mit einem leichten rötlichen Schleier überzogen erscheint. Die Herde selbst sind wieder, ähnlich wie bei den Miliartuberkeln, von einer milchigen Trübung

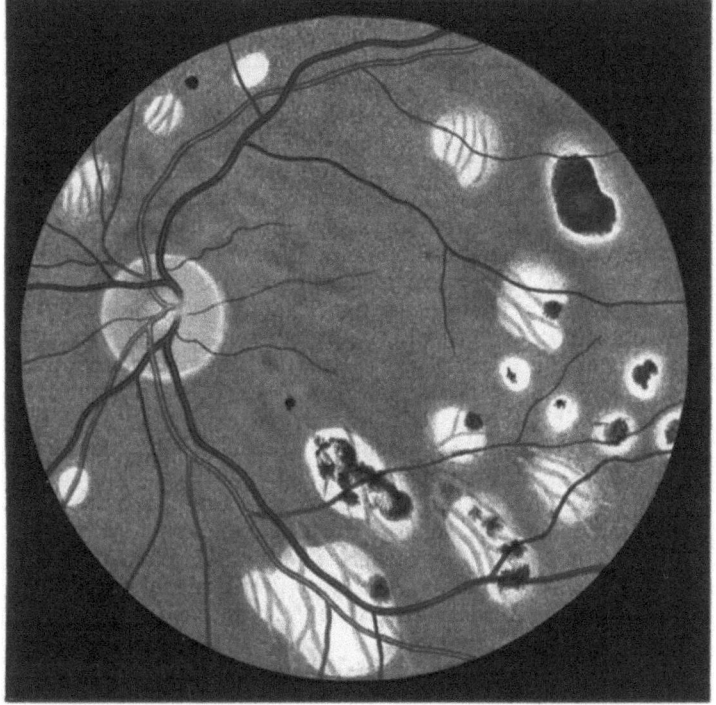

Abb. 21. Chronische tuberkulöse Chorioiditis: abgelaufene Herde ohne Netzhautödem, aber mit Aderhautatrophie und Pigmentwucherung. In den Herden zahlreiche nicht sklerotische Aderhautgefäße sichtbar.

bedeckt (Abb. 20): es handelt sich um das kollaterale Netzhautödem. Neben derartigen frischen Herden sind außerdem zahlreiche ältere, bereits abgelaufene Entzündungsherde sichtbar. Bei ihnen fehlt die milchige Netzhauttrübung. Sie sind scharf begrenzt, wie mit einem Locheisen ausgestanzt. Ihre helle, oft weiße Farbe wird dadurch bedingt, daß die Aderhaut hier narbig verdünnt ist und ihre Gefäße und das von ihnen ernährte Pigmentepithel geschwunden sind, so daß unter den noch stehen gebliebenen durchsichtigen inneren Netzhautschichten die weiße Sklerainnenfläche hindurchscheint. In der Mitte der Herde oder an den Rändern ist in wechselnder Form schwarzes klumpiges Pigment oder Reste des zugrunde gegangenen Pigmentepithels sichtbar. Die größeren Blutgefäße der Aderhaut sind häufig noch in normaler roter Farbe auf dem weißen Grunde des Herdes stehen geblieben, ähnlich wie sie bei der Lungentuberkulose die Kavernen durchziehen (Abb. 21, vgl. dagegen die Lues! S. 70). Diese abgelaufenen Herde verdienen demnach eigentlich streng genommen nicht mehr den Namen einer Chorioiditis; es sind Narben früherer Entzündungen, die zeitlebens bestehen bleiben und dadurch die Diagnose der früheren Erkrankung ermöglichen.

An Stelle dieser Chorioiditis disseminata findet man zuweilen an irgend einer Stelle des Augenhintergrundes nur einen oder einige isolierte Herde von gleichem Aussehen. Ihnen kommt keine andere Bedeutung zu, nur daß eben der Prozeß noch nicht die große Ausdehnung erlangt hat. Derartige tuberkulöse Chorioiditiden können längere Zeit rezidivieren, indem immer neue Herde auftreten, die sich nach Ablauf der frischen Entzündung zu den bestehenden älteren hinzugesellen.

Die Funktionsstörung des Auges braucht nicht bemerkt zu werden. Freilich ist jede erkrankte Stelle funktionsunfähig und im Gesichtsfeld befindet sich an entsprechender Stelle eine Lücke, so daß dieses siebförmig durchlöchert ist. Aber wenn nicht gerade die Macula lutea befallen ist, kann die Sehschärfe lange normal sein, und nicht selten findet man eine bereits abgelaufene ausgedehnte Chorioiditis disseminata als Zufallsbefund. Daraus ergibt sich die Wichtigkeit regelmäßiger Augenhintergrundsuntersuchungen, auch ohne daß die Kranken über Sehstörungen klagen.

Ophthalmoskopische Differentialdiagnose. Die Diagnose einer Aderhautentzündung ist leicht zu stellen. Selbst wenn man die weißen Flecke im ersten Moment für Netzhautherde, ähnlich wie bei der Retinitis albuminurica, halten wollte, die auf dem normalen roten Augenhintergrunde liegen, so läßt doch schon das schwarze Pigment, das selten fehlt, mit absoluter Sicherheit erkennen, daß es sich hier um Aderhautprozesse handeln muß. Auch sind die Herde meist über papillengroß, also von einer Ausdehnung, welche so intensiv weiße Netzhauttrübungen nur selten annehmen.

Eine ätiologische Diagnose ist freilich nur mit einer gewissen Wahrscheinlichkeit möglich. Man kann den Herden nicht mit Sicherheit ansehen, ob sie tuberkulöser Natur sind oder nicht. Insbesondere von der ebenfalls herdförmig auftretenden Lues congenita (sog. 2. Type, S. 75) sind sie nicht immer zu unterscheiden. Für letztere spricht im allgemeinen mehr, wenn die Herde gleich groß sind, auf beiden Augen symmetrisch sitzen, und wenn innerhalb der erkrankten Stellen größere Aderhautgefäße weiß sklerosiert sind, für Tuberkulose, wenn diese noch als rote Gefäße den weißen Grund durchziehen; aber ein zuverlässiges Mittel ist auch dieser Anhaltspunkt nicht. Es muß daher in jedem Falle von Chorioiditis disseminata die Allgemeinuntersuchung auf Tuberkulose und auf Lues (Wassermann (s. aber S. 79)) erfolgen.

3. Seltener sind größere Solitärtuberkel der Aderhaut-Netzhaut, welche einen Durchmesser von mehreren Papillen haben und sich als prominente gelblichgraue Geschwulstbildungen darstellen. Ihre Deutung dürfte dem Nichtophthalmologen schwer fallen. Sie ähneln den gummösen Prozessen der Aderhaut sehr.

Für Tuberkulose spricht in solchen Fällen, wenn in der Umgebung des großen Herdes kleinere miliare Tuberkel (siehe Miliartuberkulose) vorhanden sind. Bei Tuberkulininjektionen beobachtet man dann zuweilen Lokalreaktionen, die sich in stärkerer Füllung der Netzhautgefäße und Auftreten von Blutungen äußern.

B. Tuberkulose der Netzhaut.

Miliare Tuberkel können auch in der Retina auftreten, wenn auch auffallend viel seltener als in der Aderhaut. Ihr Bild gleicht frisch genau den Aderhauttuberkeln, d. h. es treten die kleinen graugelblichen Herdchen mit dem umgebenden Ödemhof auf. Ihre Lage in der Netzhaut kann man zuweilen daran erkennen, daß sie dem Verlaufe von Netzhautgefäßen folgen.

Zuweilen, besonders im jugendlichen Alter zwischen 20 und 30 Jahren, entstehen die Tuberkel in den Wandungen der Netzhautvenen und können dadurch zu einer Verlegung des Lumens führen. Es entwickelt sich dann ein eigentümliches Krankheitsbild, nämlich die Folgeerscheinungen des Venenverschlusses: rezidivierende **Netzhautblutungen**, sowie auch Blutungen in den Glaskörper, die ebenfalls aus den Netzhautvenen stammen. Die Venen selbst sind zuweilen ausgedehnt **weiß eingescheidet (Periphlebitis)**. Der ganze Prozeß hat im Augenspiegelbilde nichts für Tuberkulose Charakteristisches, und es dürfen auch durchaus nicht sämtliche im jugendlichen Alter ohne andere nachweisbare Ursache auftretenden Netzhautblutungen etwa auf Tuberkulose zurückgeführt werden. Immerhin muß an diese Ursache gedacht werden. Die anatomischen Untersuchungen haben den Zusammenhang einwandfrei ergeben.

C. Tuberkulose des Sehnerven.

Knötchenförmige Tuberkelwucherungen und tuberkulöse Granulationsgeschwülste auf der Sehnervenpapille kommen vor, sind aber sehr selten. Sie können weißliche tumorartige, in den Glaskörper hineinragende knollige Massen bilden (siehe oben auch unter Solitärtuberkulose). Etwas häufiger äußert sich eine tuberkulöse Sehnervenerkrankung ophthalmoskopisch in einer einfachen Neuritis, die sich mit Stauungspapille kombinieren kann und nach ihrem Ablauf in neuritische Sehnervenatrophie übergeht. Anatomisch handelt es sich meist um eine Tuberkulose der Sehnervenscheiden, seltener um eine Entwicklung von Tuberkeln innerhalb der Faserbündel des Nerven. Derartigen Neuritiden kann man ophthalmoskopisch die tuberkulöse Ätiologie in der Regel nicht ansehen. Von allen zur Beobachtung kommenden Fällen von Neuritis dürfte überhaupt kaum in 1% der Fälle Tuberkulose als Ursache in Frage kommen; am häufigsten sieht man sie noch bei der akuten Miliartuberkulose und vor allem bei tuberkulöser Meningitis, die hier direkt auf den Sehnerven übergreift (siehe auch unter Hirntuberkulose).

Diagnostische Bedeutung des Augenhintergrundbildes bei Tuberkulose. Bei der akuten **Miliartuberkulose** sowie bei Verdacht auf Hirntuberkel spielt das Augenhintergrundsbild insofern eine große Rolle, als das Auftreten der charakteristischen frischen Miliartuberkel der Aderhaut die Diagnose im Zweifelsfalle sichert. Nur darf man aus dem Fehlen der Augenhintergrundsveränderungen keine Schlüsse ziehen, da, wie erwähnt, die Aderhauttuberkel oft erst kurz vor dem Tode aufschießen und überhaupt nur in etwa 40% der Fälle vorkommen.

Die **Chorioiditis disseminata chronica** hat insofern diagnostisches Interesse, als die Herde nach Ablauf der Entzündungen zeitlebens bestehen bleiben und damit den Beweis bringen, daß der Betreffende früher an tuberkulöser Infektion gelitten hat. Freilich gelingt es nicht immer, mit Sicherheit aus dem Augenspiegelbilde die tuberkulöse Ätiologie zu erkennen, da die Herde, wie schon betont, sich im Aussehen zuweilen nicht von denen, wie sie durch andere Infektionen bedingt sind, unterscheiden.

Geringere diagnostische Bedeutung kommt in der Praxis wegen ihrer Seltenheit den übrigen tuberkulösen Augenhintergrundsveränderungen zu.

Prognostische Bedeutung. Die ungünstige Prognose der Miliartuberkulose wird durch den Nachweis der Aderhauttuberkel nur noch erhöht. Die Kranken leben selten noch länger als 7 Tage. Man muß die Miliartuberkel der Aderhaut stets als ein Zeichen dafür auffassen, daß der Körper mit der Aussaat der Tuberkeln bereits überschwemmt ist (in gleichem Sinne deuten z. B. auch die metastatischen Aderhautkarzinome auf eine allgemeine Tumoraussaat hin, s. S. 86). Ganz im Gegensatz dazu kommt der tuberkulösen chronischen Chorioiditis disseminata keineswegs eine ungünstige Prognose zu, weder für das Auge, noch für das Leben. Sie kann geradezu als Beispiel dafür angesehen werden, wie harmlos tuberkulöse Prozesse in einem Organismus verlaufen können, der über genügende Abwehrstoffe der Tuberkulose gegenüber verfügt. Denn es ist ja wohl nicht anzunehmen, daß die Aderhaut die einzige Stelle ist, welche von derartigen Herden befallen wird. An anderen Organen werden sie eben meist erst bemerkt, wenn sie zu nachweisbaren Funktionsstörungen führen. Das gleiche gilt von den tuberkulösen Erkrankungen der Netzhautvenen.

Kommt es zu Solitärtuberkeln oder tuberkulösen Geschwulstbildungen im Auge, so ist die Prognose freilich als ernster anzusehen. Ein Teil der Kranken leidet noch an nachweisbarer Tuberkulose anderer Organe und geht nach einigen Jahren daran zugrunde. Aber auch hier sind viele Fälle beobachtet, bei denen der Organismus als Sieger ausging und ein sehr hohes Alter erreichte. Der lokale Prozeß am Auge kann bei derartigen tuberkulösen Geschwulstbildungen ebenfalls in allen Stadien ausheilen und schließlich in Narbengewebe übergehen. Ist das Auge infolge der Ausdehnung des Prozesses für das Sehen verloren, so wird es zweckmäßig frühzeitig entfernt, damit nicht von hier aus eine weitere Verschleppung der Tuberkulose auf dem Blutwege erfolgen kann. Die Entfernung ist ferner auch dann bald geboten, wenn der tuberkulöse Herd auf die Sehnervenpapille übergeht, da hier ein Fortschreiten der tuberkulösen Prozesse innerhalb des Sehnerven oder seiner Scheiden drohen kann. In der Regel beschränken sich erfahrungsgemäß allerdings auch hier die Prozesse auf die Papille selbst.

Lues acquisita.

Die Prädilektion der Gefäßhaut für die Ansiedelung von Krankheitserregern zeigt sich auch bei der Lues. Schon an der Iris treten nicht selten im sekundären Stadium Papeln und im tertiären Stadium gummöse Bildungen auf, die ohne weitere Hilfsmittel wahrnehmbar sind.

Von sämtlichen luetischen Augenerkrankungen fallen etwa 17% auf die Aderhaut und nur 5% auf die weniger gefäßreiche Netzhaut. Sie gehören größtenteils dem späteren sekundären und vor allem dem tertiären Stadium an (s. auch S. 72).

Das ophthalmoskopische Bild ist ein außerordentlich mannigfaltiges. Nicht nur, daß es von der Lokalisation der Hauptveränderungen in der Aderhaut, Netzhaut oder im Sehnerven abhängt, wobei noch Kombinationen möglich sind; das Aussehen ist außerdem sehr verschieden, je nachdem es sich um die frischen akuten Entzündungserscheinungen, um chronisch-rezidivierende Herde oder um die dauernden Folgezustände dieser Erkrankungen handelt. Dazu gesellen sich noch die am Hintergrund selteneren gummösen Geschwulstbildungen.

Es lassen sich folgende Hauptformen unterscheiden:

A. Luetische Netzhauterkrankungen.

1. **Die diffuse Retinitis specifica** kann als eigentlich typische luetische Netzhauterkrankung gelten. Sie äußert sich in einer ziemlich gleichmäßigen weißgrauen Trübung der Netzhaut, die in der Umgebung der Papille am stärksten ist und nach der Peripherie hin allmählich an Stärke abnimmt. Die Papille ist meist etwas gerötet, die Netzhautgefäße hyperämisch, sonst nicht nennenswert verändert. Blutungen der Netzhaut pflegen zu fehlen (vgl. Abb. 22, S. 72). Meist besteht dabei eine leichte Trübung des Glaskörpers, durch welche auch die Netzhautgefäße nicht so scharf sichtbar sind wie sonst. Das Bild hat somit Ähnlichkeit mit dem Aussehen des Augenhintergrundes bei frischem Verschluß der Arteria centralis retinae, unterscheidet sich aber von diesem durch das Fehlen der Blässe der Papille und der Enge der Arterien, auch pflegt die Sehschärfe anfangs meist nur unbeträchtlich herabgesetzt zu sein, keinesfalls tritt wie beim Arterienverschluß vollkommene Erblindung ein. Von einer reinen Neuritis und Stauungspapille ist die Retinitis specifica durch die fehlende Papillenschwellung bzw. Prominenz sowie durch das Fehlen einer stärkeren Erweiterung der Netzhautvenen und von Blutungen zu unterscheiden.

Die Retinitis kommt doppelseitig und einseitig vor und tritt meist in der späteren Periode des Sekundärstadiums der Lues auf. Ihr Verlauf ist ziemlich langwierig. Schließlich bildet sich die Trübung zurück, aber es treten dann meist dauernde Folgezustände ein, die hauptsächlich in zwei Veränderungen gipfeln: erstens in einer Verengerung der Blutsäule der Netzhautarterien mit weißen Einscheidungen (Perivaskulitis), zuweilen sogar mit völliger Umwandlung der Gefäße in weiße Stränge (Endarteriitis obliterans), zweitens in ausgedehntem Schwund des Pigmentepithels und umschriebener Wucherung des Pigmentes ähnlich wie bei der Retinitis pigmentosa (s. auch bei Lues congenita S. 76).

Eine seltenere Abart ist die herdförmige Retinitis specifica, bei der sich die grauweiße Trübung auf einen Teil des Augenhintergrundes beschränkt, oft auf das Versorgungsgebiet eines Gefäßastes, der dann frühzeitig herdförmig oder im ganzen Verlauf weiß eingescheidet ist.

2. **Die hämorrhagische Retinitis syphilitica** ist ungleich seltener wie die erste Form. Hier zeigt sich besonders die Vorliebe der Lokalisation luetischer Entzündungen an den Gefäßen bzw. in deren

Lymphscheiden Es treten nämlich zugleich mit verschieden starker herdförmiger grauer Netzhauttrübung Netzhautblutungen auf, die ziemlich zahlreich sein können und sich oft wieder auf das Versorgungsgebiet eines Gefäßastes beschränken. Gleichzeitig wird meist eine ausgesprochene Gefäßerkrankung sichtbar, die sich in starker weißer Einscheidung des Gefäßes (oft mit ausgedehnter weißer Bindegewebsneubildung, Retinitis proliferans, S. 30) und in Obliteration des Gefäßes (Umwandlung in einen weißen Strang ohne sichtbare Blutsäule) äußert.

Das Bild ähnelt gewissen arteriosklerotischen, diabetischen und nephritischen Netzhauterkrankungen und ist nicht immer von diesen ohne weiteres zu unterscheiden (stets Urin untersuchen!).

B. Luetische Erkrankungen der Aderhaut.

Eine strenge Scheidung im pathologisch-anatomischen Sinne zwischen den luetischen Prozessen der Netzhaut und Aderhaut ist freilich nicht möglich, da die ersteren sowohl sekundär bis auf die inneren Schichten der Aderhaut übergreifen können, als auch besonders die Aderhauterkrankungen fast immer die äußeren Schichten der Netzhaut, welche ja ihre Ernährung von der Chorioidea empfangen, in Mitleidenschaft ziehen. Dagegen kann klinisch im allgemeinen eine Abgrenzung nach dem Sitz der Hauptveränderungen vorgenommen werden.

1. Die akute luetische Chorioiditis entsteht meist durch Übergreifen einer Entzündung der Iris oder des Corpus ciliare auf die Aderhaut. Häufig ist im akuten Stadium der Glaskörper so stark getrübt, daß Einzelheiten am Augenhintergrund nicht wahrgenommen werden können.

2. Später, d. h. nach Ablauf der Entzündung, werden die ausgeheilten chorioiditischen Herde sichtbar. Sie können entweder einzeln am Augenhintergrund lokalisiert sein (gern am hinteren Augenpol), oder zerstreut über den ganzen Fundus das Bild der sog. Chorioiditis disseminata (s. auch S. 35) darbieten. Sie ist die häufigste Form der luetischen Augenhintergrunderkrankungen. Man sieht dann die hellen umschriebenen Herde, die oft einen Durchmesser von mehreren Papillen haben, innerhalb deren die Aderhaut meist so atrophisch ist, daß die weiße Sklera fast ganz hindurchscheint. Umgeben und zum Teil bedeckt sind sie in bekannter Weise von schwarzen gewucherten Pigmentklumpen (s. hierüber auch S. 27). Diese Chorioiditis disseminata, die also keine eigentliche Entzündung mehr, sondern nur deren Folgeerscheinungen darstellt, unterscheidet sich zuweilen nicht von den Aderhautherden, wie sie durch andere Infektionen, besonders durch die Tuberkulose bedingt werden. Man kann ihnen in diesem Falle also ihre luetische Natur nicht ohne weiteres ansehen. Oft ist das aber wenigstens mit einer gewissen Wahrscheinlichkeit möglich. Man sieht dann innerhalb der Herde die großen Aderhautgefäße sklerosiert als ein Netzwerk von weißen Strängen verlaufen. Eine große Anzahl derartiger obliterierter Gefäße spricht immer mehr für eine luetische und gegen eine tuberkulöse Natur des Prozesses. Das Bild

kann dann in die unter 3 genannte Form übergehen und damit auch der Arteriosklerose ähneln. Die Anordnung und Ausdehnung der schwarzen Pigmentherde ist für die Beurteilung, wie fast immer bei Aderhautprozessen, bedeutungslos.

Die Chorioiditis luetica kann rezidivieren, so daß neben den abgelaufenen Herden auch frische auftreten, welche sich durch ihr kollaterales Netzhautödem bemerkbar machen, d. h. es treten am Augenhintergrund die mehrfach beschriebenen milchig-verwaschenen grauen Herdtrübungen auf.

3. Die Folgeerscheinung der luetischen Gefäßerkrankung der Aderhaut kann sich wie bei der Arteriosklerose und der Lues congenita in einer ausgedehnten Sklerosierung der Aderhautgefäße äußern. Infolgedessen tritt ein Schwund der Choriokapillaris und des Pigmentepithels der Netzhaut auf mit sekundärer fleckförmiger Pigmentierung der Netzhaut: die sekundäre Retinitis pigmentosa (S. 27). Sie kann durchaus der kongenital-luetischen Retinitis pigmentosa und auch den nichtluetischen Formen gleichen. In schweren Fällen können alle Aderhautgefäße in weiße Stränge verwandelt sein.

4. Außer den bisher beschriebenen Formen, welche meist dem späteren Sekundärstadium angehören, kommen auch, wenn schon erheblich seltener, gummöse Geschwulstbildungen der Aderhaut und Netzhaut vor: ausgedehnte flach in den Glaskörper hineinragende gelblichweiße Herde von einem Durchmesser von vielen Papillen, in deren nächster Umgebung die Netzhaut milchig (ödematös) getrübt ist. Hierdurch und durch die meist vorhandenen entzündlichen Glaskörpertrübungen sowie Netzhautblutungen unterscheiden sich die Gummata von den malignen Tumoren, mit denen sie (wenigstens mit den Leukosarkomen und metastatischen Karzinomen) sonst Ähnlichkeit haben. Daher kann man oft aus dem Spiegelbilde allein die Diagnose auf ein Gumma mit großer Wahrscheinlichkeit stellen. Auf spezifische Behandlung gehen die gummösen Neubildungen oft ebenso schnell zurück, wie an anderen Stellen des Körpers und brauchen nur unbedeutende Narben zu hinterlassen.

C. Luetische Erkrankungen des Sehnerven.

Sehnervenentzündung ist bei der Lues nicht selten und kann einseitig oder doppelseitig mit oder ohne Beteiligung des übrigen Augenhintergrundes auftreten.

Sitzt der Entzündungsherd in der Nähe der Papille, so tritt das Bild der akuten Neuritis (Papillitis) (S. 43), das sich bis zur Stauungspapille steigern kann, auf. Diese luetische Neuritis geht oft mit starkem Netzhautödem (bzw. Retinitis) einher (Abb. 72). Liegt der Herd, wie es seltener der Fall ist, weiter zurück im orbitalen oder gar intrakraniellen Teil des Sehnerven, so verursacht er die charakteristischen Symptome der retrobulbären Neuritis. Beide Male ist in leichteren Fällen der Ausgang vollkommene Wiederherstellung des normalen Papillenbildes, in der Regel aber kommt es zur neuritischen Atrophie (weiße Verfärbung der Papille ohne oder mit unscharfer Begrenzung und Einscheidung und Verengung der Netzhautgefäße).

Besonders charakteristisch für Lues ist diese Sehnervenentzündung nicht. Sie findet sich in ähnlicher Weise bei verschiedenen Infektionen, bei der Nephritis, die retrobulbäre Neuritis auch bei multipler Sklerose und bei Erkrankungen der Nasennebenhöhlen. Verdacht auf Lues besteht immer, wenn sich um die neuritische Papille ein ausgedehntes Netzhautödem ohne Blutungen und Degenerationsherde erstreckt. Es sei hier auch auf das S. 141 unter Hirnlues Mitgeteilte verwiesen. Über die Funktionsstörungen bei Neuritis ist S. 43 gesprochen worden.

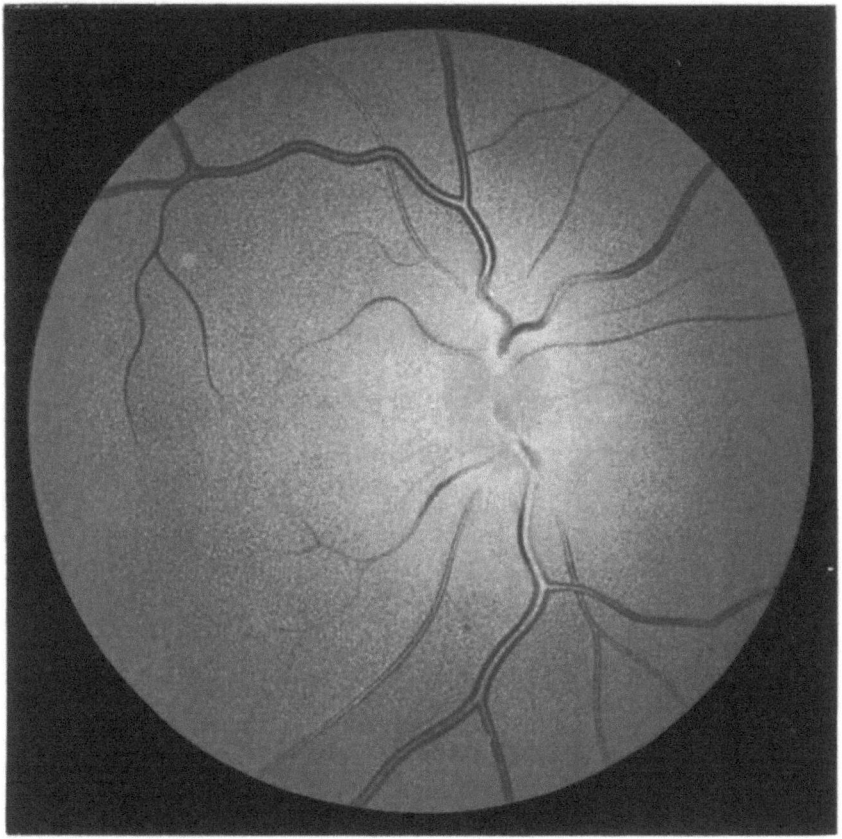

Abb. 22. Luetische Neuritis mit starker Beteiligung der Netzhaut (an der ödematösen Trübung erkennbar). (Nach Oeller.)

Die Wassermannsche Reaktion pflegt bei frischen entzündlichen luetischen Augenhintergrundsveränderungen fast immer positiv zu sein. Ein negativer Ausfall spricht hier im Zweifelsfalle gegen eine luetische Ätiologie. Bei abgelaufenen Prozessen beweist natürlich ein negativer Ausfall der Reaktion nichts.

Diagnostische Bedeutung. Im frühsekundären Stadium der Lues sucht man im Augenhintergrund meist noch vergeblich nach Veränderungen; nur die Retinitis und die Neuritis kommen hier gelegentlich vor. Erst nach Ablauf des Exanthems von der späteren Periode des Sekundärstadiums an pflegen die verschiedenen luetischen Augenveränderungen aufzutreten.

Diejenigen Formen, bei welchen schon aus dem Augenspiegelbilde bei einiger Erfahrung die Diagnose auf Lues mit großer Wahrscheinlichkeit gestellt werden kann, sind die diffuse Retinitis specifica, die akute Chorioiditis, die seltenere gummöse Geschwulstbildung, die Chorioiditis disseminata, sofern sie von ausgedehnter Sklerosierung der sichtbaren großen Aderhautgefäße innerhalb der Herde begleitet ist, sowie eine Neuritis mit starkem Netzhautödem, aber ohne Blutungen und Degenerationsherde. Außerdem sprechen ausgedehnte Sklerosen der Aderhaut- oder Netzhautgefäße dann für luetische Prozesse, wenn das Alter des Patienten und die Allgemeinuntersuchung (Blutdruck!) das Vorliegen von Arteriosklerose, Diabetes oder Nephritis auszuschließen gestattet.

Zuweilen aber, wie bei manchen Fällen von disseminierten chorioiditischen Herden ohne besondere Charakteristika und bei der Retinitis pigmentosa, ist eine Entscheidung, ob es sich um Lues handelt oder nicht, mit dem Augenspiegel allein nicht zu treffen.

Einige der kongenital-luetischen Formen der Augenhintergrundsveränderungen können zwar denjenigen bei akquirierter Lues zuweilen gleichen: Hierher gehören die Retinitis pigmentosa und sämtliche Gefäßsklerosen der Aderhaut und Netzhaut. In vieler Hinsicht kommen aber, wie wir sehen werden, gerade den kongenital-luetischen Augenhintergrundsveränderungen Eigentümlichkeiten zu, die sie ohne weiteres leicht kenntlich machen.

In **prognostischer Hinsicht** bieten die syphilitischen Erkrankungen des Augenhintergrundes keine Besonderheiten. Daß das Sehvermögen des Auges sowohl bei den Aderhaut-, wie Sehnerv- und Netzhautentzündungen schwer geschädigt werden kann, wenn die perzipierenden Elemente der Netzhaut oder deren Nervenfasern, soweit sie die Stelle des schärfsten Sehens, die Macula lutea versorgen, betroffen sind, braucht kaum erwähnt zu werden.

Durch die spezifische Behandlung der Lues wird, seitdem die Ära des Atoxyls und der verwandten Präparate vorüber ist (S. 178), eine Schädigung des Sehnerven nicht bedingt. Insbesondere sind vom Salvarsan im allgemeinen keine Intoxikationserscheinungen zu erwarten. Im Anschluß an diese Therapie auftretende Neuritiden des Sehnerven müssen wohl fast immer als luetische Erkrankungen aufgefaßt werden. Derartige „Neurorezidive" können schon bald nach dem Ausbruch des Exanthems zu Neuritis, ja sogar zu Stauungspapille führen (s. auch unter Hirnlues). Zuweilen wird während der Salvarsan- oder Neosalvarsantherapie im spätsekundären und tertiären Stadium das Auftreten kleiner Netzhautblutungen beobachtet, die zwar wieder resorbiert werden, aber Sehstörungen hinterlassen können, wenn sie in der Gegend der Fovea centralis der Netzhaut sitzen.

Lues congenita.

Das **Augenhintergrundsbild** ist bei der kongenitalen Lues von demjenigen bei der erworbenen Lues merkwürdigerweise sehr weitgehend verschieden. Eine weitere Eigentümlichkeit besteht darin, daß die verschiedenen Formen trotz ihrer Mannigfaltigkeit untereinander auffallend wenig Übergänge bilden. Dadurch ist es verhältnismäßig leicht, eine Einteilung in eine Reihe charakteristischer Typen vorzunehmen, die im folgenden entsprechend ihrer Häufigkeit und Bedeutung der Reihe nach kurz besprochen werden sollen.

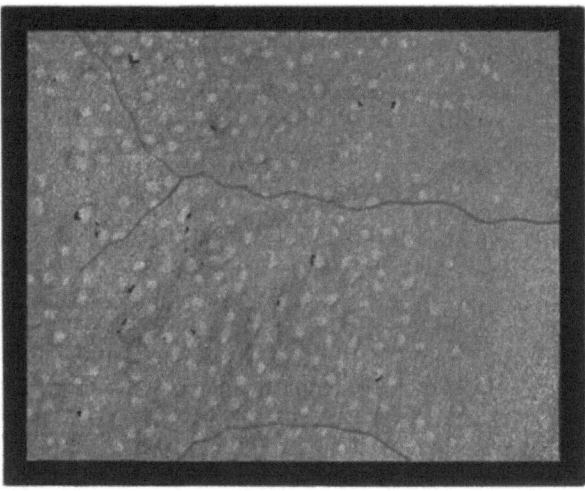

Abb. 23. Kongenital-luetische Veränderungen der Aderhaut in der Peripherie des Hintergrundes (feinfleckige Form). Runde helle Herdchen, teilweise mit Pigment besetzt. (Vergrößerung des aufrechten Bildes: Um sich von der Kleinheit der Herde eine Vorstellung zu machen, muß man sich die Papille in gleicher Größe denken, wie z. B. Abb. 12 S. 37.)

Von ihnen betreffen die ersten drei Typen ausschließlich primäre Veränderungen der Aderhaut, während bei den letzten vorwiegend die Netzhaut beteiligt ist.

Alle diese Aderhautveränderungen lokalisieren sich vorzugsweise in der äußersten Peripherie. Daher soll bei Verdacht auf kongenital-luetischen Veränderungen immer bei möglichst starker Pupillenerweiterung untersucht werden. Je schwerer und ausgedehnter die Veränderungen, desto näher rücken sie von der Peripherie her nach dem hinteren Augenpol vor, diesen — die Gegend der Macula lutea — am längsten freilassend. In einem kleinen Teil der Fälle nur beschränken sich die Veränderungen umgekehrt auf den hinteren Augenpol.

1. Type („feinfleckige Form"). In der Peripherie treten zahlreiche kleine runde, gelblichgraue, meist ziemlich scharf begrenzte

Fleckchen auf von etwa $^1/_8$—$^1/_{16}$ Papillendurchmesser, zuweilen auch etwas größer: entzündliche Infiltrationen der Choriokapillaris, die bis in die äußeren Netzhautschichten reichen können. Sie bleiben in Größe und Farbe für das ganze Leben fast unverändert bestehen, nur daß häufig (aber durchaus nicht immer) nach Ablauf der entzündlichen Veränderungen feine Verschiebungen des Pigmentes aus dem Retinalpigment hinzukommen, ganz wie wir es bei allen Aderhautentzündungen kennen. Sind sie vorhanden, so geben sie dem Hintergrund ein eigentümliches, fein schwarz getüpfeltes Aussehen (sog. ,,Schnupf-

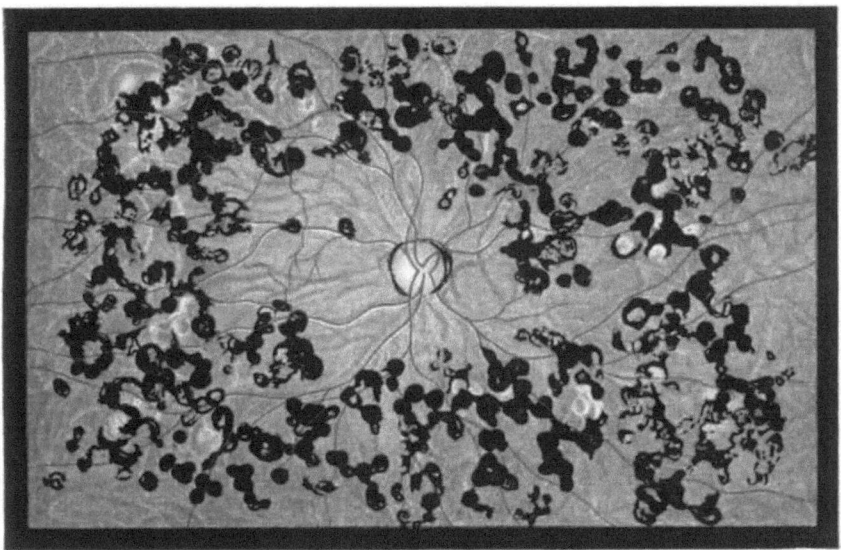

Abb. 24. Typische kongenitalluetische Aderhauterkrankung, 2. Type: Etwa $^1/_2$ papillengroße runde Herde, meist stark pigmentiert (die äußerste Peripherie ist hier nahezu frei). Die Netzhaut außerdem bleigrau verfärbt (s. S. 42), die Netzhautgefäße eng. (Nach Sidler, Beiträge z. Augenheilk. VI. Heft 51—60.) Es ist zu beachten, daß der Maßstab wesentlich kleiner ist, als die Abb. z. B. Nr. 23; die Kleinheit der Papille dient als Anhaltspunkt für die Größe der Herde.

tabakshintergrund"). Diese Veränderungen finden sich fast immer doppelseitig und machen wegen ihrer peripheren Lage kaum je nennenswerte Funktionsstörungen (vgl. Abb. 23).

Sowie die schwarze Tüpfelung die hellen Herdchen begleitet, sind sie sicher pathologisch. Ist die helle Sprenkelung allein vorhanden, muß man bei nicht ausgesprochenen Fällen vorsichtig in der Beurteilung sein, da auch normalerweise ein nicht stark pigmentierter Augenhintergrund in der Peripherie hell gekörnt aussehen kann. (Die Wassermannsche Reaktion gibt im Zweifelsfalle keinen Aufschluß! s. u.).

2. Type (,,grobfleckige Form"). In gleicher Weise treten in der Peripherie des Hintergrundes größere (etwa $^1/_2$—1 Papillendurchmesser)

runde gelbrötliche bis weißgelbliche Herde auf. Ihre Größe und Form ist auffallend regelmäßig. Oft stehen sie so dicht, daß sie zahlreich konfluieren und erst gegen die Grenze zum gesunden Hintergrund hin mehr vereinzelt auftreten. In frischen Fällen sind sie wieder unpigmentiert und bestehen wie bei der ersten Form aus Zellinfiltrationen, die vorwiegend von der Choriokapillaris und von der Umgebung der kleineren Aderhautgefäße ihren Ausgang nehmen. Auch hier bekommt man sie meist erst nach Ablauf der Entzündung zu Gesicht, und hier sind sie häufig wieder von gewuchertem und gewandertem Netzhautpigment umgeben, so daß sie entweder schwarz umsäumt oder auch oft ganz schwarz pigmentiert sind. Dann kann der Hintergrund so aussehen, als ob man mit dem in schwarze Farbe getauchten verkehrten Ende eines Bleistiftes einen Tupfen neben den anderen, alle annähernd gleich groß, gesetzt hätte (Abb. 24). In dieser Form bleiben die Veränderungen dauernd bestehen.

Auch hier ist das Auftreten meist doppelseitig, dabei aber oft nur in einem Teil der Peripherie des Augenhintergrundes und dann zuweilen auf beiden Augen in auffallender Weise symmetrisch. Funktionsstörungen, in erster Linie periphere Gesichtsfeldeinengung, sind nur in den schweren Fällen vorhanden, bei denen die Herde sich weiter zentralwärts ausgedehnt haben.

3. Type (Gefäßsklerose der Aderhaut). Wesentlich seltener sieht man bei der kongenitalen Lues einen viel schwereren Prozeß, nämlich die sichtbaren großen Gefäße der Aderhaut in sklerotische gelblichweiße Stränge verwandelt, welche sich von den dazwischen liegenden Inseln des Stromapigmentes der Aderhaut sehr auffällig abheben. Das Bild gleicht fast völlig demjenigen, wie wir es bei schwerer Arteriosklerose der Aderhaut finden (Abb. S. 103). Die Choriokapillaris und das Pigmentepithel der Netzhaut — damit natürlich auch die Neuroepithelschicht der Netzhaut — sind infolge der ungenügenden Blutzufuhr geschwunden und einzelne schwarze unregelmäßige Pigmentflecken, die über den Augenhintergrund verstreut sichtbar sind, bilden die Reste des Pigmentepithels, die in die Netzhaut oder auch in die atrophische Aderhaut eingewandert sind. Der ursprüngliche entzündliche Prozeß ist in diesem Stadium abgelaufen. Die Netzhautfunktionen sind in den erkrankten Teilen so gut wie vollkommen erloschen. Die Netzhautgefäße selbst können dabei noch ein durchaus normales Aussehen haben.

4. Type. Hier ist die Erkrankung auf die Netzhaut und die Papille beschränkt. Die Aderhaut kann dabei gänzlich unbeteiligt sein, doch können die vorher beschriebenen Formen, besonders gern die Type 1, sich auch mit ihr kombinieren. Diese 4. Form ist seltener als die Erkrankung der Aderhaut. Fast ausnahmslos bekommt man auch hier nur den abgelaufenen Prozeß, d. h. die Folgen früherer entzündlicher Veränderungen zu sehen. Die Netzhautgefäße zeigen eine sehr dünne, oft kaum sichtbare Blutsäule. Sie können z. T. weiß eingescheidet sein (Perivaskulitis), besonders in der Umgebung der Papille, zum Teil sind sie auch gänzlich in weiße Stränge ohne sichtbare Blutsäule (Endarteriitis obliterans) verwandelt; auch hier kann also das Bild

demjenigen bei schwerer Arteriosklerose ähneln. Die Papille ist atrophisch verfärbt und hat häufig unscharfe Grenzen, entspricht also dem Bilde der **neuritischen** oder auch der **retinitischen Atrophie**, kombiniert mit **Gefäßsklerose** (s. Abb. 25). Wahrscheinlich ist dieser Zustand die Folge einer im Säuglingsalter ablaufenden **Neuroretinitis**. Bei luetischen Säuglingen findet man nämlich ziemlich häufig (die statistischen Angaben schwanken von 40 bis sogar gegen 80%) eine Neuritis N. optici mit einer Trübung der Ränder der Papille, die sich bis in die Netzhaut hinein erstrecken kann. Blutungen der Netzhaut kommen ebenfalls vor, sind aber nicht sehr charakteristisch, da sie bekanntlich bei Neugeborenen überhaupt nicht allzu selten sind. In

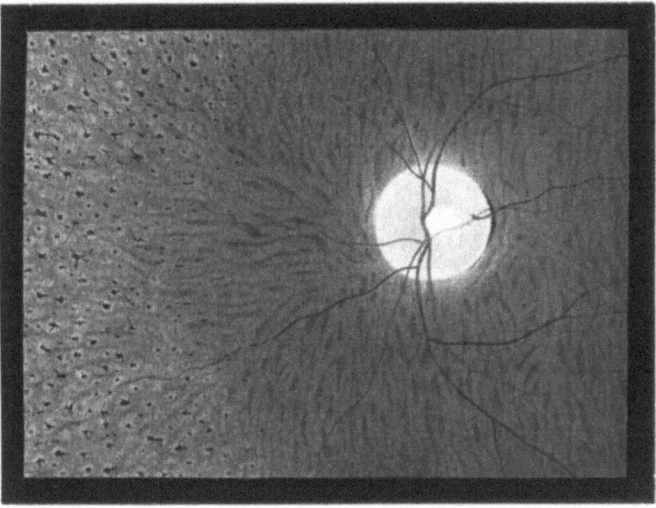

Abb. 25. **Typische kongenitalluetische Aderhautveränderung.** Feinfleckige pigmentierte Form. Gleichzeitig **retinitische Sehnervenatrophie** (vgl. S. 39) mit **Sklerose der Netzhautgefäße**.

vielen Fällen scheint diese Neuroretinitis spurlos zurückzugehen. Daß man die oben erwähnten Folgen im späteren Leben so verhältnismäßig selten sieht, beruht aber wohl nicht allein auf dieser relativ günstigen Prognose, sondern hat seinen Grund auch darin, daß von den erkrankten luetischen Säuglingen etwa 40% bereits im ersten Lebensjahre sterben.

Die Erkrankung ist fast immer doppelseitig, das Sehvermögen infolge der Sehnervenatrophie und der mangelhaften Gefäßversorgung häufig beträchtlich herabgesetzt. Eine erst im späteren Kindesalter auftretende Neuritis N. optici auf kongenital-luetischer Basis ist zwar beobachtet, aber sehr selten.

5. Type (**Retinitis pigmentosa**). Das Bild gleicht im wesentlichen der Retinitis pigmentosa, wie man sie auch ohne Lues als Degenerationserscheinung, z. B. bei Verwandtenehen findet (vgl. S. 26 und Abb. 25): über die Netzhaut verstreut sind zahlreiche verzweigte „knochenkörper-

artige" Pigmentfleckchen sichtbar, die an Dichtigkeit und Größe nach der Peripherie hin zunehmen und oft zu schwarzen Einscheidungen entlang der Netzhautgefäße führen. Die Netzhaut ist dabei häufig eigentümlich bleigrau, die Papille schmutzig gelbgrau verfärbt, die Netzhautgefäße eng. Die Aderhautgefäße sind zuweilen in gelbliche sklerotische Stränge verwandelt, in anderen Fällen ist die Aderhaut auch ohne sichtbare gröbere Veränderungen. In allen diesen Punkten unterscheidet sich die kongenitalluetische Retinitis pigmentosa nicht von der nichtluetischen Form. Für Lues congenita spricht aber stets, wenn die Papille ausgesprochen atrophisch, d. h. weiß verfärbt ist (Kombination mit Form 4) oder wenn in der Peripherie umschriebene atrophische Aderhautherde vorhanden sind, d. h. gelblichweiße Stellen, bei denen die Sklera hindurchscheint, und welche von schwarzem gewuchertem Netzhautpigment umgeben oder teilweise bedeckt sein können (Kombination mit Form 1 und 2). Die kongenitalluetische Retinitis pigmentosa kann, ebenso wie die nichtluetische Form sowohl doppelseitig als auch einseitig vorkommen. Wahrscheinlich handelt es sich bei ihr wohl nicht um eine spezifisch luetische Veränderung, sondern es kommen in erster Linie besondere noch unbekannte Degenerationen in Frage, wie sie auch bei der Konsanguinität eine Rolle spielen. Damit würde auch übereinstimmen, daß der Prozeß nicht immer stationär ist, sondern oft langsam fortschreitet.

Bei der 6. Type tritt am Augenhintergrund eine ausgedehnte Neubildung von Bindegewebe auf, sowohl zwischen Aderhaut und Netzhaut, als auch auf der Innenfläche der Netzhaut, die dann zu ausgedehnter Netzhautablösung führt. Infolgedessen erscheint schon bei Tageslicht hinter der Linse im Glaskörper ein gelblichgrauer Reflex, ähnlich wie er dem Gliom der Netzhaut charakteristisch ist. Man kann diese Form daher auch als Pseudogliom bezeichnen. Auch die Tuberkulose kann das gleiche klinische Bild darbieten.

Diese Form der kongenitalen Lues des Augenhintergrundes ist außerordentlich selten und tritt gegenüber den anderen 5 Typen an Bedeutung weit zurück. Sie hat keine besondere diagnostische Bedeutung und sei hier nur der Vollständigkeit wegen erwähnt.

Pathologische Anatomie und Pathogenese. Wie schon bei einzelnen Formen angedeutet wurde, sind die meisten der im späteren Leben sichtbaren Veränderungen die Folgen früherer Entzündungen, die sich als Zellinfiltrationen um die Kapillaren und die Gefäße herum äußern. In den leichteren Formen von Chorioiditis (Type 1) beschränkt sich der entzündliche Prozeß meist auf die Choriokapillaris, bei den schweren ergreift er die ganze Aderhaut. Bei Type 4 finden sich die gleichen Veränderungen in der Netzhaut und um die Netzhautgefäße. Die endarteriitischen Wucherungen in den Gefäßen sind oft erst sekundärer Natur. Die Verödung der Choriokapillaris durch die Entzündungsherde selbst bedingt und auch als Folge der Sklerose der Gefäße, führt dann zum Schwund des Pigmentepithels der Netzhaut, wobei das Pigment sowohl rückwärts in die Aderhaut als auch vorwärts in die Netzhaut einwandern kann und dadurch die schwarzen Pigmentflecke hervorruft. Der frische Prozeß in der Aderhaut und Netzhaut ähnelt durchaus den Veränderungen, welche die kongenitale Lues an den Hirnhäuten hervorruft. Spirochäten konnten in abgestorbenen Früchten in der Aderhaut und ihren Gefäßen in großer Zahl nachgewiesen werden, ganz wie es ja auch in anderen Organen der Fall ist. Ihre Massenhaftigkeit spricht aber dafür, daß es sich hierbei um eine postmortale Vermehrung handelt.

Auftreten der Veränderungen und Verlauf. Ein großer Teil der Aderhautentzündungen spielt sich wahrscheinlich schon intrauterin ab, die übrigen ebensowie die Neuroretinitis meist im Säuglingsalter. Das Entstehen der Type 1 wurde noch zwischen 6. und 15. Lebensmonat beobachtet. Im späteren Kindesalter wurde das Entstehen von Aderhautherden vom Aussehen der Type 2 gleichzeitig mit dem Auftreten der bekannten Keratitis parenchymatosa festgestellt. Einen progressiven Charakter hat eigentlich nur Type 5, d. h. die Retinitis pigmentosa, die, wie schon erwähnt, in ihrer reinen Form wahrscheinlich gar nicht als direkte Folge der Lues aufzufassen ist. Die übrigen Formen sind, wenn sie im späteren Kindesalter zur Beobachtung kommen, im allgemeinen als stationär anzusehen.

Die Wassermannsche Reaktion pflegt in der Mehrzahl der Fälle ($^5/_8$—$^2/_3$) negativ zu sein, ein weiteres Zeichen, daß es sich in der Regel zur Zeit der Untersuchung bereits um abgelaufene Prozesse handelt. Bei diesem negativen Ausfall muß natürlich der Augenhintergrund für die Diagnose der kongenitalen Lues oft von entscheidender Bedeutung sein.

Die Übertragung auf die dritte Generation ist mit größter Wahrscheinlichkeit bisher nur in einem Falle beobachtet, bei welchem das Kind einer kongenitalluetischen Mutter und eines sicher luesfreien Vaters in der Aderhaut die kleinen bekannten Herdchen aufwies. Theoretisch steht ja bekanntlich der Annahme einer Übertragung auch auf die nachfolgende Generation nichts im Wege.

Mit anderen kongenital-luetischen Veränderungen kann der Grad der Augenhintergrundsveränderungen bis zu einem gewissen Grade parallel gehen. So beobachtete ich eine Familie von 7 Kindern, von denen 4 geringfügige Augenhintergrundsveränderungen vom Aussehen der Type 1, die anderen 3 die schwere Type 3 darboten. Die letzteren waren sämtlich im Wachstum zurückgeblieben, wiesen die eigentümliche luetische Form des Gesichtsschädels auf und hatten Albuminurie, während sich bei den übrigen sonst keinerlei krankhafte Veränderungen nachweisen ließen.

Die diagnostische Bedeutung der Augenhintergrundsveränderungen ist bei der kongenitalen Lues eine besonders große:

1. Kann das Aussehen der Herde hier geradezu charakteristisch sein, so daß oft allein aus dem ophthalmoskopischen Bilde mit größter Wahrscheinlichkeit die Diagnose auf Lues congenita zu stellen ist. Das ist dann der Fall, wenn die klein- und großfleckige Form vorliegt (Type 1 und 2). Die Typen 3—5 kommen in ähnlicher Form auch bei der Lues acquisita und selbst bei der Arteriosklerose vor (die Retinitis pigmentosa auch als Degenerationserscheinung ohne Lues, s. o.), doch wird man im jugendlichen Alter diese beiden Ursachen fast immer ausschließen und daher in der Regel im Kindesalter jede schwere Gefäßsklerose an

Netzhaut und Aderhaut auf Lues congenita zurückführen können.

2. Diese Veränderungen bleiben, da zur Zeit der Untersuchung fast immer der entzündliche meist im Säuglingsalter aufgetretene Prozeß abgelaufen ist, unverändert bestehen und gestatten daher stets, auch bei negativem Wassermann, mit großer Wahrscheinlichkeit die Diagnose auf Lues congenita zu stellen.

Prognostisch spielen die Hintergrundsveränderungen eine geringe Rolle. Bei frischer Neuroretinitis im Säuglingsalter ist die Aussicht auf die Erhaltung des Lebens, wie ja überhaupt bei luetischen Säuglingen, nicht sehr günstig (Mortalität im ersten Lebensjahre etwa 40%). Im späteren Alter ist in dem Vorhandensein eines kongenitalluetischen Hintergrundes keine besondere Gefährdung zu erblicken.

Schwerere Veränderungen besonders an den Aderhautgefäßen (Type 3) gehen gern auch mit Erkrankungen anderer Organe einher. Besonders empfiehlt sich hier regelmäßig eine Untersuchung auf Albuminurie.

Erkrankungen der Atmungsorgane.

Die schnelle und hochgradige venöse Stauung, wie sie bei stark gesteigertem Exspirationsdruck eintritt, kann zuweilen zu Netzhautblutungen führen. In erster Linie kommen hier der Keuchhusten in Betracht, auch starke Hustenstöße bei Bronchitis und zwar nicht nur bei Kindern, sondern auch bei Erwachsenen können diese Folge haben. Ferner liegen vereinzelte Beobachtungen bei starker Anstrengung bei Blasinstrumenten, bei übermäßigem Würgen, Erbrechen, bei starkem Pressen infolge Stuhlverstopfung vor.

Stets aber bilden hier die Retinalblutungen ein seltenes Vorkommnis, ganz im Gegensatz zu den häufigen Blutaustritten in das lockere Gewebe unter der Bindehaut und der Haut (besonders der Lidhaut). Es ist der auf den Netzhautgefäßen bestehende intraokulare Druck, welcher diese weitgehend vor Zerreißungen schützt.

Selbst bei Thoraxkompressionen, welche zu ausgedehnten Haut- und Schleimhautblutungen führen, bleibt die Netzhaut aus diesem Grunde meist frei. Man kann höchstens in 10% der Fälle hier auf vereinzelte Blutungen im Augenhintergrund stoßen.

Ebenso selten kommt es in derartigen Fällen zu Erblindungen, meist bei zunächst normalen ophthalmoskopischen Befunden. Allmählich stellt sich dann ein mehr oder weniger großer Teil des Sehvermögens wieder her, während die Sehnervenpapille sich mehr und mehr atrophisch verfärbt. Wahrscheinlich handelt es sich, wenigstens in einem Teil der Fälle, hierbei um Blutungen in die Sehnervenscheiden.

Die bei der Pneumonie vorkommenden Augenhintergrundsveränderungen sind bei den Infektionskrankheiten mitbesprochen worden (s. S. 55).

Karzinome der Lungen können in seltenen Fällen Metastasen in der Aderhaut hervorrufen. Das ophthalmoskopische Aussehen dieser metastatischen Aderhautkarzinome unterscheidet sich in nichts von denen, wie sie — viel häufiger — bei Mammakarzinomen (s. S. 86) beobachtet werden. Die Prognose ist von dem Moment des Auftretens an absolut schlecht, denn die Aderhauterkrankung ist ein Beweis dafür, daß eine allgemeine Aussaat von Geschwulstzellen im Körper stattgefunden hat.

Krankheiten der Verdauungsorgane.

Die Erkrankungen des Magen-Darmkanals führen im allgemeinen nicht zu Augenhintergrundsveränderungen. Freilich können starke Blutungen bei Magengeschwür Erblindungen mit dem S. 120 beschriebenen charakteristischen Hintergrunde bedingen, aber dieser Befund unterscheidet sich in nichts von dem, wie er auch bei anderweitigen starken Blutverlusten vorkommt. Magenkarzinome können ganz ausnahmsweise zu Metastasen in der Aderhaut führen. Hinsichtlich Aussehen und Bedeutung darf auf das S. 86 unter Mammakarzinom — die häufigste Ursache metastatischer Aderhautkarzinome — Gesagte hingewiesen werden.

Die Parasiten des Darmes können auf dem Wege der schweren sekundären Anämien zu Netzhautblutungen führen (s. hierüber S. 116). Es kommen vor allem Anchylostomum duodenale und Botriozephalus in Betracht.

Der Cysticercus cellulosae, die Finne von Taenia solium, wird auch am Augenhintergrund beobachtet. Bekanntlich gelangen die Eier des Bandwurms von außen her in den Magen, ihre Hülle wird dort aufgelöst, die freiwerdenden Embryonen durchbohren die Darmwandungen und gelangen in das Gefäßsystem. Auf diese Weise können sie sich auch im Auge, besonders in der Aderhaut festsetzen. Hier verliert der Cysticercus seinen Hakenkranz und wandelt sich zu einer Blase um, welche dann mit dem Augenspiegel als graugelbliche trübe, runde Hervorwölbung an oder unter der Netzhaut deutlich sichtbar ist. Die Umgebung und der Glaskörper sind meist leicht getrübt. Das Ganze macht den Eindruck einer umschriebenen Netzhautablösung oder auch eines Tumors. Die Diagnose läßt sich mit Sicherheit auch immer nur dann stellen, wenn man in der Blase den Bandwurmkopf mit seinen charakteristischen Saugnäpfen direkt wahrnehmen kann. Zuweilen sieht man sogar seine Bewegungen und Hervorstülpungen. Im Zweifelsfalle müssen die verdächtigen Fälle wiederholt hierauf untersucht werden. Es kann übrigens versucht werden, den Parasiten aus dem Auge zu entfernen, eine Operation, die schon einige Male mit Erfolg ausgeführt worden ist.

Die Bandwurmfinne ist zwar der häufigste, aber durchaus nicht der einzige Parasit, dessen Verschleppung in die Gefäße des Augenhintergrundes vorkommt. Auch Echinokokkus und Filaria konnte, wenn auch sehr selten, hier beobachtet, ja sogar operativ entfernt werden. Selbst Dipterenlarven (Hypoderma bovis) sind in das Gefäßnetz der Aderhaut gelangt und haben sich hier unter Abszeßbildung im Innern des Auges zu über 1 cm langen Parasiten entwickelt, in der gleichen Weise, wie es unter der Rückenhaut des Rindes zu geschehen pflegt. Freilich handelt es sich in diesen Fällen um äußerst seltene Vorkommnisse, die hier nur des Interesses, nicht der praktischen Bedeutung wegen erwähnt werden.

Die Frage, inwieweit Zersetzungsprozesse im Magendarmkanal durch Autointoxikation eine Neuritis des Sehnerven bedingen können, ist noch nicht entschieden. Man wird gut tun, einer derartigen Erklärung eines Sehnervenleidens immer recht skeptisch gegenüber zu stehen und zunächst an andere Ursachen zu denken.

Erkrankungen der Leber.

Die Erkrankung der Leber führt sehr häufig zu Funktionsstörungen des Auges und gelegentlich auch zu Netzhautblutungen.

Die Art der Lebererkrankung spielt hier keine entscheidende Rolle. Die Veränderungen kommen sowohl beim einfachen katarrhalischen Ikterus, bei der Leberzirrhose, Abszessen, bei der akuten Leberatrophie, der Phosphorvergiftung [1]) usw. in gleicher Weise vor, meist dann, wenn ein stärkerer Ikterus vorhanden ist. Eine regelmäßige Begleiterscheinung bilden sie nicht.

Die charakteristische Funktionsstörung der Augen ist die Hemeralopie oder Nachtblindheit, die Störung der feinst ausgebildeten Funktion des Sehorganes, seiner Anpassungsfähigkeit an die Dunkelheit. Sie erreicht oft sehr hohe Grade und kann die Patienten schon bei mäßiger Dämmerung geradezu hilflos machen. Ganz im Gegensatz zu dieser schweren Beeinträchtigung der Sehfunktion ist der Augenhintergrund auch in den schweren Fällen fast stets normal. Oft ist dafür aber eine charakteristische Veränderung an der Bindehaut sichtbar, die Xerosis epithelialis: zu beiden Seiten der Hornhaut tritt ein kleiner dreieckiger weißer Fleck auf, dessen fettige Oberfläche keine Feuchtigkeit mehr annimmt, sondern wie mit angetrocknetem Schaum bedeckt aussieht. Da sie keine Beschwerden verursacht, kann sie leicht übersehen werden, doch ist sie ein sehr wichtiges Symptom, da sie das einzige objektive Zeichen der Hemeralopie bildet.

Hieraus geht schon hervor, daß die Hemeralopie als Teilerscheinung einer allgemeinen Stoffwechselstörung aufgefaßt werden muß, die durch die Störung der Leberfunktion hervorgerufen wird. Vielleicht spielen hier die Gallensäuren eine gewisse Rolle, wenigstens stellen sie das Lösungsmittel für den Sehpurpur dar, welcher für den Stoffwechsel des Neuroepithels der Netzhaut von Bedeutung sein dürfte. Die näheren Beziehungen sind noch immer ungeklärt. Daß sie sehr enge sind, zeigt einmal das Auftreten der Xerosis epithelialis zusammen mit Keratomalacie bei den schweren Magendarmkatarrhen der Kinder. Hier handelt es sich wahrscheinlich nur um einen besonders hohen Grad der gleichen Ernährungsstörung, wobei die Hemeralopie natürlich nicht wie bei Erwachsenen nachweisbar ist. Ferner ist umgekehrt schon seit dem Altertum bei akuter Nachtblindheit ein reichlicher Genuß von Leber als ein bewährtes Heilmittel bekannt.

Eine prognostische Bedeutung kommt der Hemeralopie bei Leberleiden keineswegs zu. Inwieweit sie verschwindet, hängt vornehmlich von der Art des Krankheitsprozesses in der Leber ab.

---

[1]) Die Weilsche Krankheit wurde schon erwähnt (S. 59).

Zuweilen wird bei Ikterus auch über Gelbsehen geklagt. Hierbei ist der Augenhintergrund ebenfalls normal. Ob dieses Gelbsehen einfach durch eine Gelbfärbung der brechenden Medien des Auges zustande kommt, muß noch dahingestellt bleiben, ist aber nicht wahrscheinlich.

Die sichtbaren Veränderungen, welche am Augenhintergrund bei Leberleiden hin und wieder auftreten, bestehen ausschließlich in Netzhautblutungen. Mit der Hemeralopie haben sie nichts zu tun. Sie sind viel seltener als diese, meist nur klein und nicht sehr zahlreich. Man kann sie als Teilerscheinung der auch an anderen Organen vorkommenden Blutaustritte auffassen. Eine besondere prognostische Bedeutung darf auch ihnen nicht beigemessen werden, da sie bei gutartigem katarrhalischen Ikterus ebenso wie auch bei schweren Fällen akuter Leberatrophie vorkommen. Am häufigsten scheinen sie bei der Zirrhose zu sein.

Die Krankheiten der Geschlechtsorgane.

Menstruationsstörungen.

Bei Unregelmäßigkeiten, plötzlicher Unterdrückung und Ausbleiben der Periode werden zuweilen Augenhintergrundsbefunde erhoben, welche manches Gemeinsame haben. Freilich gehören sie zu den seltenen Komplikationen.

Zwei Veränderungen sind es, die hier wiederholt beobachtet wurden, Netzhautblutungen und Sehnervenentzündung.

a) Netzhautblutungen. Das ophthalmoskopische Bild unterscheidet sich in nichts von den Netzhautblutungen aus anderen Ursachen. Die Hämorrhagien sind nie sehr zahlreich, zuweilen recht ausgedehnt, und können auch in den Glaskörper hinein sich ergießen. In manchen Fällen rezidivieren sie regelmäßig.

In einem Teil der Fälle kann man sie wohl als vikariierende Blutungen auffassen. Bei anderen kommt als disponierendes Moment eine Gefäßschädigung (z. B. auf kongenitalluetischer Basis) in Frage. Solange diese Fragen der inneren Sekretion noch nicht vollkommen gelöst sind, wird man jedenfalls bei Erklärungsversuchen des Zusammenhanges große Zurückhaltung üben.

b) Neuritis N. optici. Das Bild der Sehnervenentzündung ist ebenfalls wiederholt beobachtet worden. Ophthalmoskopisch erscheint der Sehnerv in der bekannten Weise hyperämisch, die Grenzen unscharf die Füllung der Netzhautvenen nimmt zu. Ausgedehntes Netzhautödem wie bei der luetischen Neuritis oder gleichzeitige Degenerationsherde wie bei der Neuroretinitis albuminurica fehlen so gut wie immer. Der Zustand bildet sich gewöhnlich ziemlich schnell aus (innerhalb weniger Tage), wobei das Sehvermögen, wie meist bei der echten Neuritis, abnimmt. Die Wiederherstellung läßt aber meist nicht lange auf sich warten; in manchen Fällen bleibt die Sehschärfe auch beeinträchtigt und der Sehnerveneintritt wird partiell atrophisch, so wie es S. 41 beschrieben wurde.

Die Ursache mag in einzelnen Fällen auf Blutungen in die Sehnervenscheiden beruhen. Oft wird man auch hier toxische und chemisch-physikalische Einflüsse annehmen müssen.

Bei der Seltenheit dieser Neuritis sollte in jedem Falle aber zunächst an andere Ursachen (Lues!; Erkrankungen der Nasennebenhöhlen usw.) gedacht werden, ehe man sich damit begnügt, sie auf Menstruationsstörungen zurückzuführen.

Schnelle Erblindung eines Auges bei normalem Hintergrund kann durch eine retrobulbäre Neuritis (vgl. S. 46) bedingt sein, welche bei Menstruationsstörungen ebenfalls beobachtet wurde. Doch denke man hierbei zunächst immer an Hysterie (Gesichtsfelduntersuchung auf zentrales Skotom!). Ist das Auge vollkommen blind, d. h. wird auch Lichtschein nicht mehr erkannt, so muß bei retrobulbärer Neuritis natürlich die direkte Pupillenreaktion dieses Auges auf Lichteinfall fehlen, während sie bei Hysterie vorhanden ist.

Schwangerschaft.

Der größte Teil der Sehstörungen und Erblindungen während der Schwangerschaft beruht auf Hysterie sowie auf Urämie (in beiden Fällen ist der Augenhintergrund normal), ferner auf Neuroretinitis albuminurica, welche an anderer Stelle besprochen ist (S. 88). Auch der plötzliche Verschluß der Netzhautarterie kommt unter den gewaltigen Umwälzungen im Zirkulationsapparat zuweilen vor und führt zur Erblindung und zu dem charakteristischen Augenspiegelbilde (S. 106).

Außer diesen Veränderungen hat man auch hier einige Male Netzhautblutungen beobachtet, wobei an starkes Würgen und Erbrechen gedacht werden muß (vgl. S. 80).

Gelegentlich kommt es zur Neuritis des Sehnerven ohne gleichzeitige Nephritis.

Diese Neuritis tritt sowohl in der gewöhnlichen Weise mit Rötung der Papille und verwaschenen Grenzen auf, als auch in Gestalt der retrobulbären Neuritis (S. 46). Sie beginnt fast immer erst in der zweiten Hälfte der Schwangerschaft und entwickelt sich langsam unter allmählicher Abnahme des Sehvermögens. Meist werden beide Augen befallen, bei einseitigem Auftreten besteht die Gefahr, daß bei erneuter Schwangerschaft auch das andere Auge erkrankt. Diese Rezidive kommen vor und man wird in derartigen Fällen ernstlich die künstliche Unterbrechung der Schwangerschaft in Erwägung ziehen müssen. Die Prognose ist nämlich nicht als absolut günstig zu bezeichnen. Die Sehschärfe kann dauernd herabgesetzt und das Auge sogar erblindet bleiben. In diesen Fällen bildet sich allmählich eine neuritische Sehnervenatrophie aus. Die Neuritis des Sehnerven entspricht den Neuritiden peripherer Nerven. Ihre Ursache ist wohl in einer Autointoxikation zu erblicken.

Schließlich sei noch erwähnt, daß durch die Gravidität auch andere Augenleiden ungünstig beeinflußt werden können. Hierher gehören z. B. die tabischen Sehnervenatrophien, welche zuweilen unter der Schwangerschaft besonders schnell deletär verlaufen. Auch eine Neuroretinitis albuminurica im Gefolge chronischer Nephritis gibt sowohl für das Auge als auch quoad vitam bei der Schwangerschaft eine äußerst ungünstige Prognose. Beide, sowohl die tabische Sehnervenatrophie als auch die Neuroretinitis bei chronischer Nephritis rechtfertigen daher die künstliche Unterbrechung der Schwangerschaft.

Anders liegen die Verhältnisse bei der Neuroretinitis im Gefolge der Schwangerschaftsniere (s. auch später). Bei ausgedehnten Veränderungen am Hintergrund muß hier zwar mit einer beträchtlichen Herabsetzung des Sehvermögens gerechnet werden, aber es kommen auch günstig verlaufende Fälle vor und eine Gefahr für das Leben wird durch das Auftreten der Hintergrundsveränderungen nicht bedingt. Eine künstliche Unterbrechung der Schwangerschaft kommt hier infolgedessen nur in Betracht, wenn ein lebensfähiges Kind erwartet werden kann (was bei dem späten Auftreten ja meist der Fall sein wird), und wenn die Netzhautveränderungen noch eben im Beginn sind. Denn nur in letzterem Falle besteht Aussicht, eine eventuelle spätere Störung des Sehvermögens zu vermeiden. Sind dagegen die Netzhautveränderungen bereits sehr ausgedehnt, so kann von einer Unterbrechung der Schwangerschaft keine wesentliche Beeinflussung des Sehvermögens mehr erwartet werden.

Geburt.

Wenn man während des Geburtsaktes von urämischen Erblindungen und den albuminurischen Veränderungen am Augenhintergrund absieht, kommen auch noch die Folgen schweren Blutverlustes in Frage. Das hierdurch bedingte höchst charakteristische Augenhintergrundsbild und die gleichzeitigen Sehstörungen sind S. 120 ausführlich besprochen. Vereinzelte Netzhautblutungen beobachtet man auch gelegentlich als Folge des Geburtsaktes; sie können klein sein und sitzen zuweilen in der Macula lutea.

Wochenbett und Laktation.

Während des Wochenbettes werden nicht gar zu selten Erblindungen eines Auges beobachtet, welche auf Embolien der Zentralarterie der Netzhaut beruhen. Das Augenspiegelbild (S. 106) ist im frischen Stadium so charakteristisch, daß die Diagnose ohne weiteres gestellt werden kann. Eine Besserung ist, wie in allen Fällen von Verschluß der Zentralarterie, nicht zu erwarten.

Außerdem sind es auch hier wieder die Neuritis N. optici und die retrobulbäre Neuritis, welche — wahrscheinlich auf Autointoxikationen beruhend — in ihrer typischen Weise beobachtet werden. Ophthalmoskopisch kann infolgedessen trotz hochgradiger Sehstörung die Papille noch normal sein, in anderen Fällen ist schon bei geringgradigen Sehstörungen starke Verwaschenheit der Papillengrenzen vorhanden, ja die Schwellung der Papille kann sogar die Symptome der Stauungspapille bedingen.

Die Prognose pflegt im allgemeinen sich relativ günstig zu gestalten, wenigstens kommt es fast nie zu dauernder Erblindung. Eine atrophische Verfärbung der Papille bleibt freilich häufig zurück, wie ja überhaupt bei allen stärker ausgesprochenen Sehnervenentzündungen. Stillt die Mutter das Kind selbst, so muß bei eintretender Sehnerventzündung auf jeden Fall die Absetzung erfolgen.

Mammakarzinom.

Das Karzinom der Brustdrüse führt, wenn eine allgemeine Aussaat von Geschwulstzellen durch die Blutbahn erfolgt, gelegentlich auch zu Metastasen im Auge, die — wie die meisten Metastasen — auch hier wieder in die Aderhaut mit ihrem reichen Kapillarsystem erfolgen. Das Mammakarzinom ist bei weitem die häufigste Ursache metastatischer Aderhautkarzinome.

Vorkommen. Über die Häufigkeit oder richtiger Seltenheit des Auftretens läßt sich keine zuverlässige Statistik angeben, da nur ein Teil der Fälle noch einzeln publiziert worden ist. Die Zeit des Auftretens nach der Operation der primären Geschwulst beträgt meist nicht mehr als zwei Jahre.

Ophthalmoskopisches Bild. In der hinteren Hälfte des Augenhintergrundes tritt eine flache scheibenförmige Netzhautablösung auf, welcher man sofort ansehen kann, daß sie nicht durch Flüssigkeit, wie die gewöhnlichen Netzhautablösungen, sondern durch nicht entzündliches festes Gewebe, also durch eine Geschwulst bedingt ist: sie bildet nicht die charakteristischen Falten der Netzhautablösung, welche bei Bewegungen des Auges flottieren, vielmehr ist sie prall gespannt, ferner läßt sie sich allseitig umgrenzen, d. h. sie geht auch nach der Peripherie hin, wieder in normalen roten Augenhintergrund über. Ihre Farbe ist meist grau, zuweilen scheint der gefäßhaltige Tumor auch etwas rötlich von innen durch. Die Unterscheidung, ob dieser durch Geschwulst bedingten Netzhautablösung ein primäres Aderhautsarkom oder ein metastatisches Karzinom zugrunde liegt, ist freilich mit Sicherheit nicht möglich. Doch wird man bei allen scheibenförmigen Geschwülsten an die letztere Möglichkeit denken.

Die prognostische Bedeutung ist eine außerordentlich ungünstige. Das Auftreten der Aderhautmetastasen ist das sichtbare Zeichen dafür, daß eine allgemeine Aussaat von Karzinomzellen im Körper stattgefunden hat. Die Lebensdauer des Kranken beträgt nur selten noch mehr als 7 Monate.

Augenhintergrundsveränderungen bei Neugeborenen.

Die Untersuchung der Neugeborenen ist technisch nicht leicht wegen der Unruhe der Kinder. Künstliche Pupillenerweiterung ist notwendig, doch wirken Atropin und Homatropin oft nur unvollkommen. Die Augenlider müssen gewöhnlich mit den Fingern auseinandergehalten werden. Hierbei ist, wie schon S. 7 erwähnt wurde, sorgfältig darauf zu achten, daß auf den Augapfel kein Druck ausgeübt wird, sonst werden die Blutgefäße der Netzhaut leergedrückt und die Papille bekommt infolge der Druckanämie ein atrophisches Aussehen.

Meist erscheint bei den Neugeborenen die Papille noch eigentümlich grau oder bläulichgrau gefärbt.

Untersucht man die Augen innerhalb der ersten 24 Stunden oder wenigstens in den ersten Tagen, so findet man auch bei normalem Geburtsverlauf verhältnismäßig häufig, nämlich bei rund einem Viertel aller Kinder, Netzhautblutungen.

Die Kunsthilfe bei der Geburt spielt dabei keine ausschlaggebende Rolle, obwohl sie auch ihrerseits zu traumatischen Netzhauthämorrhagien führen kann. Die Blutungen treten ebenso bei spontaner Geburt auf. Am häufigsten und zwar am stärksten pflegen sie auf dem Auge zu sein, welches der während der Geburt vorliegenden Kopfseite entspricht. Vor allem spielt die Dauer der Geburt eine große Rolle. Das Auftreten von Netzhautblutungen wird daher begünstigt, wenn es sich um Erstgebärende handelt, ferner durch ein enges Becken und durch die Größe des Kindes. Umschlingung der Nabelschnur scheint ebenfalls dabei eine Rolle zu spielen. Übrigens sind die Blutungen auch an fötalen Augen beobachtet worden.

Ophthalmoskopisches Bild. Die Zahl der Blutungen und ihre Größe ist sehr verschieden, doch finden sie sich, wie ja überhaupt die meisten Netzhautblutungen, gleichgültig welcher Ursache, meist im hinteren Teil des Auges, d. h. in der Umgebung der Papille und der Macula lutea.

Die Hämorrhagien werden sehr schnell resorbiert und sind meist nach etwa einer Woche wieder spurlos verschwunden.

Pathogenese. Die Entstehung der Blutungen ist höchstwahrscheinlich auf eine Steigerung des venösen Druckes zurückzuführen, dem die zarten Netzhautgefäße des Neugeborenen nicht standzuhalten vermögen. Sehen wir doch sogar bei Erwachsenen, z. B. nach schweren Thoraxkompressionen, bei Kindern zuweilen nach Keuchhusten, aus dem gleichen Grunde Netzhauthämorrhagien auftreten. Wie die venöse Stauung zustande kommt, darüber sind die Ansichten geteilt. Vor allem wird dem starken Druck, welcher auf den Kopf zu dessen Umformung ausgeübt wird, die Schuld beigemessen. Außerdem wurde die Erhöhung des intrakraniellen Druckes verantwortlich gemacht. Auch mit den Ekchymosen, wie sie an asphyktischen Kindern beobachtet wurden, sind die Netzhautblutungen auf eine Stufe gestellt worden. Gegen die Ansicht, daß die Zirkulationsänderung und Arterialisierung des Blutes eine Rolle spielen könnte, spricht, daß die Blutungen auch bei totgeborenen Kindern gefunden worden sind.

Prognostisch für die Funktion des Auges kommt den Blutungen keine besondere Bedeutung zu. Haben sie ihren Sitz in der Macula lutea, so wäre eine dauernde Schädigung des Sehvermögens (eine spätere sog. Amblyopie ohne ophthalmoskopischen Befund) möglich. Bewiesen ist jedoch dieser Zusammenhang noch nicht.

Einige seltene Male ist auch Stauungspapille beobachtet worden. Die Ursache ist unbekannt. Möglicherweise kommen hier Blutungen in die Sehnervenscheide in Betracht.

Die Nephritis.

Die Augenhintergrundsveränderungen bei der Nephritis werden mit wenigen Ausnahmen bestritten von den mannigfaltigen Veränderungen innerhalb der Netzhaut und am Sehnerveneintritt, die man am besten als Neuroretinitis albuminurica gemeinsam betrachtet.

Ihnen schließen sich die nephritischen Prozesse der Aderhaut an, die aber erheblich seltener und von geringerer Bedeutung sind.

A. Die Neuroretinitis albuminurica.

Vorkommen. Die Häufigkeit der Neuroretinitis läßt sich nur schwer in Zahlen angeben, da sie bei den chronischen Nierenentzündungen erst im späteren Stadium auftritt, so daß eine lange Beobachtungszeit erforderlich wäre, um eine zuverlässige Statistik zu erhalten. Berücksichtigt man nur das Material der Krankenhäuser, bei denen es sich meist um die schweren Fälle bzw. die Endstadien der Krankheit handelt, so ergibt sich, daß in etwa $1/3$ der Fälle die Neuroretinitis auftritt. Bei Kindern unter 10 Jahren wird sie nur ausnahmsweise beobachtet.

Die Neuroretinitis tritt immer erst auf, wenn die Nierenentzündung einen höheren Grad erreicht hat, sie ist also stets eine Folgeerscheinung, ähnlich wie die Retinitis diabetica ebenfalls erst eine Spätfolge des Diabetes ist. Bei der chronischen Schrumpfniere, die bekanntlich lange Zeit schleichend bestehen kann, ohne daß der Kranke die geringfügigen Allgemeinsymptome beachtet, kann die Augenerkrankung das erste Symptom sein, das ihn den Arzt aufsuchen läßt und damit erst zur Entdeckung seines schweren Leidens führt. Auch hierin ähnelt die Neuroretinitis albuminurica der Retinitis diabetica. Bei der akuten Nephritis kann natürlich der Beginn der Augenhintergundsveränderungen dem Auftreten der anderen Symptome relativ schnell folgen.

Die Neuroretinitis kommt bei allen akuten und chronischen Nierenerkrankungen vor, welche zu einer schweren Funktionsstörung der Nieren führen. Die Ursache, durch welche die Nephritis bedingt ist, spielt dabei keine oder nur eine untergeordnete Rolle.

Mit den urämischen Erscheinungen, vor allem der zentral bedingten urämischen Amaurose haben die Augenhintergrundsveränderungen nichts zu tun. Wenn auch beide oftmals gleichzeitig vorkommen, so treten sie doch in vielen Fällen vollkommen unabhängig voneinander auf.

Am häufigsten findet man die Neuroretinitis als Komplikation im Spätstadium der genuinen **Schrumpfniere** und zwar in erster Linie bei jener **malignen Form**, welche, wenn einmal voll ausgebildet, schnell zum Tode führt. Seltener gesellt sie sich zu jenen mehr gutartigen Formen hinzu, welche jahre- oder jahrzehntelang bestehen können. In gleicher Stärke und von gleichem ophthalmoskopischen Aussehen tritt sie aber auch bei den anderen Formen der chronischen Nephritis auf. Bei den akuten Nierenentzündungen, wie **Scharlachnephritis, Kriegsnephritis** usw. ist sie etwas seltener (in etwa 5—10% der Fälle). Verhältnismäßig oft sieht man sie bei der **Schwangerschaftsniere**. Schon bei der ersten Schwangerschaft kann sie sich hinzugesellen; sie kann dann abheilen und bei erneuter Gravidität rezidivieren. Daß sie meist erst in der zweiten Hälfte der Schwangerschaft auftritt, ist begreiflich.

Auch bei der **Amyloidniere**, bei schwerer **Nierentuberkulose**, bei der **Bleiniere** usw. wird, wenn auch sehr viel seltener, die Neuroretinitis beobachtet.

Das Augenhintergrundsbild ist ein so überaus mannigfaltiges, wechselndes, daß man es sich nicht an der Hand einiger Abbildungen einprägen kann. Mehr wie irgendwo erweist sich hier die Notwendigkeit, die Veränderungen am Augenhintergrund nicht als fertige Gesamtbilder aufzufassen, sondern sich über ihre pathologisch-anatomischen Grundlagen klar zu werden.

Die Hauptveränderungen, aus denen sich die Neuroretinitis zusammensetzt, sind folgende:

1. Die vorwiegend **ödematöse Durchtränkung der Netzhaut**, kenntlich an der durchscheinenden mehr diffusen milchigen Trübung, ähnlich wie sie auch als Begleiterscheinung frischer Aderhautentzündung auftritt (s. S. 23).

2. **Kleine grauweiße Degenerationsherdchen der Netzhaut** von $1/4$—$1/2$ Papillendurchmesser, die ziemlich scharf begrenzt sind. Sie bestehen anatomisch teils aus fibrinöser Exsudation, meist aber aus Herden gequollener Nervenfasern. Am Augenhintergrund können sie zu größeren Herden zusammenfließen, lassen aber gewöhnlich ihre Zusammensetzung auch dann noch erkennen und unterscheiden sich schon hierdurch von den weißen Herden der Aderhautatrophie, mit denen sie vielleicht von Anfängern bei oberflächlicher Betrachtung verwechselt werden könnten. Bei letzteren ist außerdem fast immer das gewucherte schwarze Pigment sichtbar (vgl. auch S. 24).

3. Sehr helle, d. h. stark Licht reflektierende **weiße Herdchen der Netzhaut**. Sie sind oft sehr klein, immer scharf begrenzt und besonders zwischen Papille und Macula lutea, vor allem an und innerhalb dieser vorhanden. Hier können sie sich zu schönen radiären sternförmigen Figuren von mehr oder minder großer Vollkommenheit anordnen (Abb. 27, S. 92). Es handelt sich um **Fettinfiltrationen** (vgl. S. 24), die im mikroskopischen Präparat entweder in Gestalt klumpiger Fettkörnchenzellen oder als Infiltrationen der Gliazellen der Netzhaut mit Fetttröpfchen erkennbar sind.

4. **Blutungen der Netzhaut** von dem auch von vielen anderen Krankheiten her so bekannten Aussehen. Sie können verschiedene Größe und Form haben (je nach der Schicht der Netzhaut, in welcher sie liegen und deren Gewebsstruktur sie sich anpassen, vgl. S. 30). Häufig sind sie sehr klein und besonders im Beginn nur eben als stecknadelkopfgroße Pünktchen oder Striche erkennbar, ganz ähnlich wie bei der Retinitis diabetica. Auch sie liegen meist in der Umgebung der Papille und der Macula lutea.

Einige weitere Veränderungen, die sich hinzugesellen können (wie Netzhautablösung, Gefäßwanderkrankung), werden weiter unten noch erwähnt werden.

Das ophthalmoskopische Bild wechselt, je nachdem unter diesen vier verschiedenen Hauptbestandteilen der eine oder andere vorherrscht, und je nachdem die Veränderungen mehr in der Netzhaut (Retinitis) oder mehr an der Papille (Neuritis) lokalisiert sind.

Bei allen diesen Veränderungen muß an Nephritis gedacht und stets der Urin untersucht werden.

Die Neuroretinitis pflegt doppelseitig aufzutreten. Einseitige Veränderungen kommen vor, aber meist nur im Beginn, und das Auftreten des Prozesses auf dem anderen Auge läßt in der Regel nicht lange auf sich warten. Ausgesprochene Neuroretinitis nur auf einem Auge findet sich noch nicht in 10% der Fälle.

Die Netzhautprozesse lokalisieren sich fast immer vorwiegend um die Papille, sowie um die Macula lutea herum. Bei Verdacht auf Retinitis albuminurica muß daher stets besonders auf diese Stellen geachtet und, da sowohl die weißen Degenerationsherde wie die Blutungen sehr klein (unter stecknadelkopfgroß) sein können, bei künstlicher Pupillenerweiterung im aufrechten Bilde wegen der stärkeren Vergrößerung der Hintergrund abgesucht werden.

Der Verlauf der Neuroretinitis gestaltet sich in der Mehrzahl der Fälle etwa folgendermaßen:

Im Anfangsstadium ist die Papille, sofern sich die Erscheinungen hier lokalisieren, etwas gerötet und die Grenzen leicht unscharf (ödematös), auch die Netzhautvenen etwas gestaut, kurz das Bild, wie es ähnlich bei jeder Neuritis N. optici im Anfange gefunden wird. Häufig, freilich nicht immer, finden sich aber in der Netzhaut bereits Veränderungen, welche bei beginnenden Neuritiden anderer Ursache fehlen, nämlich ödematöse milchige Trübungen und vor allem kleine Blutungen in der näheren und weiteren Umgebung der Papille. Dazu gesellen sich weiße Degenerationsherde der Netzhaut (s. oben unter 2). Die unter 3 genannten hellen Fettinfiltrationsherde treten vorerst noch zurück (Abb. 26).

Bei weiterer Ausbildung der Neuroretinitis treten die Netzhautdegenerationsherde immer mehr in den Vordergrund und können das Bild durch ihre Zahl und ihre Größe (durch Zusammenfließen mehrerer kleiner Herde) gegenüber den Blutungen vollkommen beherrschen. Sie gruppieren sich vorwiegend um die Papille herum, umfassen dabei aber auch noch die ganze Gegend der Macula lutea. Nach der Peripherie hin nehmen sie an Ausdehnung bald ab. Dazu treten nun die zahlreichen hellen **Fettinfiltrationsherde**. In vielen Fällen finden sich dann gleichzeitig Flecken der milchig grauen ödematösen Netzhauttrübung,

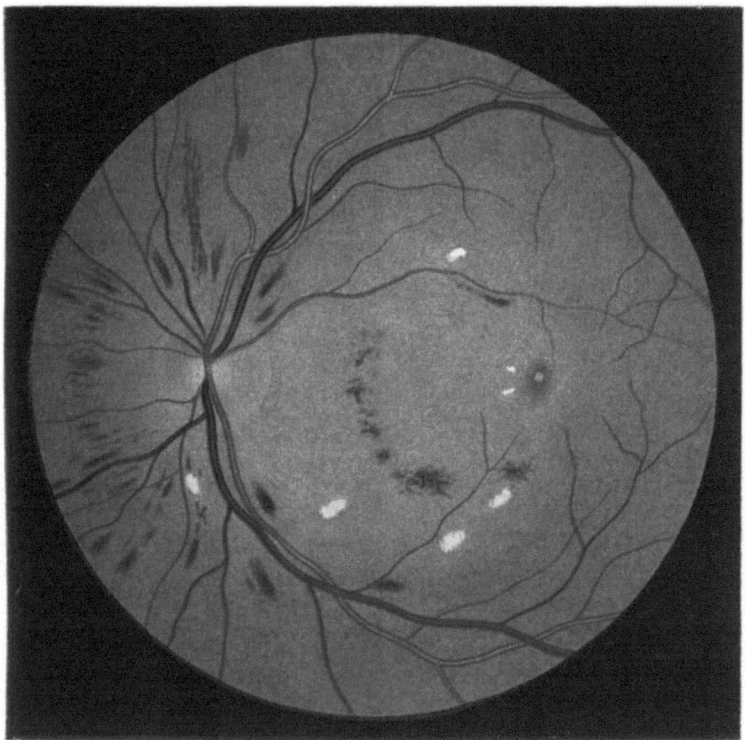

Abb. 26. Frische **Neuroretinitis albuminurica**: Papille hyperämisch, Umgebung leicht ödematös. In der Netzhaut zahlreiche Blutungen, einzelne Degenerationsherde. (Fall von Schrumpfniere.)

der grauweißen Degenerations- und der hellen Fettinfiltrationsstellen nebeneinander, zu denen sich noch die Blutungen gesellen (Abb. 27).

In anderen Fällen dagegen beherrschen die Fettinfiltrationen das Bild, und die übrigen Veränderungen sind nur hin und wieder sichtbar. Besonders in diesen Fällen sieht man die charakteristische **Sternfigur** der Fettherde in der Macula lutea. Diese tritt aber in ausgeprägter Form nicht so häufig auf, wie man nach den Abbildungen in den Büchern anzunehmen geneigt ist; sie gehört jedenfalls in der Vollkommenheit, wie auf Abb. 17, durchaus nicht zum regelmäßigen Befund.

Von dieser Durchschnittsform der Neuroretinitis gibt es recht viele Abweichungen, die sich so weit von ihr entfernen können, daß kaum noch eine Ähnlichkeit besteht. Die hauptsächlichsten sind

a) Die hämorrhagische Form, bei welcher die Blutungen gegenüber den Degenerationsherden vollkommen überwiegen, so daß der Augenhintergrund demjenigen einer Thrombose der Vena centralis

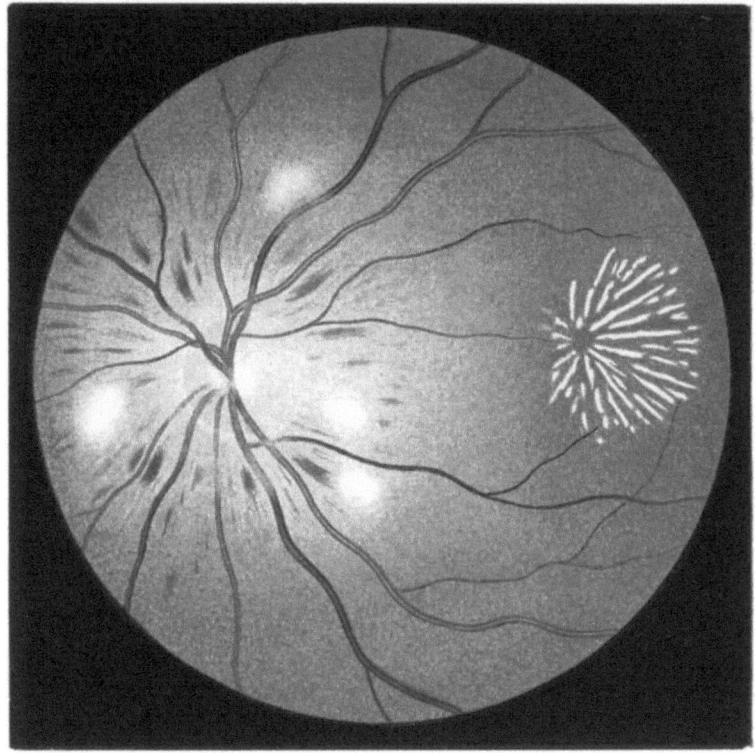

Abb. 27. Fortgeschrittene Neuroretinitis albuminurica mit ausgedehntem Netzhautödem, Blutungen, weißen Netzhautherden und sternförmig angeordneten Fettinfiltrationsstellen in der Macula lutea. (Fall von Kriegsnephritis, Ausgang in Heilung unter vollkommener Rückbildung aller Netzhautveränderungen).

retinae ähnelt (s. S. 108) und der hämorrhagischen Retinitis diabetica gleichen kann.

b) Die reine Neuritis N. optici, die sich bis zum ausgesprochenen Bilde der Stauungspapille steigern kann. In diesen Fällen beschränken sich die begleitenden Netzhautveränderungen auf den nächsten Umkreis der Papille, diese selbst ist stark ödematös durchtränkt, ihre Grenzen sind dadurch hochgradig verwaschen, die Venen der Netzhaut mechanisch stark gestaut, also verbreitert und geschlängelt, ja das Ödem der Papille kann zu beträchtlicher pilzförmiger Prominenz der Papille in den Glaskörper führen, ganz wie bei einer Stauungspapille.

c) Als Komplikation gesellt sich in schweren Fällen zuweilen noch eine **Netzhautablösung** hinzu. Hier ist die Exsudation eine so hochgradige, daß sie zur Abhebung der Retina von ihrer Unterlage, dem Pigmentepithel, durch die Flüssigkeit führt. Da sich diese der Schwere entsprechend nach unten zu senken pflegt, ist, wie in den meisten Fällen von Netzhautablösung, die graue faltige Vorwölbung der abgelösten Partie in der Regel am deutlichsten beim Blick nach unten sichtbar. Die Netzhautablösung tritt am häufigsten bei der **Schwangerschaftsniere** auf, kommt aber auch bei der Nephritis chronica und bei anderen Formen vor (s. auch unter prognostischer Bedeutung).

d) Hin und wieder treten auch **Sklerosen der Netzhautgefäße** hinzu, über deren Aussehen auf das Kapitel der Arteriosklerose verwiesen werden kann. Gegenüber der Fülle und Schwere der übrigen Veränderungen treten sie an Bedeutung sehr zurück. Perivaskulitische weiße Einscheidungen der Netzhautgefäße auf und an der Papille sind im allgemeinen als Folgen überstandener Neuritis anzusehen (siehe auch im allgemeinen Teil S. 32).

Bei den **akuten Nephritiden** (Scharlachnephritis, Kriegsnephritis) sind in schwereren Fällen die Veränderungen im allgemeinen die gleichen, nur daß hier die einzelnen Stadien des Verlaufs schneller aufeinanderfolgen und daher die hellen Fettinfiltrationsherde der Netzhaut ziemlich frühzeitig auftreten.

In einer Reihe von Fällen kommt es hier überhaupt nicht zu ausgedehnten Netzhautveränderungen, und der Prozeß beschränkt sich auf eine zuweilen auch nur leichte **Neuritis N. optici**, bei welcher die Sehschärfe normal bleibt und welche wieder ohne neuritische Atrophie zurückgehen kann, allerdings bei genauerem Zusehen doch noch ihre Spuren hinterläßt. Hierauf wird gleich noch zurückzukommen sein.

Sämtliche Veränderungen (auch die ausgedehnten Netzhautablösungen) **sind an sich rückbildungsfähig.** Wenn es das Grundleiden, die Nephritis, gestattet, kann der Augenhintergrund sein normales rotes Aussehen vollkommen wiedergewinnen. An der Papille freilich läßt sich die überstandene Neuritis oft noch lange Zeit bzw. für immer erkennen. Es kann sich eine ausgesprochene **neuritische Atrophie** ausbilden mit Weißfärbung (hier bei meist scharfer Begrenzung), engen Netzhautarterien und leichten perivaskulitischen Einscheidungen der Gefäße. In den eben genannten leichten Fällen (besonders nach akuten Nephritiden) kommt es zwar nicht zu so starker Gliawucherung, daß der Sehnerveneintritt weiß wird, aber man sieht bei sorgfältigem Augenspiegeln doch einen zarten grauen Schleier auf der Papille, der sich als Gefäßeinscheidung fortsetzen kann (bei Kriegsnephritis in der Rekonvaleszenz etwa in 4% der Fälle beobachtet). Das Sehvermögen, das vorher in verschiedenem Grade herabgesetzt war (fast niemals bis zur völligen Erblindung wie bei der Urämie!), kann ebenfalls wieder normal werden. Zuweilen freilich bleibt eine Herabsetzung bestehen, wenn nämlich die Degenerationsprozesse zum Schwund derjenigen Netzhautelemente geführt haben, welche die Fovea centralis versorgen.

Daß manche Stellen der Netzhaut aus dem eben genannten Grunde atrophieren können, ist leicht begreiflich. Da aber die atrophische Netzhaut beim gewöhnlichen Augenspiegeln ebensowenig sichtbar ist, wie die normale, leidet dadurch das Aussehen des Augenhintergrundes nicht.

Differentialdiagnose: Sind die oben genannten vier Veränderungen der Netzhaut zusammen vorhanden, besonders aber die weißen Degenerationsherde und die Fettinfiltrationsherde der Netzhaut, so muß stets sofort an Nephritis gedacht werden, auch wenn im Urin zur Zeit kein Eiweiß nachweisbar ist (Schrumpfniere!).

Absolut beweisend für Nephritis sind allerdings auch diese weißen Herdchen, selbst die Sternfigur in der Macula lutea nicht. Sie können auch bei anderen lange bestehenden Hintergrundsveränderungen gelegentlich vorkommen, z. B. bei alten Thrombosen der Zentralvene und bei Stauungspapille. Doch sind das immerhin Ausnahmen.

Die Unterscheidung der Retinitis albuminurica von der Retinitis diabetica ist nicht immer möglich. Einige Anhaltspunkte sind S. 127 erwähnt. Den Ausschlag muß in derartigen Fällen dann die Allgemeinuntersuchung geben.

Die Neuritis albuminurica hat in ihrem ersten Beginn wenig Charakteristisches an sich und unterscheidet sich daher kaum von derjenigen anderer Ätiologie. Für nephritische Entstehung spricht jedoch immer, wenn trotz relativ geringer Papillenveränderung die umgebende Netzhaut schon Blutungen und gar einzelne weiße Degenerationsherde aufweist. Beachtenswert ist, daß das Sehvermögen hier oft längere Zeit nicht nennenswert gestört ist, im Gegensatz zu infektiösen Neuritiden, bis denen frühzeitige Sehstörung die Regel bildet.

Bei der hämorrhagischen Form muß in jedem Falle an Nephritis und Diabetes gedacht, außerdem der Blutdruck untersucht werden. Vollständige Einseitigkeit beruht hier meist auf lokalen thrombotischen Prozessen im Bereich der Zentralvene der Netzhaut.

Endlich kann, wie wir sehen, zuweilen auch das Bild der Stauungspapille durch die Nephritis allein hervorgerufen werden. Es mag dahingestellt bleiben, ob in derartigen Fällen in der Tat auch jedesmal eine stärkere Steigerung des intrakraniellen Druckes vorhanden ist, wie er ja auch bei urämischen Anfällen eine Rolle spielt. Das Augenspiegelbild ist nicht immer imstande, allein zu entscheiden, ob es sich um eine nephritische Stauungspapille oder um eine Folge von Hirndrucksteigerung aus anderer Ursache (Tumor usw.) handelt. Zahlreichere Degenerationsherde in der umgebenden Netzhaut sprechen zwar für Nephritis, kommen aber, wie erwähnt, zuweilen auch bei älteren Stauungspapillen vor. Man soll jedenfalls auch bei Stauungspapille immer an Nephritis denken, wenn sich sonst keine Ursache nachweisen läßt.

Die Pathogenese der Neuroretinitis albuminurica ist noch immer nicht aufgeklärt. Die Augenhintergrundsveränderungen sind teils als entzündlich, teils als rein degenerativ aufgefaßt worden. Jedenfalls ist sie wohl als eine Folgeerscheinung der Nephritis anzusehen und nicht als ein dieser koordinierter Prozeß. Bemerkenswert ist, daß sie nur in einem Teil der Fälle (etwa $^1/_3$ bei chronischer Nephritis) aufzutreten pflegt. Sie geht weder mit dem Grad der Eiweißausscheidung, noch mit der Wasser- und Salzretention bzw. dem Auftreten der Ödeme parallel. Im Gegenteil, bei den mit Ödemen einhergehenden Formen findet sie sich eher weniger häufig.

Dagegen läßt sich bei der Neuroretinitis albuminurica in der Regel eine Stickstoffretention im Blute nachweisen. Ein direkter Zusammenhang zwischen beiden scheint allerdings auch nicht zu bestehen. Wenigstens sind auch Fälle von Retinitis albuminurica ohne Erhöhung des Reststickstoffes im Blute beobachtet.

So gut wie immer ist jedoch bei Auftreten der Neuroretinitis **eine Erhöhung des Blutdruckes** vorhanden. Das gilt nicht nur für die chronischen, sondern auch für die akuten Formen. Bei letzteren kann natürlich zur Zeit der Augenspiegeluntersuchung und der Entdeckung der Hintergrundsveränderungen die Blutdrucksteigerung bereits wieder gewichen sein[1]).

Der Lösung des Problems der Nephritis sind wir ja heute ferner denn je, und so erscheint es vorerst auch müßig, im Rahmen dieser kurzen Übersicht näher auf die Frage einzugehen, ob es sich bei der Neuroretinitis um eine Intoxikationserscheinung oder um eine reine Zirkulationsstörung etwa im Sinne einer Ischämie handelt. Gegen beide Annahmen liesen sich zur Zeit Einwände machen.

Für das Auftreten der Blutungen, besonders bei der hämorrhagischen Form, ist wohl in erster Linie die Blutdrucksteigerung mit verantwortlich zu machen, ähnlich wie bei der diabetischen hämorrhagischen Retinitis (vgl. S. 128).

Diagnostische Bedeutung. Wenn, wie häufig, die Nierenentzündung bereits aus anderen Symptomen festgestellt ist, kommt den Augenhintergrundsveränderungen nur noch prognostische Bedeutung zu, da wir die einzelnen Formen der Nephritis damit ja nicht unterscheiden können.

Wichtig ist aber, daß bei der Schrumpfniere die Neuroretinitis dann auftreten kann, wenn der Kranke sich seines Leidens noch gar nicht bewußt ist, weil die Allgemeinsymptome nur unbestimmt und nicht sehr ausgesprochen sind. Selbst Albuminurie kann bekanntlich fehlen.

Bei Verdacht auf Schrumpfniere darf man mit der Augenhintergrundsuntersuchung nicht warten, bis Sehstörungen aufgetreten sind. Wenn nicht gerade Herde in der Fovea centralis sitzen, können die Funktionen der Augen noch lange Zeit nahezu normal sein. Daher ist eine Untersuchung des Hintergrundes immer dann geboten, wenn bei unbestimmten Allgemeinsymptomen (Mattigkeit, Kopfschmerzen usw.) Hypertrophie des linken Herzventrikels und starke Blutdrucksteigerung vorhanden sind. (Untersuchung bei künstlich erweiterter Pupille, besonders der Gegend der Macula lutea und der Umgebung der Papille!).

---

[1]) An Fällen von Kriegsnephritis mit Neuroretinitis albuminurica konnte neuerdings nachgewiesen werden, daß derartige Kranke mit zur Zeit normalem Blutdrucke doch eine Periode starker Blutdrucksteigerung überstanden hatten.

Prognostische Bedeutung. Der Neuroretinitis kommt, ganz allgemein gesprochen, keine ungünstige Bedeutung für das Nierenleiden zu. **Vielmehr ist die Prognose lediglich abhängig von der Natur des betreffenden Nierenprozesses.** Ist dieser heilbar, so kann die Gesundung trotz ausgedehnter Hintergrundsveränderungen, gleichgültig welcher Form diese sind, eintreten. Bei Scharlachnephritis, Kriegsnephritis und Schwangerschaftsniere lassen sich oft derartige Beobachtungen machen. Auch kann hier trotz bestehender Retinitis die Rekonvaleszenz bereits eingetreten sein. Denn der Hintergrundsprozeß braucht immer eine gewisse Zeit, bis er sich mit seinen letzten Resten zurückgebildet hat. Findet eine regelmäßige Augenuntersuchung während der Erkrankung statt, so kann man diese Rückbildung verfolgen.

Bei Heilung des Grundleidens ist dann auch die Prognose für das Auge ganz günstig.

Schlimmer liegen die Verhältnisse bei den unheilbaren chronischen Nierenprozessen. Bei ihnen zeigt die Neuroretinitis immer an, daß die Funktionsstörung der Niere einen bedrohlichen Grad erreicht hat. Infolgedessen wird mit Recht hier die Neuroretinitis als ein **Signum mali ominis** angesehen. **Die Lebensdauer der Kranken** pflegt nach der Entdeckung der Augenhintergrundsveränderungen dann nur noch kurz zu sein. Über die Hälfte sterben bereits innerhalb eines Jahres und höchstens 10% leben länger als zwei Jahre (ganz ausnahmsweise 5—10 Jahre).

Tritt zur Neuroretinitis eine **Netzhautablösung** hinzu, so ist diese Komplikation als ein ernstes Zeichen aufzufassen und bei der Schrumpfniere von übelster Vorbedeutung; sie läßt hier den baldigen Exitus erwarten. Bei der Schwangerschaftsniere, bei welcher die Netzhautablösung relativ am häufigsten vorkommt, liegen die Verhältnisse wieder viel günstiger. Die abgelöste Netzhaut kann sich, wie ich mich einige Male überzeugen konnte, hier sogar überraschend schnell wieder anlegen. In der Mehrzahl der Fälle führt sie allerdings zum Verluste des Sehvermögens, bildet aber quoad vitam an sich keine schlechte Prognose.

B. Veränderungen an der Aderhaut.

Vorkommen. Aderhautveränderungen sind bei der Nephritis wesentlich seltener als die Retinitis albuminurica. Das mag zum Teil darauf beruhen, daß sie gegenüber den ins Auge fallenden Netzhaut- und Papillenveränderungen leicht übersehen werden, zumal sie im Gegensatz zu diesen meist ziemlich weit in der Peripherie des Augenhintergrundes ihren Sitz haben. Dazu kommt, daß bei stärkerer Pigmentierung des Hintergrundes sich feinere Veränderungen unter der Decke des Pigmentepithels verborgen abspielen und erst deutlich sichtbar werden, wenn es auch zu Störungen in dieser Zellschicht gekommen ist.

Am häufigsten sieht man die Aderhautveränderungen bei der Schwangerschaftsniere bzw. der Eklampsie, sodann bei den akuten

Nephritiden (besonders der Kriegsnephritis). Bei den chronischen Nierenentzündungen treten sie gegenüber den Netzhautprozessen ganz in den Hintergrund. Sie können sowohl isoliert vorkommen (besonders bei der Eklampsie), als auch mit typischer Neuroretinitis vereint.

Ophthalmoskopisches Bild. In der Peripherie des Augenhintergrundes treten zuweilen leichte helle Längsstreifen auf, deren Deutung anfangs noch unklar sein kann. Sehr bald kommt es zu schwarzen Pigmentierungen (ähnlich wie bei chorioiditischen Prozessen und der sog. Retinitis pigmentosa), die zuweilen in Reihen entlang der hellen Streifen verlaufen. Sie deuten an, daß hier das Pigmentepithel zugrunde gegangen ist und dessen Pigmentkörnchen in die Netzhaut eingewandert sind. Diese ,,Pigmentverschiebungen" bleiben als Zeichen eines früheren Aderhautprozesses dauernd bestehen. Daneben können ausgedehnte rote Blutlachen auftreten. Sie sind verschleierter als die Netzhautblutungen und kontrastieren nicht so stark gegenüber ihrer Umgebung, ein Zeichen, daß sie in der Aderhaut liegen und von Pigmentepithel überdeckt sind. Die anatomische Untersuchung bestätigt in derartigen Fällen, daß es sich um Blutungen aus den Aderhautgefäßen handelt, und daß diese selbst teilweise sklerosiert bzw. thrombotisch verschlossen sind. (Es sei daran erinnert, daß bei der Eklampsie Gefäßthrombosen auch an anderen Organen vorkommen).

Eine **prognostische Bedeutung** kommt den Aderhautprozessen nicht zu. Die Prognose hängt auch wieder vom Grundleiden ab, und es kann trotz ausgedehnter Veränderungen auch hier Heilung der Nephritis eintreten.

Die Krankheiten des Zirkulationsapparates.

Bei den Erkrankungen des Herzens spielt der Augenhintergrund keine bedeutende Rolle, weder für ihre Diagnose noch für ihre Prognose. Immerhin kommen eine Reihe typischer Veränderungen vor, die ein gewisses Interesse bieten.

Herzklappenfehler.

Der gewaltige Unterschied zwischen systolischem und diastolischem Blutdruck bei der Insuffizienz der Aortenklappen führt am Augenhintergrunde in der Mehrzahl der Fälle zu charakteristischen Pulsationserscheinungen an den Netzhautarterien. Sie sind nur bei der stärkeren Vergrößerung des aufrechten Bildes deutlich zu beobachten.

Normalerweise sind die Pulsationen an den Netzhautarterien fast niemals wahrzunehmen. Dafür ist um so deutlicher der physiologische Venenpuls. Er ist diastolisch-präsystolisch, wie an der Vena jugularis, individuell verschieden deutlich und am besten auf der Papille an der

Eintrittsstelle der Venen in den Gefäßtrichter zu erkennen. Die Umbiegungsstellen der Venen schwellen in der Diastole jedesmal an, um sich in der Systole wieder zurückzuziehen. Seine Entstehung wird durch die pulsatorischen Schwankungen des intraokularen Druckes, der auf den Netzhautgefäßen lastet, begünstigt.

Der Arterienpuls bei Aorteninsuffizienz zeigt sich daran, daß die Arterien in der Systole breiter erscheinen (Kaliberschwankungen) und etwas länger und damit gewundener werden (Akkommodationen). Auch hier sieht man den Puls am deutlichsten auf der Papille oder in deren nächster Umgebung.

Unter günstigen Beobachtungsbedingungen läßt sich im Augenspiegelbilde auch an der Sehnervenpapille Kapillarpuls wahrnehmen in Gestalt eines abwechselnden Errötens und Erblassens des Papillengewebes.

Mit diesem Arterienpuls darf nicht verwechselt werden das intermittierende Einströmen des Blutes in die Arterien, wie es bei stärkerer Steigerung des interokularen Druckes (Glaukom) entsteht. Dieser springende Puls (Druckpuls) ist viel deutlicher wahrzunehmen und entsteht dadurch, daß der intraokulare Druck höher ist als der diastolische in den Arterien, so daß diese in der Diastole leergedrückt werden.

Ein positiver, d. h. systolischer Venenpuls kann gelegentlich entstehen bei Trikuspidalinsuffizienz infolge ungenügenden Schlusses der Jugularvenenklappen, indem bei der Kontraktion des rechten Ventrikels das Blut durch den Vorhof in die Venen zurückgetrieben wird.

Bei frischen Klappenfehlern kommt es unter Umständen zur Embolie der Zentralarterie der Netzhaut. Vgl. hierüber unter Endokarditis.

Angeborene Herzfehler.

Bei den angeborenen Fehlern des rechten Herzens, wie Pulmonalstenose, offenem Foramen ovale usw., die mit der bekannten allgemeinen Zyanose einhergehen, ist meist auch eine starke Ausdehnung und zyanotische Färbung der Netzhautgefäße vorhanden. Die Venen besonders sind oft stark verbreitert, geschlängelt und von auffallend dunkler Farbe, während die Arterien etwa die dunkelrote Farbe normaler Venen annehmen. Das Bild entspricht etwa demjenigen, wie es bei der Polycythämie gefunden wird. In der Tat ist ja auch die Vermehrung der roten Blutkörperchen beiden gemeinsam. Die Veränderung führt weder zu Funktionsstörungen am Auge, noch kommt ihr für die Entscheidung der einzelnen Formen der Herzfehler eine Bedeutung zu.

Endokarditis.

Die bei Entzündungen des Endokards so häufigen Embolien können auch unter Umständen die Netzhautarterien befallen. Beim größten Teil der Fälle im jugendlichen Alter, welche das Bild des akuten Verschlusses der Zentralarterie der Netzhaut oder ihrer größeren Äste darbieten, liegt ein embolischer Verschluß der Arterie vor (im späteren Lebensalter dagegen ist in erster Linie an eine Thrombose auf Grund endarteriitischer Veränderungen zu denken; vgl. S. 106).

Im allgemeinen sind die Vorbedingungen für die Verschleppung eines Embolus gerade in die Netzhautarterie gar nicht einmal sehr günstig, da sein Weg mehrmals in kleine Seitenäste führt, welche unter fast rechtem Winkel aus einem größeren Stamme abzweigen, so bei dem Abgange der Arteria ophthalmica aus der Karotis und ähnlich bei der Abzweigung der Arteria centralis retinae aus der Arteria ophthalmica. Man könnte erwarten, daß an diesen Stellen der Embolus häufiger mit dem Blutstrom in den Hauptast weitergerissen wird (Groenouw).

Das ophthalmoskopische Bild der Embolie mit seiner höchst charakteristischen weißen Netzhauttrübung in der ersten Zeit, sowie die sofortige apoplektiforme völlige Erblindung der befallenen Netzhautpartien gleicht so vollkommen dem bei der Arteriosklerose beschriebenen, daß darauf sowie auf das Bild S. 106 verwiesen werden kann.

Bei der malignen Endokarditis, welche als Teilerscheinung schwerer septischer und pyämischer Erkrankungen auftritt, sieht man nicht selten Blutungen und weiße Herde im Augenhintergrunde, welche dem Bilde der sog. Retinitis septica entsprechen und dementsprechend auch an anderer Stelle (S. 57) beschrieben sind.

Die Arteriosklerose.

Vorkommen. Die Sklerose der Gefäße des Augenhintergrundes ist eine außerordentlich häufige Erkrankung. In welchem Prozentsatz bei allgemeiner Arteriosklerose sich die Veränderungen nachweisen lassen, ist natürlich schwer zu sagen. Die Antwort wird verschieden ausfallen, je nachdem man diesen Begriff enger oder weiter auffaßt. Wenn man sich auf die Fälle ausgesprochener Arteriosklerose beschränkt, mag man in etwa einem Drittel auch entsprechende Prozesse an den Gefäßen des Augenhintergrundes finden, sofern man auch die feineren eben mit dem Augenspiegel wahrnehmbaren Veränderungen mitrechnet.

Es ist ja bekannt, daß die Arteriosklerose einzelne Gefäßgebiete des Körpers befallen kann, während andere noch weitgehend verschont bleiben. So ist insbesondere aus den nachweisbaren Veränderungen im peripheren Arteriengebiet, wie an der Radialis, noch kein Rückschluß auf gleichstarke Prozesse an den Hirngefäßen zu ziehen. In dieser Hinsicht kommt den Augengefäßen und speziell den Netzhautarterien eine weit größere Bedeutung zu. Sie bilden ja gewissermaßen denjenigen Teil der Hirnarterien, welcher der Beobachtung direkt und unter sehr günstigen Bedingungen zugänglich ist, und auch sie sind „Endarterien". So findet man denn in der Tat eine Sklerose der Netzhautarterien besonders dort, wo auch die Verzweigungen der Hirnarterien erkrankt sind.

Bei der Gefäßsklerose der Aderhaut besteht dieser Parallelismus nicht. Bei ihnen sieht man nicht selten nur kleine inselförmige Bezirke des Augenhintergrundes befallen, während die übrigen Teile noch normal oder doch nahezu normal erscheinen. Es gibt hier geradezu gewisse Prädilektionsstellen, zu denen besonders die Gegend des hinteren Augenpols gehört.

Eigentümlich ist, daß meist beide Augen mit auffallender Gleichartigkeit erkrankt sind, sowohl was den Grad der Sklerose, wie auch was die Ausdehnung des betroffenen Gefäßgebietes besonders an der Aderhaut anbetrifft. Es herrscht hier oft eine überraschende Symmetrie (ähnlich übrigens z. B. auch bei der Lues congenita).

Pathologische Anatomie. Die Arteriosklerose tritt an den Gefäßen des Augenhintergrundes vorwiegend in Gestalt einer Endarteriitis auf. Es entstehen fleckförmige Verdickungen der Intima, welche das Gefäßlumen unregelmäßig gestalten und, wenn sie hochgradig sind, es bis auf einen kleinen durchgängigen Teil verengern können. Der Rest wird dann nicht selten durch Thromben noch plötzlich vollkommen verschlossen (s. u.). Es handelt sich sowohl um Endothelwucherungen mit oder ohne Vermehrung der elastischen Elemente, als auch um neugebildetes Bindegewebe zwischen Endothel und Elastica interna. Kalk- und Cholesterin-Einlagerungen in den Gefäßwandungen kommen ebenfalls vor. Diese Wucherungsvorgänge treten, wie schon erwähnt, umschrieben auf und sind nicht etwa als direkte Fortsetzung eines atheromatösen Prozesses an den großen Gefäßen (Aorta) aufzufassen. Die Veränderungen finden sich sowohl an den Arterien als auch an den Venen.

Nicht verwechselt werden dürfen mit diesen Prozessen die einfachen senilen Gefäßwandverdickungen, an welchen sich alle Schichten mit Ausnahme des Endothels beteiligen. Bei ihnen kommt es daher auch nicht zu einer so hochgradigen Beeinträchtigung des Gefäßlumens.

Das Augenhintergrundsbild bei der Arteriosklerose ist ein außerordentlich mannigfaltiges, weil sowohl das Gefäßgebiet der Aderhaut als auch das der Netzhaut isoliert befallen sein kann, und wir nicht nur direkt die Wandveränderungen der größeren Gefäßverzweigungen sehen, sondern in jedem Falle auch die durch die Ernährungsstörung des betreffenden Versorgungsgebietes bedingten Folgeerscheinungen.

Sind nur die feineren Gefäße betroffen, die wir — besonders an der Aderhaut — im Augenspiegelbild nicht mehr einzeln wahrnehmen können, so verrät sich der arteriosklerotische Prozeß ausschließlich an diesen sekundären Ernährungsstörungen des Augengewebes.

Zu diesen chronischen, unter Umständen bis zur Endovasculitis obliterans führenden Prozessen kommen an der Netzhaut noch die typischen Augenhintergrundsbilder hinzu, wie sie durch einen plötzlichen völligen oder nahezu völligen Verschluß des Gefäßlumens der großen Netzhautvenen und Arterien, meist durch Thrombenbildung, entstehen.

1. **Sklerose der Aderhautgefäße.** Erstreckt sich der Prozeß nur auf die kleinsten Gefäße und die Choriokapillaris, so können die Gefäßwandveränderungen nicht direkt wahrgenommen werden, da im Augenspiegelbild nur das Geflecht der größeren Gefäße einzeln verfolgt werden

kann Dagegen sieht man die Folgeerscheinungen: infolge des herdförmigen Auftretens des Krankheitsprozesses geht an umschriebener Stelle, mit scharfer Grenze gegenüber dem normalen Hintergrund, die Choriokapillaris und das darüberliegende von ihr ernährte Pigmentepithel zugrunde. Man sieht infolgedessen eine scharf begrenzte, etwas hellere und mehr bräunlichrote Stelle, an welcher gewöhnlich die großen Aderhautgefäße als rote Bänder deutlich und scharf umrandet sichtbar sind [1]), während sie in der normalen mehr dunkelroten Umgebung durch die Pigmentschicht stark verschleiert oder gänzlich verdeckt werden. Zwischen den Aderhautgefäßen sind — vorausgesetzt, daß es sich nicht um albinotische Individuen handelt — bräunliche Pigmentinseln erkennbar: das Chromatophorennetz der Aderhaut (nicht etwa das Pigmentepithel der Netzhaut!). Zuweilen sind die Ränder des Herdes dunkelbraun oder schwarz pigmentiert (Abb. 28) oder auch über den Herd sind schwarze Tupfen verstreut; es handelt sich hier um eine Auswanderung des Pigmentes in die Netzhaut (s. S. 27).

Wenn der Prozeß auch auf die großen Aderhautgefäße übergreift, so verlieren diese ihre rote Farbe und erscheinen mehr gelblichrot bis schließlich rein gelblichweiß, je nach der Stärke der Wandverdickung, durch welche ihre Blutsäule verdeckt wird (Abb. 29 und 30). Zuweilen schimmert auch noch in der Mitte des Gefäßbandes ein feiner roter Blutfaden hindurch. Dieses Netz von hellen Gefäßbändern hebt sich noch immer sehr deutlich und scharf von den dazwischenliegenden braunen Aderhautpigmentinseln ab. Bei längerem Bestand atrophiert auch dieses Pigment endlich mehr und mehr, es wird heller braun, weil die dahinterliegende weiße Sklera hindurchschimmert. Im Endstadium

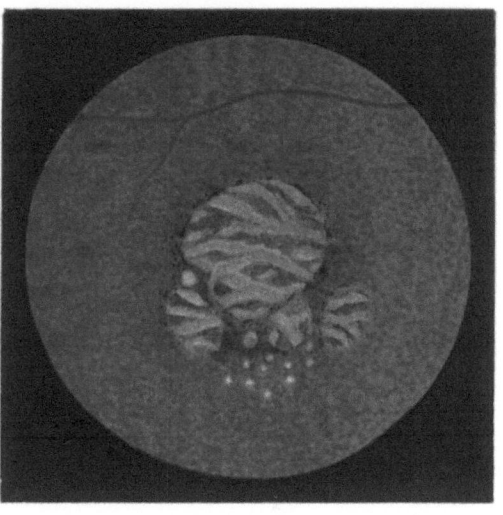

Abb. 28. Arteriosklerose der inneren Aderhautschichten: Fehlen des Pigmentepithels, so daß an dieser Stelle die großen Aderhautgefäße, die bereits beginnende Wandverdickung zeigen, deutlich hervortreten. Der Herd ist etwa papillengroß und an den Rändern pigmentiert. In der Umgebung einige „Drusen" der Glaslamelle (vgl. S. 104).

---

[1]) Zuweilen sind die großen Aderhautgefäße noch von einer Schicht stark pigmentierter Chromatophoren bedeckt und bleiben dann auch nach dem Schwund des Pigmentepithels fast unsichtbar. Man sieht dann einfach eine scharf begrenzte, teilweise von Pigment umrandete heller rote Stelle.

kann die Aderhaut fast vollkommen schwinden, und man sieht dann an vielen Stellen des Augenhintergrundes größere weiße Flecke mit scharfer, nicht selten teilweise pigmentierter Grenze, innerhalb deren das Netzwerk der gelblichweißen Gefäße noch eben zwischen den leicht bräunlichen Inseln des ehemaligen Aderhautstromas auf der weißen Sklera erkennbar ist. Eine derartige hochgradige Sklerose der großen Aderhautgefäße kann auch den ganzen Augenhintergrund einnehmen und bietet dann

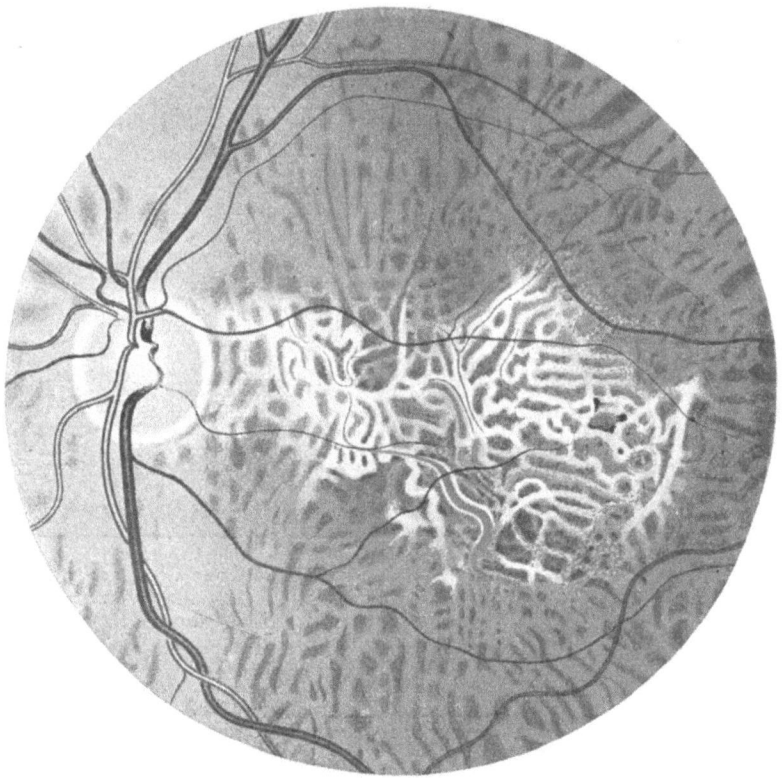

Abb. 29. Sklerose der Aderhautgefäße in der Makulagegend: Die großen Aderhautgefäße sind an umschriebener Stelle in obliterierte Stränge verwandelt, welche z. T. noch eine dünne Blutsäule erkennen lassen. (Nach Oeller.)

ein Bild wie Abb. 30, das wegen seiner großen Kontraste außerordentlich eindrucksvoll ist.

Als Folgeerscheinungen sieht man meist allenthalben verstreut klumpige schwarze Pigmentflecken in der Netzhaut liegen (sog. sekundäre Retinitis pigmentosa) (Abb. 30). Zuweilen verschwindet auch die Netzzeichnung der Aderhautgefäße hinter einer grauweißen Fläche mit einem Durchmesser von einer oder mehrerer

Papillenbreiten: bindegewebige Schwartenbildungen zwischen Aderhaut und Netzhaut. Diese Folgeerscheinungen — schwarze Pigmentklumpen und bindegewebige Herde — können zwar im Bilde sehr auffällig sein, spielen aber für den ganzen Prozeß keine wesentliche Rolle. Es kommt hier immer in erster Linie auf die veränderte Farbe der Gefäße selbst an.

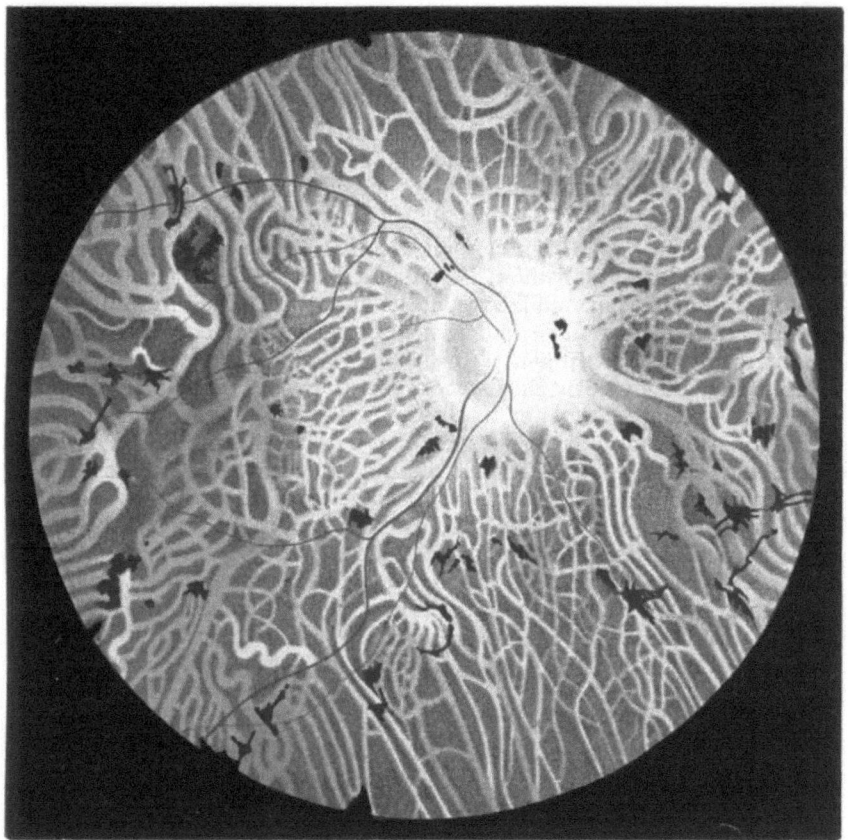

Abb. 30. Hochgradige Sklerose der Aderhautgefäße: Fast alle großen Gefäße sind in weiße Stränge verwandelt. Sekundäre Pigmentdegeneration der Netzhaut. Außerdem Sklerose der Netzhautgefäße, die hochgradig verengt erscheinen. (Nach Oeller.)

Natürlich ist an allen den Stellen, an denen infolge dieses Prozesses die Choriokapillaris mit dem Pigmentepithel zugrunde gegangen ist, auch die von ihr ernährte Schicht der perzipierenden Netzhautelemente geschwunden, mit anderen Worten, diese Stellen sind für den Sehakt verloren.

Eine besondere Form der Ernährungsstörung infolge leichter Sklerose der Choriokapillaris bildet eine auf scheinbar noch normalem Hintergrunde liegende feinste, eben sichtbare gelblichgraue Tüpfelung, die meist die Gegend der Macula lutea befällt. Es handelt sich um umschriebene schollige Auflagerungen auf der Innenfläche der Lamina vitrea der Aderhaut, die als deren Ausscheidungen bzw. Degeneration aufzufassen sind. Die Pigmentepithelien scheinen sich an ihrer Bildung nur selten zu beteiligen, umwuchern aber die kleinen Knöpfchen gern. Man bezeichnet sie als Drusen der Glaslamelle (s. Abb. S. 101). Sie werden leicht übersehen und meist nur im aufrechten Spiegelbilde deutlich erkannt. Diese Drusen sind als eine harmlose senile Erscheinung aufzufassen, verursachen allerdings beträchtliche Sehstörungen, wenn sie gerade unter der Fovea centralis sitzen, denn auch hier gehen die darüberliegenden Sehelemente der Netzhaut zugrunde.

2. **Sklerose der Netzhautgefäße.** Die Netzhautgefäße eignen sich besonders zum Studium der sklerotischen Veränderungen, da sie an der Innenfläche der Netzhaut liegen, also durch keine Gewebsschicht mehr von den durchsichtigen Medien getrennt sind.

Während hier normalerweise die Gefäßwandungen überhaupt nicht bzw. nur an den großen Gefäßen auf der Papille im aufrechten Bilde als feine graue Säume zu beiden Seiten der Blutsäule sichtbar sind, und diese selbst ein regelmäßigeres nach der Peripherie hin allmählich abnehmendes Kaliber hat, ändert sich beides unter dem Einflusse der sklerotischen Veränderungen.

Mit der zunehmenden Endarteriitis, die in vielen Fällen auch von einer Endophlebitis begleitet ist, verringert sich der Durchmesser der Blutsäule beträchtlich: die Gefäße, besonders auffällig die Arterien, erscheinen schmäler und oft fadendünn, so dünn, daß sie in einiger Entfernung von der Papille auf dem roten Untergrund kaum noch erkennbar sind (Abb. 30). Die verdickten Wandungen sind dann oft im aufrechten Bilde als feine weiße Streifen, welche die schmale blasse Blutsäule begleiten, sichtbar (Abb. 31). In fortgeschritteneren Fällen kann es zur Endarteriitis obliterans kommen, d. h. man erblickt überhaupt keine Blutsäule mehr, sondern an Stelle der Hauptgefäßverzweigungen nur noch feine weiße Linien, die obliterierten Gefäßrohre[1]).

Die Folgeerscheinung der zunehmenden Netzhautgefäßsklerose muß schließlich die Ernährungsstörung im Versorgungsgebiete sein, d. h. sie muß zur Atrophie der inneren Netzhautschichten führen. Da schon die normale Netzhaut so gut wie durchsichtig ist, läßt sich dieser Schwund der inneren Schichten im Hintergrundsbild freilich nicht erkennen. Da sich aber die Nervenfaserschicht in den Sehnerven fortsetzt, ist die notwendige Folge eine Sehnervenatrophie.

Bei beginnender Wandveränderung der kleinen Gefäße, besonders der Venen, können auch im Hintergrunde verstreut kleinere oder größere Blutungen der Netzhaut auftreten, deren Form und Größe, wie schon wiederholt erwähnt, vorwiegend durch ihre Lage bestimmt wird. Sie spielen prognostisch eine große Rolle (s. u.); ihr Auftreten

---

[1]) Es ist natürlich sehr wohl möglich, daß dort, wo ophthalmoskopisch auch im aufrechten Bilde keine Blutsäule mehr erkennbar ist, in Wirklichkeit doch noch ein feiner, für Blutkörperchen durchgängiger Spalt besteht, der durch die verdickten und undurchsichtigen Wandungen mit dem Augenspiegel unter gewöhnlichen Beobachtungsbedingungen nicht mehr erkennbar ist.

wird durch die fast immer bestehende gleichzeitige Blutdrucksteigerung begünstigt.

Eine seltenere und weniger wichtige, aber interessante Folgeerscheinung ist die Ausbildung eines Kollateralkreislaufes. Besonders wenn die größeren zur Papille führenden Venen streckenweise undurchgängig geworden sind, bildet sich allmählich ein neuer Kreislauf aus, indem das Blut durch korkzieherartig geschlängelte Gefäße zur nächsten noch durchgängigen Vene abgeführt wird. Es handelt sich hier um erweiterte Kapillaren, die unter dem Einflusse des durch die Blutstauung anwachsenden Blutdruckes allmählich zu Kollateralbahnen sich umwandeln. Abb. 31 zeigt ein derartiges Beispiel: durch einen hier lokalen Prozeß (glaukomatöse Exkavation) ist eine Obliteration der Vena temporalis inferior erfolgt, und in einer Reihe neuer Bahnen wird das Blut ihrer Seitenäste in die Vena temporalis superior abgeführt (das obliterierte Stück ist als weißer, eine dünne Blutsäule führender Strang erkennbar).

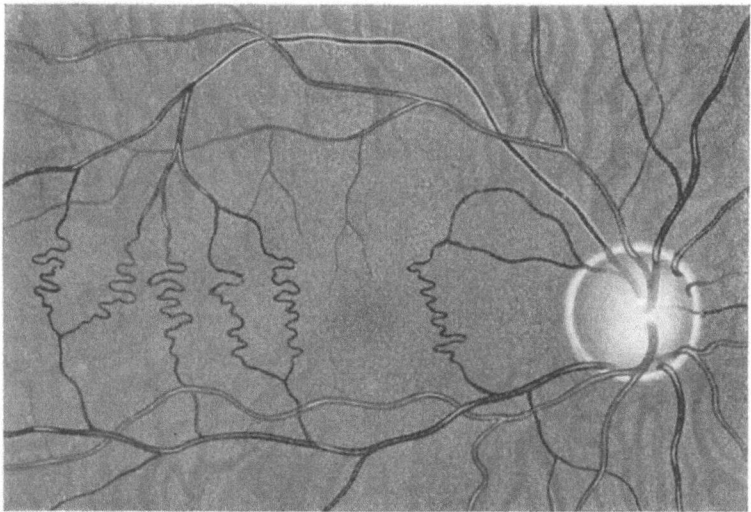

Abb. 31. Aufrechtes Bild: Kollateralkreislauf bei einer Obliteration der Vena temporalis super. (an der weißen Einscheidung kenntlich) im Verlaufe einer glaukomat. Exkavation des Sehnerven. Das Blut wird auf 6 Bahnen nach der Vena temporalis inferior abgeführt.

Der Geübte kann, besonders bei der starken Vergrößerung des aufrechten Bildes, noch manche andere Erscheinungen der Sklerose an den Gefäßen der Netzhaut wahrnehmen. Hierher gehören kleine Miliaraneurysmen an den Arterien in Gestalt umschriebener spindelförmiger Verdickungen oder kleinster Auswüchse am Gefäßrohr. Sie sind zwar selten, aber prognostisch wichtig, weil sie sich gern auch ausgedehnt an den Hirngefäßen finden und hier leicht zu Blutungen Veranlassung geben. Auch die Venen lassen zuweilen ähnliche Varikositäten und umschriebene Kaliberänderungen erkennen, die mit teilweise starker Schlängelung des Gefäßes einhergehen. Auf die pathologischen Pulsationserscheinungen soll hier wegen der Schwierigkeit, welche ihre Wahrnehmung und ihre Deutung dem Nichtspezialisten darbietet, nicht näher eingegangen werden. Das gleiche gilt von Verbreiterungen des Reflexstreifens an den Gefäßen, die ebenfalls als ein Anfangssymptom von Arteriosklerose gedeutet werden. Erwähnt sei aber, daß man zuweilen an den Gefäßwandungen glitzernde Stellen wahrnehmen kann: es handelt sich um Kalk- und Cholesterineinlagerungen.

106 Die Krankheiten des Zirkulationsapparates.

Die Sklerose der Netzhautgefäße tritt wie die der Aderhautgefäße fast immer doppelseitig auf. Beide können sich natürlich kombinieren.

3. **Der plötzliche Verschluß von Netzhautarterien und Venen** bietet infolge der schnellen Unterbrechung der Blutzirkulation ganz im Gegensatz zu der langsamen Obliteration ein besonderes Bild dar. Er entsteht bei der Arteriosklerose fast immer dadurch, daß sich an Stellen mit umschriebener Endovaskulitis ein Thrombus bildet, sowohl innerhalb der Arterien, als auch der Venen. Die Thrombose

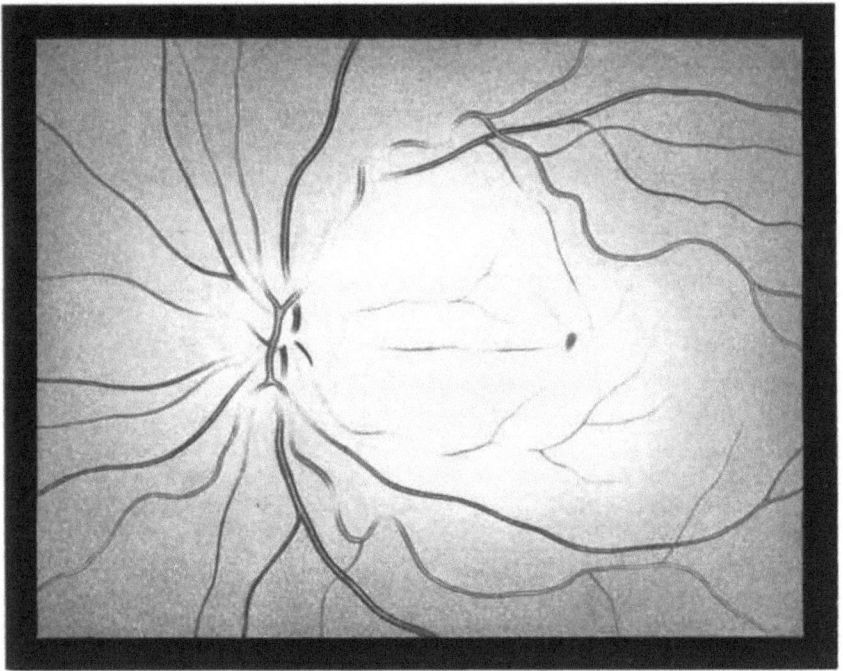

Abb. 32. Typisches Bild eines frischen plötzlichen Verschlusses der Art. centr. retinae (Embolie oder Thrombose): Ausgedehnte ischämische Netzhauttrübung, in welche die Netzhautgefäße teilweise eintauchen; die Macula lutea hebt sich als roter Fleck hervor.

entsteht also erst auf der Basis von arteriosklerotischen Gefäßwandveränderungen. Prädilektionsstellen sind vor allem die rechtwinkeligen Umbiegungen der Gefäße bei ihrem Austritt aus der Papille in die Netzhaut. So kommt es denn auch am häufigsten zu einem Verschluß entweder der ganzen Zentralarterie bzw. Zentralvene oder ihrer großen Äste (Arteria bzw. Vena temporalis oder nasalis superior bzw. inferior) sowie auch kleinerer ebenfalls von der Papille ausgehender Zweige.

Der plötzliche Verschluß der Arterien führt zu einem höchst charakteristischen Bilde. Subjektiv tritt infolge des fehlenden Kollateralkreislaufes momentane Erblindung des betreffenden Auges ein, die fast ausnahmslos eine dauernde ist[1]). Die Papille ist blaß, die Arterien erscheinen meist (nicht immer!) wesentlich verengt. Vor allem ist aber in frischen Fällen die Netzhaut in großer Ausdehnung von einer **weißgrauen milchigen Trübung (Ischämie der Netzhaut)** eingenommen, welche auf einer von ausgedehntem Ödem begleiteten Degeneration der inneren Netzhautschichten, soweit sie Versorgungsgebiet

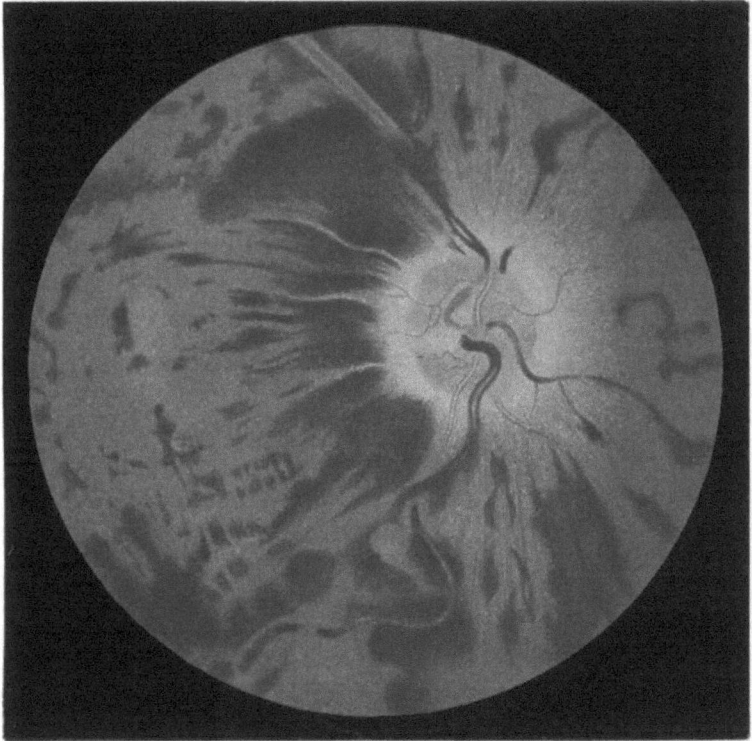

Abb. 33. Thrombose der Zentralvene, zahlreiche lachenförmige Blutungen der Netzhaut. (Nach Oeller.)

der betreffenden Arterien sind, beruht. Aus dieser Trübung taucht die Fovea centralis als eigentümlicher kirschroter kleiner Fleck heraus. Die Trübung nimmt nach der Peripherie hin allmählich an Intensität ab (vgl. Abb. 32). Kleine Netzhautblutungen können dabei zuweilen

---

[1]) Es kommt nicht selten vor, daß kleine an der Papille oder an ihrem Rande isoliert entspringende Arterienästchen (sogen. zilioretinale Gefäße) vorhanden sind, die bei der Thrombose unbeteiligt bleiben. Dann ist auch bei der Netzhauttrübung der kleine ihnen zugehörige Versorgungsbezirk ausgespart und ein geringes Sehvermögen erhalten (vgl. S. 17 u. Abb. 7).

auftreten. Ist nur ein Ast der Arterie befallen, so erstreckt sich auch die Trübung nur keilförmig auf das betreffende Versorgungsgebiet und ist dann meist ziemlich scharf gegen das Gebiet der nicht befallenen Arterien abgegrenzt.

Allmählich im Laufe der nächsten Wochen oder Monate schwindet die Trübung wieder. Die inneren Netzhautschichten atrophieren, und es tritt das Bild der Sehnervenatrophie mit scharfen Grenzen der Papille und engen Arterien auf.

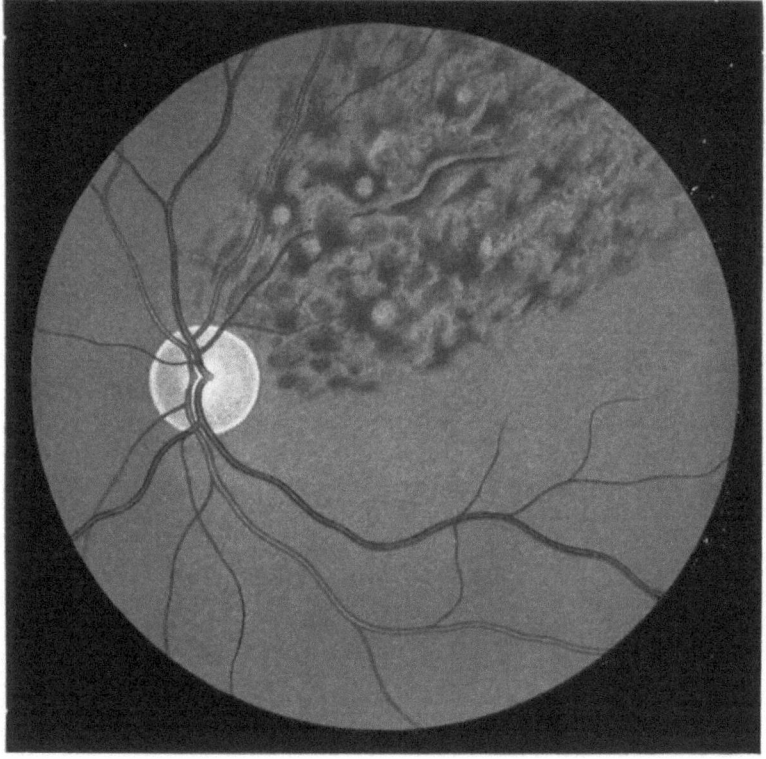

Abb. 34. Astthrombose der Zentralvene des rechten Auges: Die Blutungen sind auf das Versorgungsgebiet der Vena temporalis inferior beschränkt (umgekehrtes Bild).

Erheblich häufiger als der Verschluß der Arterien ist die Thrombose der Zentralvene. Die Sehstörung ist in diesen Fällen ebenfalls beträchtlich, führt aber nicht sofort zur völligen Erblindung des Auges, da der arterielle Zufluß zunächst nicht unterbrochen, vielmehr nur der Abfluß des Blutes behindert ist. Dafür treten ausgedehnte Blutungen der Netzhaut auf, die besonders in der Umgebung der Papille oft so zahlreich sind, daß der größere Teil des Hintergrundes hier von ihnen bedeckt ist (Abb. 33). Meist sind sie entsprechend ihrer Lage in der Nervenfaserschicht streifenförmig. Die Papille selbst ist hyperämisch, ihre Grenzen ödematös verwaschen, und die Netzhautvenen hochgradig gestaut und verbreitert. Bei unvollständiger Thrombose sind die Blutungen entsprechend weniger zahlreich. Oft nimmt die Zahl der Hämorrhagien in der ersten Woche nach der Thrombose noch erheblich zu. Die Papillengrenzen sind infolge Stauungsödems hochgradig verwaschen.

Wird nur **einer der Äste der Vene** befallen, ein mindestens ebenso häufiges Bild, so sind die lachenförmigen Blutungen nur wieder in dem Versorgungsgebiet der betreffenden Vene vorhanden und nehmen dann einen keilförmigen, nach der Papille spitz zulaufenden Teil des Hintergrundes ein (Abb. 34).

Ganz allmählich im Laufe von Monaten pflegen sich die Blutungen zu resorbieren. Während dieser Zeit treten häufig weiße Degenerationsherde in der Netzhaut auf, ja das Bild kann der Retinitis albuminurica recht ähneln. Bei Thrombose der Zentralvene tritt meist, bevor es zu nennenswerter Resorption kommt, als Komplikation ein schweres Sekundärglaukom auf, das spezialärztliche Behandlung erforderlich macht und die Prognose für das Auge recht ungünstig gestaltet. Bei der Astthrombose bildet sich zuweilen der schon oben erwähnte venöse Kollateralkreislauf aus, durch welchen das Blut nach einem anderen noch durchgängigen Venenast abgeführt wird. Die Thrombosen der Netzhautarterien und -venen sind in der Mehrzahl der Fälle einseitig.

4. **Veränderungen an der Sehnervenpapille.** Eine arteriosklerotische Sehnervenatrophie tritt, wie oben erwähnt wurde, immer dann ein, wenn es infolge Endarteriitis obliterans oder infolge eines thrombotischen Verschlusses der Netzhautarterien zu einer Atrophie der inneren Schichten der Retina kommt. Sie kann aber auch in anderen Fällen zustande kommen, indem nämlich besonders die kleineren das Sehnervengewebe versorgenden Gefäße erkranken. Bei Sektionen kann man außerdem beobachten, daß zuweilen die sklerotische Arteria ophthalmica den Sehnerven am Foramen opticum, in das sie mit ihm zusammen eintritt, drückt und deformiert (Abb. S. 140). Auch auf diese Weise können gelegentlich einmal Faserbündel des Sehnerven zugrunde gehen, doch dürfte dies die seltenste Ursache arteriosklerotischer Atrophie sein. Die arteriosklerotische Sehnervenatrophie zeigt immer eine weiße, scharf umgrenzte Papille mit engen oder auch völlig obliterierten Netzhautgefäßen.

Manche im höheren Alter auftretende Neuritiden des Sehnerven müssen wohl auch auf arteriosklerotische Prozesse zurückgeführt werden, wenn sich sonst keinerlei Anhaltspunkte für ihre Ursache finden. Sie zeigen in bekannter Weise eine Rötung der Papille mit verwaschenen Grenzen, gestauten Netzhautvenen, aber engen Arterien, und als Funktionsstörung eine hochgradige Herabsetzung der Sehschärfe mit zentralem Skotom im Gesichtsfeld.

Diagnostische Bedeutung. Das Bild der hochgradigen Gefäßsklerose der Aderhaut und Netzhaut kann in fast gleicher Weise auch bei der Lues auftreten, sowohl bei der erworbenen, als auch bei der angeborenen. Eine Unterscheidung aus dem Hintergrundsbild allein ist oft unmöglich. Neben der Untersuchung auf Lues, die in jedem Falle besonders im mittleren Lebensalter vorzunehmen ist, muß das Alter des Patienten mitberücksichtigt werden: es ist selbstverständlich, daß im Kindesalter ein derartiges Bild ohne weiteres auf Lues congenita wird zurückgeführt werden müssen.

Für eine **Sklerose der Aderhautgefäße** wird von Anfängern gern ein normaler, besonders stark getäfelter Augenhintergrund (s. S. 19) gehalten, wie er infolge schwacher Pigmentierung des Netzhautepithels als physiologische Abart häufig ist. Zu der Diagnose verleitet hier der starke Farbenkontrast zwischen den hellroten Aderhautgefäßen und den dunkelbraunen Inseln von pigmentiertem Aderhautstroma. Hält man sich aber an den Grundsatz, eine Gefäßsklerose nur dann zu diagnostizieren, wenn die Aderhautgefäße ihre rote Farbe verloren haben, so kann man nicht irren.

Eine **Sklerose und Obliteration der Netzhautgefäße** kann auch durch eine lokale Augenerkrankung sekundär bedingt werden, z. B. durch Abknickung der Gefäße am Rande einer Exkavation der Papille beim Glaukom. In diesem Falle hat sie mit einer Arteriosklerose natürlich nichts zu tun und es kommt ihr für den Organismus keinerlei prognostische Bedeutung zu. Die **Perivaskulitis** der Netzhautgefäße, kenntlich an den starken weißen Einscheidungen der Blutsäule, ist, besonders wenn sie auf die nächste Umgebung der Papille lokalisiert bleibt, in der Regel Folgeerscheinung einer früheren Neuritis des Sehnerven. Sie ist mit weißer Verfärbung der Papille vergesellschaftet (s. Abb. S. 40). Auch ihr kommt dann eine rein lokale Bedeutung zu.

Die arteriosklerotischen **Netzhautblutungen** unterscheiden sich in Aussehen und Zahl in nichts von denen, wie sie bei Anämien, Infektionskrankheiten, Diabetes und Nephritis usw. vorkommen. Auch sie sind meist doppelseitig. **In jedem Falle arteriosklerotischer Netzhautgefäßerkrankungen oder Blutungen muß stets der Urin auf Eiweiß und Zucker untersucht werden.** Eine Arteriosklerose ist besonders bei älteren Personen dann als Ursache anzunehmen, wenn die übrigen ätiologischen Momente ausgeschaltet sind und besonders eine Erhöhung des Blutdruckes vorhanden ist. Von ihnen unterscheiden sich die Blutungen, wie sie durch Thrombose der Zentralvene oder eines ihrer Hauptäste bedingt werden, stets durch ihre Massenhaftigkeit bei gleichzeitiger Beschränkung auf ein Auge bzw. auf das Versorgungsgebiet eines Gefäßes. Diese Unterscheidung ist wichtig wegen der verschiedenen prognostischen Bedeutung (s. u.). Daß bei ihrer späteren Resorption durch Hinzutreten von Netzhautdegenerationsherden gelegentlich einmal ein der Retinitis albuminurica fast gleiches Bild entstehen kann, wurde bereits erwähnt. Doch ist hierbei zu beachten, daß die letztere fast stets doppelseitig auftritt, während bei Thrombose der Vene eines Auges die Erkrankung sich auf eben dieses Auge beschränkt. Eine Untersuchung des Urins sollte trotzdem in jedem Falle von Netzhautvenenerkrankung erfolgen.

Prognostische Bedeutung. Die Prognose für das Auge ist in allen Fällen von Arteriosklerose insofern ungünstig, als die Atrophie des betreffenden Versorgungsgebietes der Netzhautelemente, zu welcher sie führt, irreparabel ist. Es kommt dabei vor allem auf die Ausdehnung des betroffenen Bezirkes an, und besonders ob die Stelle des schärfsten

Sehens, also die Macula lutea dabei mitbeteiligt ist. Eine günstige Ausnahme bildet eigentlich nur die Thrombose eines Astes der Netzhautvene. Hier erfolgt häufig im Laufe von Monaten eine Resorption der Blutungen und zuweilen eine beträchtliche Wiederherstellung des Sehvermögens, wie denn überhaupt Netzhautblutungen im allgemeinen resorbiert zu werden pflegen, allerdings oft unter Hinterlassung von Zerstörungen im Netzhautgewebe.

Von besonderer Bedeutung für das Leben des Kranken ist die Frage, inwieweit aus dem Zustande der Augengefäße ein Rückschluß auf den Grad einer arteriosklerotischen Erkrankung der Hirngefäße gezogen werden kann. In der Tat sind in der Mehrzahl der Fälle Hirn- und Netzhautarterien gleichzeitig befallen, und die Erfahrung lehrt, daß die Prognose quoad vitam bei jeder sichtbaren stärkeren Arteriosklerose der Netzhaut im mittleren und höheren Lebensalter als ernst aufzufassen ist; eine Hirnapoplexie tritt in der Mehrzahl bereits innerhalb der nächsten Jahre ein. Die gleiche ernste Bedeutung hat jenseits des 40.—50. Lebensjahres der akute thrombotische Verschluß der Zentralarterie der Netzhaut, der ja, wie wir sehen, ebenfalls auf endarteriitische Wandveränderungen zurückzuführen ist.

Es sei hier nochmals hervorgehoben, daß der plötzliche Verschluß der Zentralarterie nicht nur bei Arteriosklerose, sondern auch durch Embolie zustande kommen kann, so bei Endokarditis, im Wochenbett oder auch ohne nachweisbare Ursache. In diesen Fällen kann natürlich von einer ungünstigen Prognose quoad vitam nicht gesprochen werden, sofern nicht eben die Endokarditis selbst eine Lebensgefahr bildet. Das ophthalmoskopische Bild zeigt immer nur die akute Ischämie der Netzhaut an; man kann in der Regel nicht entscheiden, ob eine arteriosklerotische Erkrankung mit Thrombose oder eine Embolie vorliegt. Besonders in jugendlichen Alter, zumal bei fehlender Blutdrucksteigerung, ist der Verschluß der Zentralarterie wohl meist auf Embolie zurückzuführen und auf jeden Fall ohne ernstere Bedeutung für den Allgemeinzustand.

Auch bei den arteriosklerotischen Netzhautblutungen müssen innerhalb der nächsten Jahre Schlaganfälle erwartet werden, auch dann, wenn an den größeren Netzhautgefäßen sichtbare Veränderungen noch nicht nachgewiesen sind. Diese Gefahr ist besonders dann vorhanden, wenn — wie es meist der Fall ist — eine stärkere Blutdrucksteigerung vorhanden ist, und die Blutungen zu mehreren und doppelseitig aufgetreten sind (einzelne Hämorrhagien auf nur einem Auge bei fehlender Blutdrucksteigerung sind dagegen günstiger zu beurteilen).

Im Gegensatz hierzu ist die Prognose bei einer Thrombose der Zentralvene oder einzelner ihrer Hauptäste wesentlich besser. Häufig bleibt der Krankheitsprozeß auf das Auge lokalisiert und höchstens in der Hälfte aller Fälle des späteren Lebensalters machen sich allmählich die Anzeichen einer beginnenden Arteriosklerose der Hirngefäße bemerkbar, oft erst nach längerer Zeit, selbst dann, wenn an den peripheren Arterien anderer Körperstellen bereits eine Sklerosierung nachweisbar ist. Tritt die Thrombose in früheren Jahren auf, so liegen die Verhältnisse noch günstiger. Freilich ist auch hier immer Voraussetzung, daß keine stärkere Blutdrucksteigerung besteht. Es muß daran festgehalten werden, daß diese bei allen Netzhautblutungen als ein ernstes Symptom aufzufassen ist, das die Gefahr eines Schlaganfalles nahe rückt.

Die **Sklerose der Aderhautgefäße** hat im Gegensatz zu den Netzhautgefäßveränderungen vorwiegend lokale Bedeutung. Aus ihr kann ein Rückschluß auf das Verhalten der Hirngefäße nicht gezogen werden. Überhaupt sind die Erkrankungen besonders der kleineren Aderhautgefäße oft nur als senile Veränderungen aufzufassen.

Blutkrankheiten.
Allgemeines.

In allen **anämischen Zuständen** muß sich der verringerte Hämoglobingehalt des Blutes auch an der **blasseren Farbe des Augenhintergrundes** bemerkbar machen, denn dessen Farbe ist ja zu einem erheblichen Teile durch den Blutgehalt der Chorioidea bedingt.

Man darf aber die Erwartungen in dieser Hinsicht nicht zu hoch schrauben. Die normalen Spielarten in der Farbe des Augenhintergrundes, wie sie durch den individuell sehr verschiedenen Pigmentgehalt des Netzhautepithels bedingt werden, sind so mannigfaltig, daß es unmöglich ist, hier eine normale Grenze festzusetzen, über die hinaus der Fundus als anämisch bezeichnet werden könnte. Nur in manchen Fällen, besonders bei der Leukämie, gelingt dies an der eigentümlichen orangeroten Färbung, welche hier der Hintergrund annehmen kann, falls der Pigmentgehalt auch hier nicht die Aderhaut zu stark bedeckt.

In der **blassen Farbe der Sehnervenpapille** drückt sich in schweren Fällen von Anämie der geringe Hämoglobingehalt ebenfalls aus. Doch behält die Papille hier immer noch einen leicht rötlichen Ton, der sie vom Bilde einer Sehnervenatrophie unterscheidet.

Ein günstigeres Beobachtungsobjekt sind die **Netzhautgefäße.** Die hellere Färbung der Blutsäule ist in ihnen gut nur während ihres Verlaufes auf der Papille erkennbar; darüber hinaus erscheinen sie auf dem roten Untergrund meist wenig gegenüber dem normalen Aussehen verändert. Der Farbenunterschied zwischen den hellen Arterien und den dunkelroten Venen schwindet oft ganz erheblich.

Außerdem sind **Kaliberveränderungen** der Netzhautgefäße sehr häufig, gleichgültig welche Ursache die Anämie hat. Besonders die Arterien sind dann mehr oder weniger verengt. Auffälliger noch ist die häufige Verbreiterung der Venen, die meist mit stärkerer Schlängelung einhergeht. Sie kann besonders bei der Leukämie hervortreten, und hier Grade annehmen, daß die Venen an Dicke die Arterien um das Fünffache übertreffen. Dabei ist denn auch der zentrale Reflexstreifen entsprechend verbreitert. Wahrscheinlich werden die dünnwandigen Venen unter dem Einfluss des intraokularen Druckes infolge der verminderten Wandspannung breitgedrückt, so daß ihr Querschnitt nicht mehr annähernd rund, sondern elliptischer wird.

Alle diese Erscheinungen sind aber nur graduell verschieden und gehen ohne scharfe Grenze in das Physiologische über.

Wichtiger sind daher diejenigen Veränderungen, welche unter allen Umständen als pathologisch anzusehen sind, **Blutungen der Netzhaut** und **Degenerationsherde** bzw. **Netzhautödem**. Sie treten fast immer doppelseitig auf, wie fast alle Augenhintergrundsveränderungen, sofern sie nicht eine rein lokale Ursache haben.

Die Blutungen kommen nicht nur bei allen Formen der Anämie, sondern auch bei den hämorrhagischen Diathesen und der Hämoglobinämie vor, ganz abgesehen davon, daß sie bekanntlich auch bei vielen anderen Allgemeinerkrankungen ein häufiges Symptom bilden. Sie bieten also an sich nichts Charakteristisches. Ihre Form hängt dabei, wie stets, in erster Linie von der Lage innerhalb der Netzhautschichten ab (vgl. S. 30).

Immerhin kann nicht nur ihr fast regelmäßiges und zahlreiches Auftreten bei den einen Erkrankungen (perniziöse Anämie, Leukämie), ihr höchst seltenes und spärliches bei den anderen (z. B. Chlorose, sekundäre Anämie bei Karzinom) diagnostisch verwertet werden, auch ihre Lage am Augenhintergrund bietet gewisse Anhaltspunkte: bei der Leukämie liegen die höchst charakteristischen kleinen zahlreichen Blutherdchen vorzugsweise in den peripheren Teilen des Augenhintergrundes, während sie bei den meisten anderen Erkrankungen fast immer in der weiteren Umgebung der Papille, also mehr am hinteren Pol des Auges vorhanden sind. So können für die klinische Diagnostik immerhin Anhaltspunkte aus dem Augenhintergrundsbilde gewonnen werden (näheres siehe bei den einzelnen Abschnitten).

Die kleinen weißen Degenerationsherde der Netzhaut spielen bei den Bluterkrankungen nirgends eine dominierende Rolle. Mit Ausnahme der Krebskachexie vielleicht treten sie gegenüber den Blutungen vollkommen zurück und begleiten diese nur zuweilen. Anatomisch bestehen sie fast immer aus gangliform gequollenen Nervenfasern (s. S. 24). Auch Netzhautödem tritt nur gelegentlich und in geringerem Grade ophthalmoskopisch in Erscheinung, meist nur an einer Verschleierung der Papillengrenzen kenntlich. So kommen Bilder, wie sie bei der Nephritis und dem Diabetes so häufig sind, hier nicht vor, und der Begriff „Retinitis" hat eigentlich nur bei den etwas typischeren Bildern der Retinitis leucaemica und R. cachecticorum mit gewisser Berechtigung geprägt werden können. Das Hintergrundsbild, wie es bei schweren Blutverlusten beschrieben werden wird, nimmt wegen seiner Pathogenese eine besondere Stellung ein.

Chlorose.

Bei der Chlorose sind die Veränderungen am Augenhintergrund wenig charakteristisch und diagnostisch ohne Bedeutung.

In einem beträchtlichen Teile der Fälle — die Statistiken sprechen etwa von einem Viertel — läßt sich an den Netzhautgefäßen überhaupt kein pathologischer Befund erheben. Bei den übrigen sieht man die schon genannte Abblassung der Blutsäule, besonders soweit die Gefäße auf der Papille verlaufen, an den Venen nicht selten auch eine Verbreiterung und Schlängelung. Gelegentlich treten an den Arterien Pulsationserscheinungen auf, die sich für gewöhnlich bekanntlich im Augenspiegelbild nicht bemerkbar machen. Meist handelt es sich hierbei um gutgenährte Individuen. Bei vorgeschrittenem Kräfteverfall und bei mangelhaftem Ernährungszustand sind die Netzhautgefäße eher verengt und verlaufen dann auch nicht geschlängelt.

Wichtiger als diese unbedeutenden Kaliberveränderungen an den Blutgefäßen ist die Tatsache, daß bei der unkomplizierten Chlorose **Netzhautblutungen** sehr selten sind (sie wurden nur in etwa 1 % der Fälle beobachtet), und auch dann fast stets nur in sehr geringer Zahl oder einzeln auftreten. Damit unterscheidet sich das Augenspiegelbild durchaus von demjenigen bei der perniziösen Anämie und Leukämie.

Ebenso selten kommt eine Veränderung des Sehnerveneintrittes zur Beobachtung, die in leichten Fällen nur in einer Unschärfe der Grenzen der Papille sich charakterisiert, in schwereren Fällen alle Übergänge bis zum ausgesprochenen Bilde der **Stauungspapille** aufweist. Es ist möglich, daß die Ursache in einer intrakraniellen Drucksteigerung zu suchen ist, wie sie bei Chlorose ja beobachtet ist. Aber man mache es sich in jedem dieser Fälle zur Pflicht, in erster Linie an ein anderes zerebrales Leiden, auch an Nephritis zu denken und die Chlorose als Ursache erst anzunehmen, wenn die Untersuchung keine anderen Anhaltspunkte ergeben hat.

Beruht die Veränderung nur auf der Chlorose, so besteht Aussicht, daß sie mit deren Heilung wieder schwindet, ohne daß eine besondere Gefahr für das Sehvermögen einzutreten braucht.

Perniziöse Anämie.

Bei der perniziösen Anämie stehen ganz im Gegensatz zur Chlorose die **Netzhautblutungen** im Vordergrund des Interesses. Sie sind in der Mehrzahl der Fälle vorhanden und fehlen im späteren Stadium nur sehr selten. Sie treten nicht nur vereinzelt auf, sondern sind fast immer recht zahlreich. Da sie meist in der Umgebung der Papille sitzen, entgehen sie auch der Beobachtung nicht leicht. Sie liegen in allen Schichten der Netzhaut, wie man aus ihrer Größe und Form ohne weiteres erkennen kann (vgl. hierüber S. 30). Abb. 35 zeigt z. B. sowohl eine präretinale Blutung, wie solche zwischen den Nervenfasern und in den tieferen Schichten der Retina.

Wie bei allen Netzhautblutungen, gleichgültig welcher Ursache, finden sich zuweilen in ihrer Mitte oder am Rande weiße Flecke. Die Blutungen entsprechen durchaus den auch an anderen Stellen (Gehirn) vorkommenden. **Anatomisch** konnte einige Male eine fettige Degeneration der Gefäßwandungen, embolische Verschlüsse der Kapillaren, auch kleine Aneurysmen nachgewiesen werden.

Auch die **weißen Flecke**, wie sie durch gequollene Nervenfasern entstehen, treten daneben auf, meist in der Größe von $1/4$—$1/2$ Papillendurchmesser (in seltenen Fällen auch einmal fettige Degenerationsherdchen, wie bei der Retinitis albuminurica). Immer stehen aber die Blutungen an Zahl weit im Vordergrunde.

Eine ödematöse Trübung der Netzhaut kann ebenfalls hinzutreten und auch die Papillengrenzen unscharf machen. Die Papille ist begreiflicherweise meist recht anämisch, die Netzhautgefäße eher eng. Eine starke Verbreiterung und Schlängelung der Venen, wie bei der Leukämie, fehlt in der Regel. Sehstörungen kommen im wesentlichen nur dann in Frage, wenn die Blutungen die Macula lutea einnehmen.

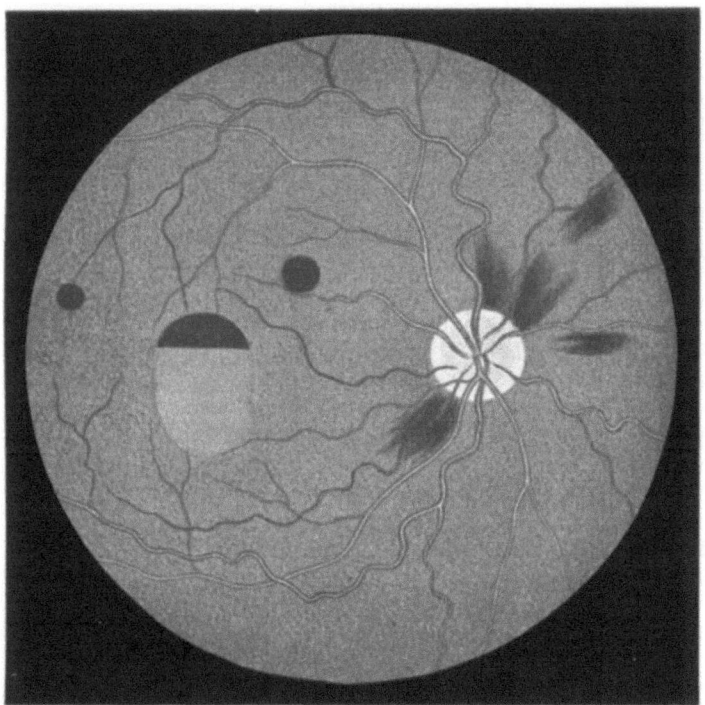

Abb. 35. **Perniziöse Anämie** (25%/$_0$ Hämoglobin): Sehr blasser Hintergrund, anämische Papille, zahlreiche Netzhautblutungen, darunter auch eine präretinale.

Diagnostisch hat das Augenhintergrundsbild insofern große Bedeutung, als zahlreiche Blutungen stets gegen die anderen sog. sekundären Anämien sprechen, da sie bei diesen sowohl an Zahl als auch an Häufigkeit ungleich seltener sind. Insbesondere bei der Anämie bei Magenkarzinom pflegen sie zu fehlen oder doch sehr unbedeutend zu sein. Dieser Umstand kann für die Differentialdiagnose von Wichtigkeit werden, da das mikroskopische Blutbild bekanntlich zuweilen ähnlich sein kann. Dagegen spricht das Vorhandensein von mehrfachen Netzhautblutungen nicht unbedingt gegen das Vorhandensein von Darmparasiten (S. 116).

Die sekundären Anämien.

Bei den schweren Anämien, wie sie durch Darmparasiten (Anchylostomum duodenale und Botriocephalus latus) entstehen können, kommen ebenfalls **Netzhautblutungen** vor, wenn auch nur in einem kleineren Teil der Fälle. Auch hier sitzen die Blutungen wie bei der perniziösen Anämie [1]) gern am hinteren Augenpol, d. h. in der Umgebung der Papille und der Makula und können gelegentlich eine beträchtliche Größe erreichen. Sie sind daher leicht auffindbar.

Bei der Anämie, welche im Gefolge **maligner Neubildungen** auftritt, pflegt das Bild ein anderes zu sein. Netzhautblutungen sind hier verhältnismäßig selten, vereinzelt und klein und werden leichter übersehen. Meist treten sie erst kurze Zeit vor dem Ende auf. Dafür sieht man hier häufig die kleinen, grauen bis weißen **Degenerationsherde** der Netzhaut auftreten, meist wieder in der Umgebung der Papille. Man spricht direkt von einer **Retinitis cachecticorum**, obwohl es sich auch hier wohl um keine Entzündung, sondern nur um eine Ernährungsstörung der Netzhaut handelt. Auch sie liegen meist vereinzelt und sind nicht zahlreich. Das Bild ähnelt infolgedessen keineswegs der Retinitis albuminurica und diabetica, bei denen beide, die Blutungen und Degenerationsherde, entschieden ganz erheblich zahlreicher sind. Den größten Prozentsatz stellt das Magenkarzinom, wo die Veränderungen in einem Viertel bis Drittel der Fälle gefunden werden. Nennenswerte Sehstörungen werden dadurch nicht bedingt.

Eine besondere **prognostische Bedeutung** kommt ihnen für die Beurteilung des Gesamtverlaufes des Leidens begreiflicherweise nicht mehr zu. Auch die **Diagnose** versteckter Karzinome wird mit Hilfe des Augenhintergrundbefundes wohl nur ausnahmsweise möglich werden, dazu ist er nicht charakteristisch genug, denn derartige Degenerationsherde sind ein zu häufiges Vorkommnis bei den verschiedensten Veränderungen. Immerhin mag in unklaren Fällen die Aufmerksamkeit vielleicht einmal auf ein noch unbekanntes Magenkarzinom gelenkt werden.

Leukämie.

Charakteristischer wird das Augenhintergrundsbild wieder bei der Leukämie, so daß man den Begriff **Retinitis leukaemica** prägen konnte.

Die Veränderungen finden sich nicht regelmäßig, aber doch in mindestens $1/4$—$1/3$ der Fälle von Leukämie, eine Zahl, die meinen Erfahrungen nach eher noch zu niedrig gegriffen ist. Sie kommt sowohl bei der lymphatischen als auch bei der myeloiden Form vor und zwar nicht nur in den chronischen Fällen, sondern auch bei akuter Erkrankung.

---

[1]) Auch das Bild bei der Malaria ist das gleiche, siehe S. 61.

Leukämie.

Das **ophthalmoskopische Bild** (Abb. 36) wird am konstantesten beherrscht von den charakteristischen, aus roten und weißen Blutkörper-

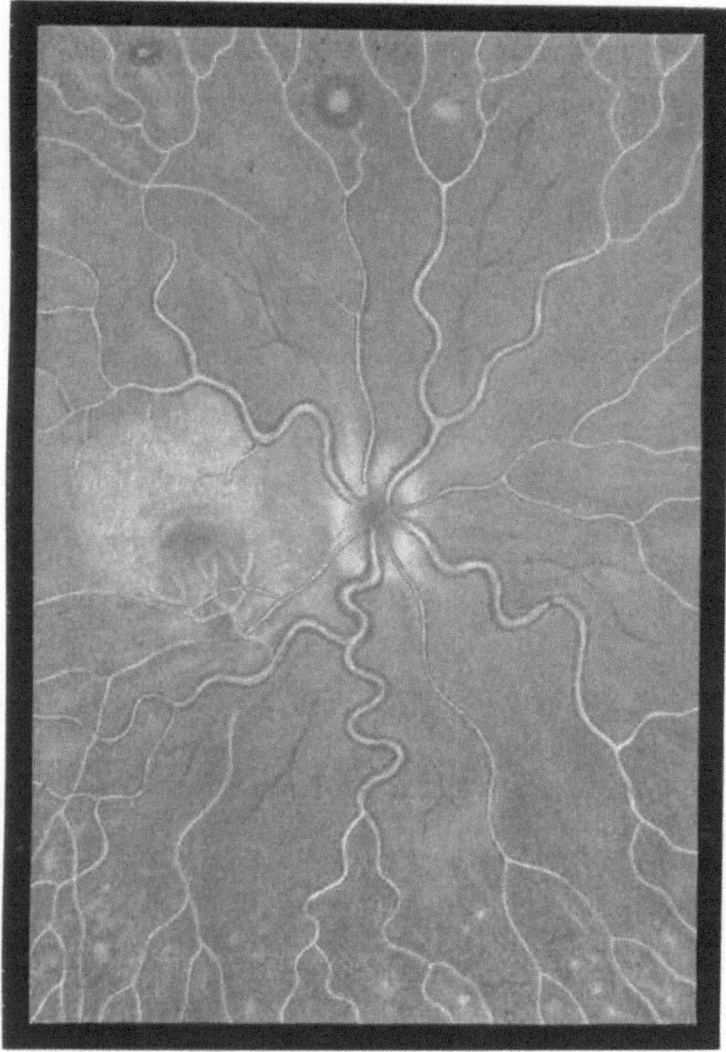

Abb. 36. Besonders hochgradiger leukämischer Augenhintergrund nach Haab (lienale Leukämie): Papillengrenzen hochgradig verwaschen, Venen stark geschlängelt und verbreitert, helle Färbung des Hintergrundes, einzelne Blutungen mit hellem Zentrum.

chen bestehenden Blutungen, häufig von einer besonders starken Verbreiterung und Schlängelung der Netzhautvenen und zuweilen von einer eigentümlichen hellen, oft geradezu orangeroten Verfärbung des Augenhintergrundes. Dazu kann wieder eine leichte ödematöse Trübung der Netzhaut kommen, durch welche auch die Grenzen der Sehnervenpapille unscharf erscheinen. Auch die kleinen aus varikösen Nervenfasern bestehenden weißen Degenerationsherde, an welche sich hier

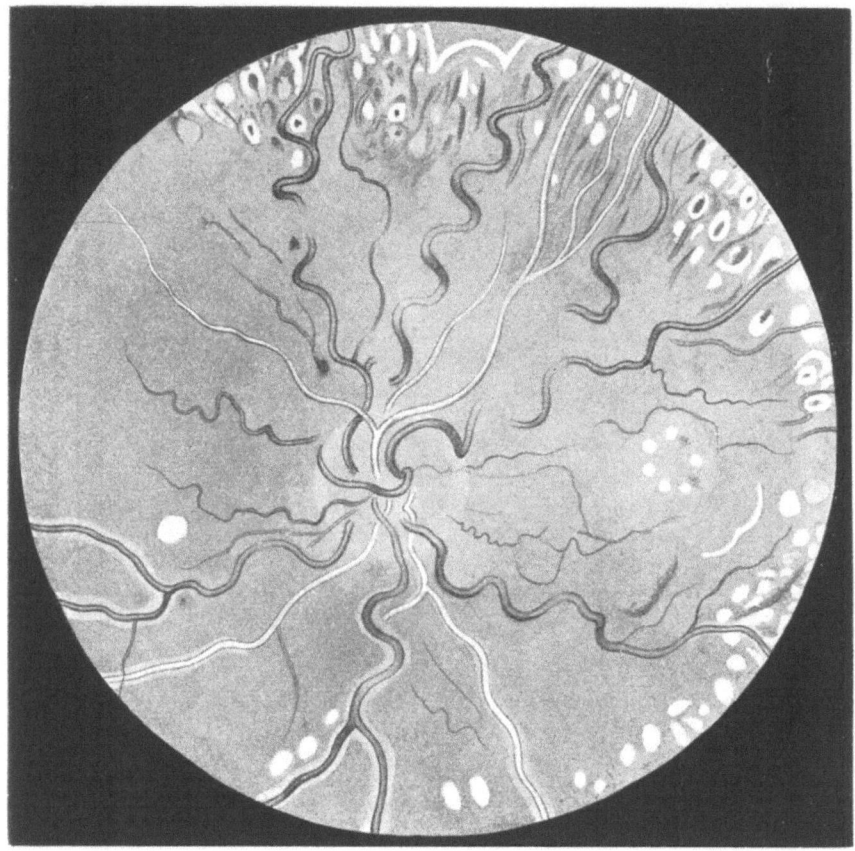

Abb. 37. Hochgradige leukämische Hintergrundsveränderungen: Schwere lienale und lymphatische Leukämie; stark geschlängelte Netzhautvenen, zahlreiche weiße Herde, z. T. mit hämorrhagischem Zentrum. (Fall Jessop. Nach Leber aus Graefe-Saemisch, Handb. d. Augenheilk. VII A, 2. Aufl.)

noch leukozytäre Infiltrationen des Gewebes anschließen können, stellen sich nicht selten ein. Im einzelnen ist hierzu noch folgendes zu bemerken:

Die Blutaustritte haben gegenüber den bei anderen Bluterkrankungen auftretenden ein besonderes Aussehen: Sie haben meist ein gelblichweißes Zentrum, das direkt prominent sein kann und aus weißen Blutkörperchen besteht, und ringsherum einen aus Erythrozyten bestehenden roten Hof. Seltener ist umgekehrt das Zentrum der Blutungen rot, wie bei Abb. 37. Auch rein weiße Herde sind nicht selten. Alle diese Veränderungen sind meist ziemlich klein, von etwa $^1/_4$—$^1/_3$ Papillendurchmesser, und sitzen oft in großer Zahl besonders in der Peripherie des Augenhintergrundes. Auf diese muß — bei künstlich erweiterter Pupille — deswegen in jedem Falle von Leukämie besonders geachtet werden. Blutungen am übrigen Teil des Augenhintergrundes, auch ohne weißes Zentrum, kommen daneben ebenfalls vor; sie zeichnen sich häufig durch eine hellere Farbe aus, als man sie sonst zu sehen gewohnt ist. In anderen Fällen sind sie wieder auffallend rot gefärbt, und auch anatomisch entspricht in den Blutaustritten der Leukozytengehalt durchaus nicht immer demjenigen innerhalb der Gefäße.

Die Verbreiterung der Netzhautvenen (Abb. 36 u. 37) ist bei der Leukämie zuweilen ganz besonders hochgradig. Sie können an Durchmesser die Arterien um das Fünffache übertreffen und sind dann häufig wurstartig geschlängelt. Infolge der dadurch gegebenen Verlangsamung des Blutkreislaufes können sich die Blutkörperchen zu kleinen Klümpchen aneinanderlegen und man vermag im aufrechten Bilde bei sorgfältiger Betrachtung dann zuweilen die Blutzirkulation direkt ophthalmoskopisch zu beobachten.

Mikroskopisch sieht man die Blutgefäße bis in die feineren Verzweigungen mit leukozytenhaltigem Blut vollgestopft; auch die Lymphscheiden der Gefäße können mit Leukozyten angefüllt sein und dann sogar ophthalmoskopisch als stellenweise weiße Einscheidungen der Gefäße hervortreten.

Die Blutungen mit den weißen Herden kommen z. T. dadurch zustande, daß die Gefäßwand schließlich inmitten eines derartigen innerhalb und außerhalb des Gefäßlumens liegenden Leukozytenherdes schwindet bzw. für Erythrozyten durchlässig wird.

Das Ödem an der Sehnervenpapille kann wohl als Stauung in den perivaskulären Lymphscheiden aufgefaßt werden. Die Grenzen der Papille sind meist nur leicht verwaschen, doch kann das Bild in seltenen Fällen sogar demjenigen einer Stauungspapille gleichen (vgl. auch die Abb. 36 u. 37).

Die Orangefärbung des Hintergrundes ist keineswegs regelmäßig vorhanden. Es finden sich alle Übergänge von der normalen Farbe bis zum orangefarbenen oder selbst graugelblichen Hintergrund. Die Verfärbung kann schon in leichten Fällen vorhanden sein, andrerseits in schweren mit sehr geringem Hämoglobingehalt auch fehlen.

Sie ist bedingt sowohl durch die helle Farbe des in den Aderhautgefäßen zirkulierenden Blutes sowie auch durch leukämische Zellinfiltration der Aderhaut, wird jedoch durch die bei vielen Individuen vorhandene dunkle Pigmentierung der Augen oft verdeckt bzw. undeutlich.

Diagnostische Bedeutung. In ausgesprochenen Fällen ist das Augenhintergrundsbild, besonders die peripheren mit weißem Zentrum versehenen Blutungen und die starke Schlängelung der Venen, zumal bei gleichzeitiger Orangefärbung des Fundus charakteristisch genug, um sofort die Diagnose auf Leukämie zu stellen. Das Fehlen der Orangefärbung des Hintergrundes ist diagnostisch niemals zu verwerten.

Eine Unterscheidung der lymphatischen Form von der myeloiden ist mit Hilfe des Augenhintergrundes nicht möglich, wenn sich auch die starke Füllung der Venen und die Schwellung der Sehnervenpapille häufiger bei der letzteren findet [1]).

Bei der Pseudoleukämie kommen nur sehr selten Netzhautblutungen zur Beobachtung. Da es sich hier nicht um eine Vermehrung der weißen Blutkörperchen handelt, fehlt den Blutungen auch das charakteristische weiße Zentrum, wie es ihnen bei der Leukämie eigentümlich ist.

Blutverlust.

Vorkommen. Bei profusen Blutverlusten wird die Aufmerksamkeit auf den Augenhintergrund meist schon durch die frühzeitig und akut einsetzenden schweren Sehstörungen gelenkt.

Die Gefahr, daß Veränderungen auftreten, besteht in der Regel erst dann, wenn der Blutverlust sehr bedeutend ist, besonders wenn der Hämoglobingehalt des Blutes auf $1/3$ oder noch weniger herabsinkt. Wodurch die Blutung bedingt ist, spielt dabei keine Rolle. Erfahrungsgemäß handelt es sich am häufigsten um Blutungen im Verdauungstraktus, vor allem bei Magengeschwüren, ferner kommen Uterusblutungen, künstliche Blutentziehungen, auch Nasenblutungen in Betracht, besonders bei bereits kranken Individuen, z. B. bei Morbus Werlhofii. Es ist überhaupt bemerkenswert, daß bei jungen vollkommen gesunden Menschen z. B. schwere Blutverluste nach Verwundungen auffallend selten zu den Veränderungen am Auge führen. Ich komme bei der Besprechung der Pathogenese noch darauf zurück.

Funktionsstörung und Augenhintergrundsbild. Die Sehstörung ist fast immer sehr beträchtlich und führt oft zu einer sofortigen völligen oder fast völligen Erblindung. Auch hier sind meist beide Augen befallen, wenn auch öfter in verschiedenem Grade. In einem großen Teil der Fälle tritt die Störung sofort oder doch innerhalb des ersten Tages nach dem Blutverlust ein, meistens wenigstens noch innerhalb der ersten Woche, seltener erst in der zweiten oder gar erst in der dritten Woche. Hierbei spielen Nachblutungen manchmal noch eine Rolle.

Das Hintergrundsbild ist in den schweren Fällen außerordentlich charakteristisch und ähnelt dann durchaus demjenigen, wie es bei der Ischämie der Netzhaut infolge Verschlusses der Zentralarterie auftritt: Die Netzhaut in der ganzen weiteren Umgebung der Papille bis über die Macula lutea hinaus ist milchigweiß getrübt und nimmt erst weiter nach der Peripherie hin allmählich wieder ihr normales

---

[1]) Anatomisch besteht nach Kümmel zwischen den beiden Formen insofern ein charakteristischer Unterschied, als bei der lymphatischen Form in der Aderhaut, in geringerem Grade auch in der Netzhaut, eine starke diffuse Infiltration besteht, welche wahrscheinlich als Lymphombildung aufzufassen ist, und welche die Aderhaut um das Vielfache verdickt erscheinen läßt.

Bei der myeloiden Form dagegen fehlt diese Lymphombildung. Hier wird die Verdickung der Aderhaut lediglich durch die strotzend gefüllten und erweiterten Blutgefäße bedingt, welche der bei dieser Form besonders beobachteten Erweiterung der Netzhautvenen entspricht. Die im Gewebe liegenden Zellinfiltrate sind hier als Extravasate aufzufassen.

Aussehen an. Die Stärke der Trübung ist je nach der Schwere des Falles verschieden. Die Papille ist blaß, die Gefäße erscheinen meist verengt. Einzelne Blutungen auf der Netzhaut kommen vor, treten aber gegenüber der Trübung, welche das Bild vollkommen beherrscht, durchaus zurück. Trotz beiderseits fast gleichem Hintergrundsbild kann übrigens der Grad der Sehstörung doch auf beiden Augen sehr verschieden sein.

In weniger schweren Fällen fehlt die Trübung der Netzhaut auch vollkommen oder ist nur sehr unerheblich. Dann ist die Abblassung der Sehnervenpapille das einzige Symptom. Ihre Grenzen sind

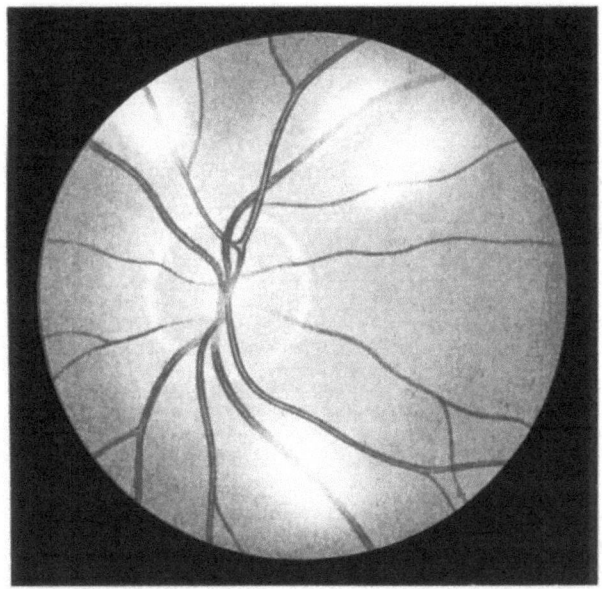

Abb. 38. Ischämische Netzhaut, 8 Tage nach schwerer Magenblutung (25% Hämoglobin). Die Netzhaut ist ödematös milchig getrübt; die Trübung ist an einzelnen Stellen noch besonders dicht und überdeckt hier die Blutgefäße der Netzhaut; an den übrigen Stellen ist sie bereits im Rückgang.

dabei leicht verwaschen, die Blutgefäße der Netzhaut eng, der Farben- und Kaliberunterschied der Arterien und Venen zuweilen nahezu geschwunden.

Im Laufe der nächsten Tage und Wochen geht dann die Trübung allmählich wieder zurück, am längsten hält sie sich in der Umgebung der Papille. Abb. 38 zeigt einen derartigen Fall nach achttägiger Dauer. Gleichzeitig kann sich auch das Sehvermögen wieder bessern, oft in ganz beträchtlichem Grade, in anderen Fällen wieder bleibt die Erblindung auch bestehen. Eine Voraussage kann in dieser Hinsicht niemals mit Sicherheit gegeben werden.

Der Endausgang ist fast immer das Bild der „neuritischen Sehnervenatrophie", d. h. die Papille ist weiß, die Arterien eng (siehe Abb. a. S. 40 und die Grenzen nicht selten unscharf.

Netzhautblutungen kommen auch hier vor, sind aber seltener und nur spärlich.

Pathogenese. Das Bild der frischen Netzhauterkrankung und ihr Ausgang in die Sehnervenatrophie würde sich ebensowohl durch entzündliche Veränderungen als durch reine Ischämie erklären lassen. Die anatomischen Untersuchungen haben zur Entscheidung der Frage bisher nichts beitragen können. Aber die ganze Art des Verlaufes spricht doch mehr zugunsten der letzteren Annahme.

Man darf sich wohl vorstellen, daß unter dem Einflusse der starken Blutdrucksenkung, welche die profusen Blutungen zum Gefolge haben, sowie der Schwäche der Herztätigkeit der Blutkreislauf in den kleinen Gefäßen und Kapillaren der Netzhaut so stark beeinträchtigt wird, daß deren Stoffwechsel unterbunden wird. Die Netzhautgefäße nehmen gegenüber den Blutgefäßen der übrigen Organe ja stets insofern eine Sonderstellung ein, als auf ihnen immer der intraokulare Druck lastet, wenn auch dieser gleichzeitig mit der Blutdrucksenkung ebenfalls erheblich unter seinen normalen Wert sinkt. Daß bei gesunden jugendlichen Individuen Blutverluste so selten zu diesen Zirkulationsstörungen führen, beruht vielleicht darauf, daß bei ihnen die Blutgefäße noch genügende Anpassungsfähigkeit besitzen, indem sie durch ihre Kontraktion schneller zu einer Verengerung des Gefäßnetzes führen und damit eine zu starke Blutdrucksenkung verhindern. Es ist begreiflich, daß bei älteren und kranken Personen, bei denen die Kontraktionsfähigkeit der Gefäße gelitten hat, die Bedingungen ungleich ungünstiger liegen müssen. Auch die Tatsache, daß besonders deletär die Blutungen bei Erkrankungen des Verdauungstraktus wirken, hängt vielleicht — abgesehen von der Größe des Blutverlustes — davon ab, daß hier das weite abdominale Gefäßgebiet sich häufig im Zustande der Hyperämie befindet. Dadurch wird eine Erweiterung des Blutstrombettes bedingt, welche eine starke und schnelle Blutdrucksenkung unter dem Einflusse des Blutverlustes besonders begünstigt. Schwierigkeiten macht die Erklärung der Entstehung der Ischämie in denjenigen Fällen, in denen sie nicht gleich im Anschlusse an die Blutung, sondern erst nach einigen Tagen auftritt, soweit hier nicht Rezidive der Hämorrhagien eine Rolle spielen. Jedenfalls kann das Problem der Entstehung der Netzhautischämie noch nicht als gelöst gelten.

Die **Prognose** für die Wiederherstellung des Sehvermögens ist zweifelhaft. Wie schon erwähnt, läßt sich eine bestimmte Vorhersage weder aus der Ausdehnung der ophthalmoskopisch sichtbaren Veränderungen noch aus dem Grade der akuten Sehstörung machen. In einem Teil der Fälle bleibt die Erblindung oder fast völlige Erblindung bestehen. Tritt eine Besserung ein, so erfolgt sie gewöhnlich bereits in den nächsten Wochen nach Eintritt der Blutung. Ist erst einmal das Bild der Sehnervenatrophie vorhanden, so ist auf eine weitere nennenswerte Besserung der Funktionen nicht mehr zu rechnen.

Quoad vitam bilden auch die ganz schweren Hintergrundsveränderungen durchaus kein ungünstiges Zeichen.

Die sogen. hämorrhagischen Diathesen.

Die Neigung zum Auftreten spontaner Blutungen kann sich bei allen Formen auch auf den Augenhintergrund, Netzhaut wie Aderhaut, erstrecken. Immerhin ist der Prozentsatz der Netzhautblutungen verhältnismäßig gering, und begreiflicherweise sind es vorwiegend die schwereren Fälle, welche dabei betroffen werden. Aderhautblutungen sind noch seltener.

Beobachtet sind die Blutungen sowohl beim Skorbut, dem in neuerer Zeit eine Sonderstellung zuerkannt wird, der Barlowschen Krankheit, der Purpura rheumatica, relativ am häufigsten offenbar bei der Werlhofschen Krankheit[1]).

Das **ophthalmoskopische Bild** bietet hinsichtlich Form, Lage und Zahl der Blutungen nichts besonders Charakteristisches. Wie meist,

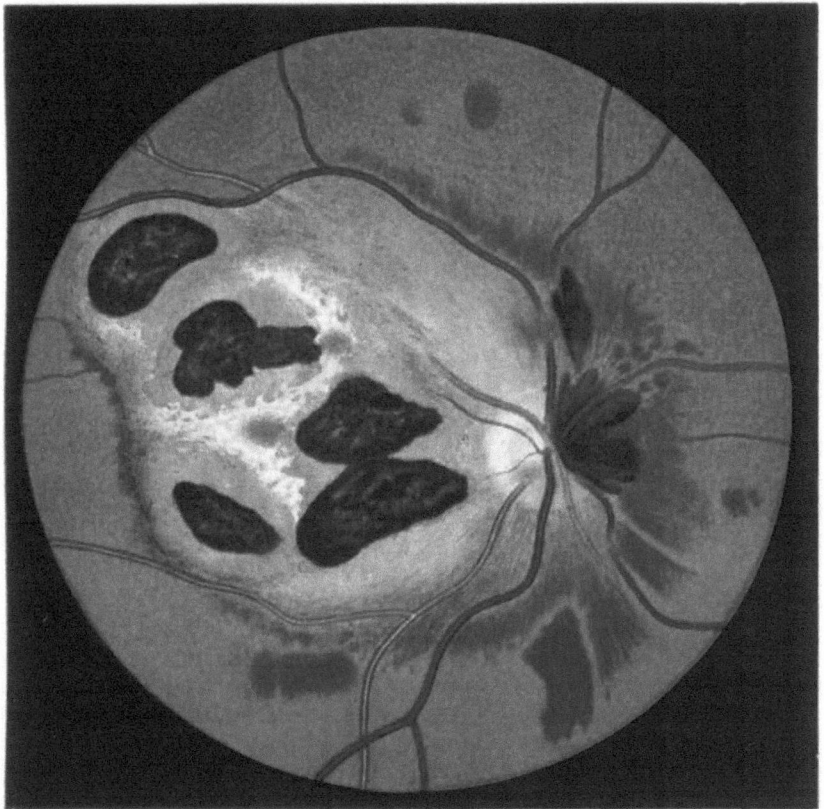

Abb. 39. Hintergrund bei Werlhofscher Krankheit: Zahlreiche Netzhautblutungen; sowie große Aderhautblutungen (infolge des bedeckenden Gewebes bläulich erscheinend), die nach innen durchgebrochen sind (dunkelrotes Zentrum). Ausgang in Heilung mit Resorption der Blutung.

pflegen sie am ehesten in der weiteren Umgebung des Sehnerveneintrittes zu liegen und können sowohl klein und spärlich, wie auch sehr ausgedehnt sein. Ungewöhnlich sind so große Blutungen der Ader-

---

[1]) Diese verschiedenen Krankheiten habe ich noch unter dem alten Namen der hämorrhagischen Diathesen zusammengefaßt, da die modernen Anschauungen über ihre Genese vorerst noch zu hypothetisch sind, um ihre Trennung durchzuführen, sie auch überhaupt hinsichtlich der Augenhintergrundsveränderungen am einfachsten gemeinschaftlich behandelt werden.

haut, wie sie Abb. 39 darbietet. Sie sind charakterisiert durch die grünlichgraue Farbe, welche durch das die Blutung überdeckende Gewebe bedingt wird (siehe auch S. 36). In dem hier abgebildeten Falle sind sie nach innen, d. h. nach der Netzhaut zu, durchgebrochen wie aus den in ihrer Mitte gelegenen scharfen roten Flecken hervorgeht. Bei größeren Blutungen können sich auch Netzhautödem und die bekannten weißen Degenerationsherde gelegentlich hinzugesellen. Die Blutaustritte am Augenhintergrund sind meist doppelseitig. Ein Trauma als auslösendes Moment der Blutungen ist bei ihrer tiefen Lage ausgeschlossen.

Bei der Werlhofschen Erkrankung scheint auch hinsichtlich der Netzhautblutungen ein gewisser Parallelismus zwischen ihrem Auftreten und der gleichzeitigen Verminderung der Blutplättchen zu bestehen.

In einigen ebenfalls seltenen Fällen wird das Bild einer Neuritis N. optici, beobachtet, d. h. die Gefäße der Netzhaut sind gestaut, die Papille mehr oder weniger hyperämisch, ihre Grenzen verwaschen. Ausnahmsweise kann die ödematöse Durchtränkung der Papille sogar zur Prominenz führen, wie bei einer Stauungspapille. Die Ursache dürfte wohl in erster Linie in Blutungen in die Sehnervenscheiden zu suchen sein. Bei ausgesprochener doppelseitiger Stauungspapille muß freilich auch an zerebrale Komplikationen, die zur Hirndrucksteigerung geführt haben, gedacht werden.

Gelegentlich kann es vorkommen, daß profuse Blutungen, z. B. aus der Nasenschleimhaut, ihrerseits zur Ischämie der Netzhaut mit deren Folgeerscheinungen (Sehnervenatrophie) führen.

Die **Prognose** der Krankheit ist beim Vorhandensein von Blutungen am Augenhintergrund immer ernst zu stellen. Doch braucht sie deswegen durchaus nicht ungünstig zu verlaufen. Selbst bei so ausgedehnten Blutungen, wie in Abb. 39, kann Heilung der Krankheit eintreten. In diesen Fällen pflegen auch die Blutungen wieder resorbiert zu werden.

Hämophilie.

Bei Hämophilen sind spontane Blutungen am Augenhintergrunde so selten mitgeteilt worden, daß ihr Vorkommen beinahe bezweifelt werden kann, jedenfalls eine große Ausnahme bildet.

Dagegen vermögen andere Ursachen und Erkrankungen sehr wohl bei Hämophilen leichter zu Blutungen zu führen, als bei Gesunden. Hierzu gehören in erster Linie natürlich Verletzungen, Nephritis u. a. m. Mehrere der in der Literatur mitgeteilten Fälle gehören offenbar den sogen. „juvenilen rezidivierenden Glaskörper- und Netzhautblutungen" an. Sie stellen ein allen Ophthalmologen bekanntes Krankheitsbild für sich dar, das ebenso bei Nichthämophilen vorkommt und zum Teil auf tuberkulöser Erkrankung der Netzhautvenenwandungen beruht (siehe S. 67).

Die bei Hämophilie auftretenden sehr starken Blutverluste können natürlich ihrerseits wieder zur Ischämie der Netzhaut führen (s. o.).

Hämoglobinämie und Hämoglobinurie.

Kommt es zu einem ausgedehnten Zerfall der roten Blutkörperchen innerhalb der Gefäße, so treten zuweilen ebenfalls multiple Netzhautblutungen verschiedener Größe auf.

Es ist dabei gleichgültig, ob die Ursache in Infektionskrankheiten (an erster Stelle Malaria, siehe dort), in hochgradigen Hautverbrennungen oder in Vergiftungen mit hämolytisch wirkenden Substanzen zu suchen ist.

Wahrscheinlich führen die Zerfallsprodukte teilweise direkt zu Verstopfungen kleinster Gefäße. Außerdem kommen toxische Schädigungen in Frage; wenigstens ist auch ödematöse Trübung der Netzhaut mit kleinen weißen Degenerationsherden beobachtet worden.

Polyzythämie.

Jene pathologische Beschaffenheit des Blutes, deren Hauptsymptom die starke Vermehrung der roten Blutkörperchen bildet, führt, wenigstens in ihren stärkeren Graden, meist auch zu einer deutlich sichtbaren Veränderung an den Netzhautgefäßen: Die Venen erscheinen stark erweitert, geschlängelt, z. T. auch von unregelmäßiger Weite und vor allem von auffallend dunkler Farbe. Auch die Arterien sind oft dunkler und stärker gefüllt als normal, wenn auch nicht in so auffälligem Grade wie die Venen. Blutungen in der Netzhaut fehlen dabei. Der übrige Augenhintergrund kann infolge der stärkeren Blutfüllung der Aderhautgefäße auffallend sattrot erscheinen, doch spielt hier der individuell verschiedene Pigmentgehalt zu sehr mit hinein, um dieses Symptom als charakteristisch hinzustellen.

Das ganze Bild ähnelt vollkommen demjenigen, wie es bei der Zyanose infolge angeborener Herzfehler gefunden wird. Das kann um so weniger wundernehmen, als ja auch die Vermehrung der roten Blutkörperchen beiden Krankheitszuständen gemeinsam ist. Die Ursache der Gefäßerweiterung ist möglicherweise in der erhöhten Viskosität des Blutes und der dadurch bedingten Verlangsamung des Blutkreislaufes zu suchen. Anatomisch erweisen sich, wie zu erwarten steht, die Gefäßwandungen als durchaus normal.

Diabetes mellitus.

Vorkommen. Während die leichten vorübergehenden Glykosurien so gut wie ausnahmslos ohne Folgeerscheinungen am Augenhintergrund verlaufen, führt der eigentliche Diabetes oft zu Veränderungen, die sich in der Netzhaut und am Sehnerven abspielen.

Über ihre Häufigkeit lassen sich schwer genaue statistische Zahlen angeben. Man mag sie im allgemeinen auf 20—30 % schätzen. Aber es kommt sehr darauf an, ob es sich um die Erfahrungen des Internisten, oder des Ophthalmologen handelt. Denn die diabetischen Augenhintergrundsveränderungen bilden niemals ein Frühsymptom, sondern gesellen sich oft nach jahrelanger meist sich über mehr als ein Jahrzehnt erstreckender Dauer der Allgemeinerkrankung hinzu. Es kann nicht zweifelhaft sein, daß man erst einen sicheren Prozentsatz erhalten könnte, wenn man die Fälle während der ganzen Zeit ihrer Erkrankung ophthalmoskopisch verfolgen würde, zumal Netzhautveränderungen, welche nicht die Gegend der Macula lutea einnehmen, meist keinerlei subjektive Sehstörungen bedingen. Der Ophthalmologe andererseits lernt zahlreiche Fälle kennen, welche erst ihre Sehstörung zum Arzt führt, und welche von dem jahrelangen Bestehen ihres Diabetes bis dahin keinerlei Kenntnis hatten. Zahlreiche Fälle von Diabetes bleiben auch trotz jahrzehntelanger Erkrankung vollkommen frei von Hintergrundserkrankungen.

Die Veränderungen finden sich fast ausschließlich im höheren Lebensalter, d. h. jenseits des 50. Lebensjahres. Bei dem juvenilen Diabetes werden trotz seiner Schwere die Augenhintergrundsveränderungen fast ganz vermißt (über die Lipämie siehe S. 129).

Das Augenhintergrundsbild. An den sichtbaren Veränderungen beteiligt sich die Aderhaut so gut wie gar nicht. An erster Stelle stehen die Veränderungen der Netzhaut, die sich hier wieder in der Regel doppelseitig, wenn auch oft in verschiedener Stärke, vorfinden. Die mannigfaltigen Bilder, die sich hier ergeben, kann man im wesentlichen in zwei Gruppen einteilen, die sich in einer Reihe von Fällen annähernd rein vorfinden. Daß es zahlreiche Übergänge gibt, kann dabei nicht wundernehmen. Man findet

1. **Netzhautblutungen.** Sie finden sich in verschiedener Größe über den ganzen Augenhintergrund verstreut, sehr gern aber in der Umgebung der Papille und der Macula lutea. Hier sind sie in bekannter Weise als scharf umgrenzte dunkelrote Herde leicht sichtbar. Oft sind sie sehr klein, nur eben als Punkte wahrnehmbar, und können dann leicht übersehen werden, zumal wenn nicht künstliche Pupillenerweiterung vorgenommen wird. Mit der Zeit werden die Blutungen resorbiert, man sieht dann zuweilen weiße Stellen oder Degeneration der Netzhaut dort, wo sie das Gewebe zertrümmert haben. Aber der Netzhautprozeß ist damit nicht beendet: es erfolgen Nachschübe von neuen Blutungen.

In schwereren Fällen ergießen sich auch in den Glaskörper Blutungen und führen schließlich zur Neubildung von Stützgewebe (Schwarten) in Gestalt grauweißer Bindegewebszüge, welche auf der Innenfläche der Netzhaut sich in den Glaskörper erstrecken (s. S. 30 u. Abb. S. 31). Das Auge wird dadurch mehr und mehr in seiner Funktion beeinträchtigt, bis schließlich weitere Komplikationen die Erblindung herbeiführen.

Sichtbare Veränderungen an den Netzhautgefäßen, wie Endarteriitis obliterans, finden sich wie auch anderweitige arteriosklerotische Prozesse nicht selten bei Diabetes. Zum eigentlichen Bilde der diabetischen Netzhauterkrankung gehören sie jedoch nicht. Auch die anatomischen Untersuchungen haben ergeben, daß nennenswerte Gefäßveränderungen in der Regel nicht vorhanden sind. Ebenso sind ausgedehnte Netzhautblutungen, wenn sie auf nur einem Auge entstehen, nicht als diabetische Veränderungen anzusehen. Vielmehr handelt es sich hier um einen lokalen Prozeß, um eine Thrombose der Netzhautvenen, wie sie auch ohne Diabetes häufig auftritt (vgl. S. 108).

2. **Die eigentliche sogen. Retinitis diabetica.** Diese Bezeichnung besteht insofern zu Recht, als das Aussehen des Augenhintergrundes in ausgesprochenen Fällen sofort den Verdacht auf Diabetes hinlenkt, in gewissem Sinne also als charakteristisch für diesen genannt werden kann. In der Umgebung der Papille und der Macula lutea finden sich dabei verstreute kleine weiße Degenerationsherde, teils einzeln, teils zu Gruppen angeordnet, die in schwereren Fällen auch zu etwas größeren Flecken zusammenfließen können, dabei aber fast immer noch ihren Aufbau aus kleinen Flecken verraten. Gern sitzen sie ringförmig um die Gegend des hinteren Augenpols herum.

Meist sind sie mit einzelnen Netzhautblutungen vergesellschaftet, und es kommen vollkommene Übergänge zu dem eben beschriebenen Bilde vor. Aber ebenso gut können die Blutungen auch fehlen. Anatomisch bestehen diese Degenerationsherde — soweit sich bis jetzt übersehen läßt — zumeist wieder aus der ganglioformen Degeneration der Nervenfasern (siehe S. 24).

Die Fettkörnchenzellen, wie sie bei der Retinitis albuminurica häufig sind, gehören nicht zum Bilde der Retinitis diabetica. Daher kommt es, daß die sternförmige Anordnung sehr heller weißer Herde, wie sie den nephritischen Veränderungen eigentümlich ist, beim Diabetes fehlt.

Dieser Umstand ist von Bedeutung für die **Unterscheidung der Retinitis diabetica von der Retinitis albuminurica.** Sie ist auch für den erfahrenen Untersucher oft nicht leicht, da sich beide Bilder sehr ähneln können und weder ophthalmoskopisch noch anatomisch prinzipiell verschieden sind. Aber sie kann von Wichtigkeit sein, weil einerseits eine Verwechselung um so eher möglich ist, als sich zum Diabetes ja nicht selten Albuminurie hinzugesellt[1]), anderseits die Prognose quoad vitam bei den diabetischen Augenhintergrundsveränderungen bei weitem nicht so ungünstig ist, wie bei der Nephritis. Die Unterscheidung gelingt wenigstens in einer Reihe von Fällen mit einer großen Wahrscheinlichkeit, wenn man sich an folgende Merkmale hält: der diabetischen Retinitis fehlt, wie oben erwähnt wurde, die oft — nicht immer — sternförmig angeordnete fettige Degeneration der Macula lutea. Es fehlen ihr ferner die ausgedehnten flächenhaften grauweißen Degenerationsherde und ödematösen Netzhauttrübungen, und es fehlt ihr in der Regel die Beteiligung der Sehnervenpapille, die weder hyperämisch noch mit ödematös verwaschenen Rändern erscheint, Veränderungen, welche bei der Nephritis ja so häufig sind, daß man direkt von einer Neuroretinitis albuminurica zu sprechen pflegt.

3. Außer den Netzhautveränderungen kommt es beim Diabetes nicht gar zu selten zu einer isolierten **Sehnervenerkrankung**, die in der Regel unter dem Bilde der sogen. **retrobulbären Neuritis** verläuft; d. h. im Anfange ist trotz hochgradiger Funktionsstörung das Bild der Papille noch vollkommen normal, weil die Herderkrankung so weit vom Nerveneintritt in das Auge entfernt liegt, daß sie nicht mehr zu sichtbaren Veränderungen am Augenhintergrunde führt. (Über

---

[1]) Etwa in der Hälfte der Fälle — die Zahlen schwanken stark — von Augenhintergrundsveränderungen bei Diabetes findet sich im Urin Albumen.

die retrobulbäre Neuritis siehe S. 46.) Erst wenn nach längerem Bestand die Atrophie der Faserbündel fortgeschritten ist, beginnt sich die Papille weiß zu verfärben, d. h. atrophisch zu werden. Wie meist in derartigen Fällen — die retrobulbäre Neuritis tritt ja bei vielen Prozessen auf (siehe auch z. B. unter multiple Sklerose) — beschränkt sich die Verfärbung in der Regel auf den temporalen Teil der Papille, welcher die empfindlichen feinen Nervenfasern des zur Macula lutea führenden Bündels enthält[1]). Diese diabetische Neuritis läßt sich demnach in frischen Fällen nicht im Augenspiegelbild, sondern nur aus der charakteristischen Funktionsstörung diagnostizieren, und erst im späteren atrophischen Stadium treten die sichtbaren Veränderungen auf.

Pathogenese. Die Entstehung der Retinitis diabetica, so interessant sie auch für die Frage der übrigen im Gefolge des Diabetes auftretenden Gewebsschädigungen wäre, ist noch nicht aufgeklärt. Es kann aber keinem Zweifel unterliegen, daß es sich um eine direkte Folge der diabetischen Erkrankung handelt.

Der Grad der Zuckerausscheidung spielt keine entscheidende Rolle: es haben sich jedenfalls bisher keinerlei Beziehungen zwischen der ausgeschiedenen Zuckermenge und dem Auftreten und der Schwere der Augenhintergrundsveränderungen feststellen lassen, ganz wie wir sie auch bei den anderen schweren Komplikationen des Diabetes oft vermissen. Auch der Gehalt des Urins an Azeton, Azetessigsäure, β-Oxybuttersäure sowie an Lipoidsubstanzen scheint keine besondere Rolle zu spielen, wie schon aus der Seltenheit der Retinitis bei dem Diabetes gravis juvenilis hervorgeht. Experimentelle Untersuchungen sind vorgenommen worden, haben aber ebenfalls bisher das Problem noch nicht zu lösen vermocht.

Für die Entstehung der Netzhautblutungen spielt offenbar eine Erhöhung des Blutdruckes eine große Rolle. Sie findet sich infolge gleichzeitiger Arteriosklerose jedenfalls dabei auffallend häufig.

Bei der retrobulbären diabetischen Neuritis kommen als Ursache wenigstens in manchen Fällen Blutungen in den Sehnerven in Frage. Ein Mißbrauch an Alkohol und Tabak kann unter Umständen als begünstigendes Moment hinzukommen. Auf jeden Fall ist der Genuß beider wegen der schlechten Prognose für das Sehvermögen sicherheitshalber zu untersagen.

Diagnostische und prognostische Bedeutung. Daß bei Diabetes, der trotz jahrelangen Bestehens keine nennenswerte Störung des Allgemeinbefindens bedingt hat, zuweilen erst die Sehstörung oder der zufällig bei Gelegenheit einer Augenuntersuchung gefundene Hintergrundsbefund zur Entdeckung des Grundleidens führt, wurde schon oben erwähnt.

Die Prognose des Diabetes beim Vorhandensein von Augenhintergrundsveränderungen muß im allgemeinen als ernst bezeichnet werden, besonders bei Netzhautblutungen. Sie sind bei gleichzeitig bestehender

---

[1]) Die Schwierigkeit der ophthalmoskopischen Diagnose dieser temporalen Abblassung der Papille ist S. 42 besprochen.

starker Blutdrucksteigerung als Vorläufer einer Apoplexie anzusehen, die dann bei einem großen Teil der Patienten in den nächsten Jahren nicht auszubleiben pflegt.

Die eigentliche Retinitis diabetica hat nicht die ungünstige Bedeutung, welche der Retinitis albuminurica zukommt. Viele Patienten können noch 10 Jahre und länger am Leben erhalten werden, ja die Statistiken haben ergeben, daß über die Hälfte der Fälle nach zwei Jahren noch am Leben war, während bei der Retinitis albuminurica bekanntlich nur ein recht kleiner Teil diese Zeitgrenze überlebt.

Bei der Neuritis retrobulbaris muß die Aussicht für das Gesamtleiden als ernster angesehen werden.

Für das Auge bzw. die Erhaltung des Sehvermögens bieten Netzhautblutungen und Retinitis keine günstigen Aussichten, auch dann nicht, wenn es gelingt, die Zuckerausscheidung zu beseitigen oder auf ein geringes Maß herabzudrücken. Günstiger ist hier die Prognose der retrobulbären Neuritis, bei welcher eine erhebliche Besserung der Funktion des Auges, zuweilen sogar völlige Wiederherstellung bei entsprechender Behandlung des Diabetes erreicht werden kann.

Die Lipaemia retinalis.

Schließlich muß beim Diabetes noch eines Bildes gedacht werden, das zwar außerordentlich selten, dafür aber so charakteristisch ist, daß es mit keiner anderen Augenhintergrundsveränderung verwechselt werden kann. Es ist das Aussehen, wie es der Augenhintergrund bei hochgradiger Vermehrung der lipoiden Substanzen im Blute darbietet, die Lipaemia retinalis.

Wenn der Lipoidgehalt des Blutes, welcher normalerweise je mit der Nahrung stark schwankt und durchschnittlich etwa $0{,}75—0{,}85\%$ beträgt, auf über 4% — am Ätherextrakt gemessen — steigt, machen sich an den Netzhautgefäßen die ersten Veränderungen bemerkbar: die Blutsäule in den Arterien und Venen beginnt leicht abzublassen. Steigt der Lipoidgehalt auf über 8%, wird die Verfärbung deutlich sichtbar und nimmt in entsprechendem Grade zu. Abb. 40 gibt einen derartigen Fall wieder, bei welchem der Ätherextrakt über 26% betrug. Während der ganze Augenhintergrund einschließlich der Aderhautgefäße, wenn diese unter dem Pigmentepithel hindurchscheinen, normal rot gefärbt ist, eher noch etwas dunkler, heben sich die Netzhautgefäße bis in die feinsten Verzweigungen als rötlichweiße, gleichmäßig milchige oder wachsartige Streifen ab. Der Unterschied zwischen Venen und Arterien, der normalerweise so deutlich an der dunkleren bzw. helleren Farbe der Blutsäule sichtbar ist, ist fast vollkommen verschwunden und die Blutgefäße sind infolge ihrer helleren Färbung scheinbar verbreitert. Demgegenüber hat die Sehnervenpapille direkt eine bräunliche Farbe angenommen. Sinkt der Lipoidgehalt, so nimmt auch die Verfärbung der Gefäße wieder ab, sie werden wieder rötlicher, kurz es besteht ein direktes Parallelgehen zwischen dem Fettgehalt des Blutes und der Farbe der Gefäße. Eine nennenswerte Funktionsstörung des Auges wird durch die Veränderung nicht bedingt. Die anatomische Untersuchung hat in diesen Fällen durchgängig normale Gefäßwandungen ergeben. Es handelt sich also hier nur um ein besonderes optisches Phänomen der Lichtbrechung an der Oberfläche der fetthaltigen Blutsäule, ähnlich als wenn das Gefäßrohr mit Milch gefüllt wäre. Freilich ist das Blut, wenn es frisch abgenommen wird, durchaus nicht milchig gefärbt, sondern hat

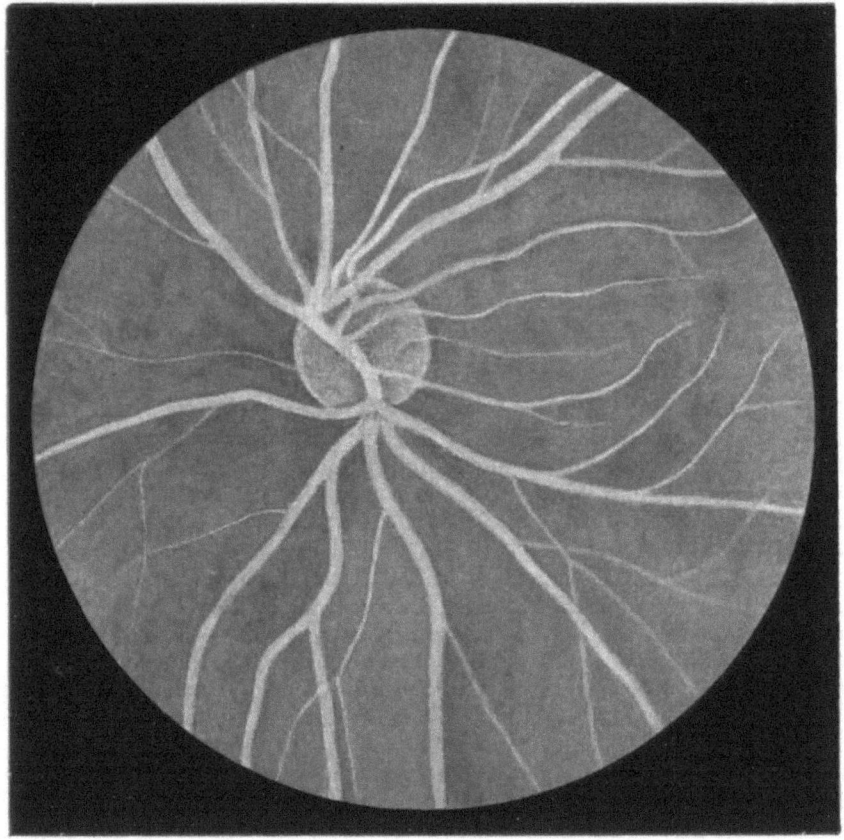

Abb. 40. Lipaemia retinalis sehr hohen Grades: Die Netzhautgefäße sind in rötlichweiße Stränge verwandelt, der Unterschied zwischen Venen und Arterien ist nicht mehr zu erkennen. Im Gegensatz dazu ist die Papille bräunlich verfärbt und auch der übrige Hintergrund eher dunkler als heller. (Gehalt des Blutes an lipoiden Substanzen in diesem Falle 26 %!)

eher eine schokoladenartige Farbe; erst beim Stehen setzt sich eine weiße rahmähnliche Schicht ab; die gleiche Erscheinung tritt nach dem Tode innerhalb der Blutgefäße auf.

Diagnostische Bedeutung. Der ophthalmoskopische Befund ist, wie gesagt, so charakteristisch, daß man daraus sofort die Diagnose

Lipämie stellen kann. Das ist deswegen wichtig, weil der Fettgehalt des Blutes auch bei hohen Graden keinerlei besondere klinische Erscheinungen macht. In der Tat hat dann auch in fast allen bisher veröffentlichten Fällen erst der Augenhintergrund zu der Diagnose und zur Blutuntersuchung geführt.

Da die Lipämie ein terminales Symptom des Diabetes gravis juvenilis darstellt, ist der Augenhintergrundsbefund als Signum mali ominis anzusehen. In dem hier abgebildeten Falle wurde die Lipämie 9 Wochen vor dem Exitus entdeckt, und bei ihrem hohen Grad dürfte sie schon vorher eine Zeit lang bestanden haben. Sie hatte sogar vorübergehend wieder abgenommen. Aber im allgemeinen gehört eine mehrmonatliche Lebensdauer doch zu den Ausnahmen, jedenfalls muß man jeden Tag auf den Eintritt des Komas gefaßt sein.

Basedowsche Krankheit.

In der Mehrzahl der Fälle von Basedow bleibt der Augenhintergrund normal. Immerhin sind es zwei Veränderungen, die gelegentlich beobachtet werden und welche daher Erwähnung verdienen, nämlich Pulsationserscheinungen an den Netzhautgefäßen und als seltene Komplikation Neuritis N. optici und Sehnervenatrophie.

1. Die bei Basedow so häufige starke Pulsation der Gefäße kann sich auch an den Netzhautarterien bemerkbar machen. Normalerweise ist bekanntlich im Augenspiegelbild zwar ein Venenpuls, aber keine Pulsschwankung der Arterien nachweisbar. Wir sehen letztere nur unter besonderen pathologischen Verhältnissen, besonders bei der Aorteninsuffizienz, gelegentlich auch bei Aortenaneurysma und bei der Chlorose auftreten. Ihnen gleicht auch die Pulsation beim Basedow. Bei Untersuchung im aufrechten Bilde, besonders an S-förmig gekrümmten Arterienstücken kann man zuweilen das Gefäß mit dem Puls sich abwechselnd etwas krümmen und strecken sehen, unter Umständen auch die rhythmischen Veränderungen des Gefäßkalibers selbst wahrnehmen. Die Erscheinung ist jedoch nicht sehr in die Augen fallend, erfordert genaues Hinsehen und setzt eine größere Erfahrung in Augenspiegeluntersuchungen voraus.

Die Häufigkeit dieser Pulsationen ist von manchen Forschern überschätzt worden. Sie sind nur in einem verhältnismäßig kleinen Teil der Erkrankungen nachweisbar. In zweifelhaften Fällen von Basedow kann ihr Nachweis einen gewissen, immerhin diagnostischen Wert haben, vorausgesetzt, daß weder Herzklappenfehler, Aortenaneurysma noch Chlorose vorliegt.

2. Leichte Neuritis des Sehnerven mit Ödem an der Papille, Übergang in Atrophie sowie überhaupt Sehnervenatrophie ist einige Male ebenfalls beobachtet worden. Wenn man auch bei der Beurteilung derartiger Veränderungen beim Basedow vorsichtig sein muß und zunächst nur an zufällige Komplikationen denken wird, so ist ein Zusammenhang mit dem Allgemeinleiden doch nicht von der Hand zu weisen

Eine **diagnostische und prognostische Bedeutung** kommt den Sehnervenveränderungen freilich nicht zu, aber sie verdienen insofern ein gewisses Interesse, als auch nach dem Gebrauch und besonders dem Mißbrauch von **Thyreoidinpräparaten** Neuritis mit Ausgang in Sehnervenatrophie vorkommt, in ähnlicher Weise wie bei der Alkohol- und Tabakintoxikation. Auch experimentell hat sich dieser den Sehnerven schädigende Einfluß der Schilddrüsenpräparate nachweisen lassen.

Die Krankheiten des Zerebrospinalsystems.

Nicht mit Unrecht hat man das Auge den Spiegel des Gehirns genannt. In der Tat spielt wohl bei den Erkrankungen kaum eines Organs der Augenhintergrund eine so wichtige und entscheidende Rolle wie bei denen des Zentralnervensystems.

Schon die Blutbahnen weisen innige Verbindungen auf. Denn einmal versorgt die Carotis interna außer einem wichtigen Teile des Gehirns auch den Sehnerven und das Auge, zweitens stehen die orbitalen Venen durch die Fissura orbitalis superior mit dem Sinus cavernosus und damit mit allen intrakraniellen venösen Räumen in direkter Verbindung. Die Sehnervenfaserbündel selbst sind durch ihren langen intrakraniellen Verlauf an der Hirnbasis über Chiasma und Tractus opticus direkten Schädigungen ausgesetzt, die sowohl in einem Übergreifen pathologischer Prozesse auf die Sehbahn als auch in rein mechanischer Druckwirkung beruhen können. Die Scheidenräume des Sehnerven endlich stehen in direkter Verbindung mit dem Subdural- und Subarachnoidealraum des Gehirns, und der hirnwärtsfließende Saftstrom innerhalb der Sehnervenfaserbündel selbst kommuniziert ebenfalls mit dem Subarachnoidealraum und am hinteren Chiasmawinkel auch mit dem Rezessus des 3. Ventrikels, so daß Flüssigkeitsstauungen in den Ventrikeln und innerhalb der Hirnhäute durch ihren gesteigerten Druck sich bis an den Augapfel fortzupflanzen vermögen.

Diese anatomischen Verhältnisse bringen es mit sich, daß — ganz abgesehen von den Beziehungen am Blutgefäßsystem — innerhalb der Schädelhöhle sich abspielende pathologische Prozesse den Sehnerven bis zu seinem Eintritt in das Auge in viererlei Weise in Mitleidenschaft ziehen können:

1. Der Sehnerv kann sich an den vorwiegend degenerativen Prozessen, wie sie bei den metaluetischen Erkrankungen Tabes und progressive Paralyse auftreten, beteiligen: es tritt das Bild der einfachen, sogen. primären Sehnervenatrophie auf.

2. Durch Flüssigkeitsstauung innerhalb des Sehnerven kann rein mechanisch das Bild der Stauungspapille erzeugt werden.

3. Durch Übergreifen entzündlicher Prozesse und ihre Ausbreitung entweder innerhalb der Sehnervenscheiden (als Meningitis N. optici) oder innerhalb des Sehnerven selbst (als Neuritis und interstitielle Neuritis) kann eine Neuritis N. optici hervorgerufen werden.

4. Alle Prozesse, die auf den basalen Teil der Sehbahn beschränkt bleiben — mag es sich um Entzündungsherde oder um eine rein mechanische Kompression handeln — brauchen wegen ihrer Entfernung vom Augapfel von Anfang an noch keine sichtbaren Veränderungen an der Papille hervorzurufen, können aber die Sehfunktionen trotzdem völlig oder fast völlig aufheben. Man findet also in diesem Falle ausgesprochene Sehstörung bei normalem ophthalmoskopischen Befunde. Die Sehstörung kann sich dabei als einseitige oder doppelseitige Erblindung äußern, ferner als Gesichtsfeldstörung, entweder mit zentralem Skotom einhergehend, besonders wenn es sich um Entzündungsprozesse im Sehnerven handelt (vgl. retrobulbäre Neuritis S. 46), in Gestalt bitemporaler Defekte bei Läsion des Chiasmas oder als homonyme Hemianopsie bei Schädigung der Sehbahn hinter dem Tractus opticus. Vorwiegend das Verhalten des Gesichtsfeldes läßt also einen gewissen Schluß zu, wo der retrobulbäre Prozeß sitzt.

Bei den letzten drei Veränderungen — Stauungspapille, Neuritis und retrobulbärer Prozeß — kann nach eingetretener Heilung das Aussehen der Papille wieder vollkommen normal werden, bzw. normal bleiben). Inwieweit dieser Fall eintritt, hängt vor allem von der Dauer und dem Grade des Krankheitsprozesses ab.

Sehr häufig kommt es aber auch bei diesen drei sekundär zur Sehnervenatrophie. War vorher eine Stauungspapille oder Neuritis vorhanden, so entwickelt sich vorzugsweise das Bild der neuritischen oder weißen Atrophie, d. h. die Papille wird weiß, die grauen Maschen der Lamina cribrosa bleiben verschwunden, die Grenzen der Papille werden mehr oder weniger unscharf, die Blutsäule der Arterien bleibt schmal und die der Venen breit (siehe auch S. 40). Je geringer der Entzündungsprozeß war und vor allem je weiter retrobulbär er lag, desto mehr geht das Bild der weißen neuritischen Atrophie in das der einfachen Atrophie über, da sich ja hier lediglich die absteigende Degeneration der Nervenfasern ophthalmoskopisch bemerkbar zu machen braucht.

Jeder entzündliche Prozeß innerhalb der Schädelhöhle kann die Sehbahn auf die drei letztgenannten Arten in Mitleidenschaft ziehen und somit alle die hier erwähnten ophthalmoskopischen Veränderungen der Papille mit ihren Übergängen untereinander hervorrufen. Das Augenspiegelbild allein wird also niemals über Art und Sitz einer Entzündung Aufschluß geben können, und ihre Ätiologie läßt sich meist nur dann aus dem Augenhintergrunde ermitteln, wenn außerdem auf metastatischem Wege im Auge entsprechende Herderkrankungen aufgetreten sind, z. B. Glaskörperabszesse, Aderhauttuberkel, luetische Veränderungen.

Immerhin ist die Häufigkeit der verschiedenen Formen der Augenhintergrundsveränderungen und ihre diagnostische Bedeutung bei den einzelnen Hirnerkrankungen eine verschiedene. Da sich auch sonst manche wichtige Besonderheiten ergeben, soll im folgenden eine kurze Einzelbesprechung erfolgen, allen voran über die Erscheinung des gesteigerten Hirndruckes und die Bedeutung der Stauungspapille für die Hirndiagnostik.

Die intrakranielle Drucksteigerung.

Jede Steigerung des intrakraniellen Druckes, gleichgültig, durch welchen Prozeß sie bedingt wird, pflegt den Abfluß des Saftstromes innerhalb des Sehnerven nach dem Gehirn hin sehr bald zu sistieren. Es kommt zum Stauungsödem im Sehnerven, als dessen ophthalmoskopisch sichtbarer Ausdruck die Aufquellung des Sehnerveneintrittes zur Stauungspapille eintritt.

Die Stauungspapille ist das wichtigste Anzeichen für das Vorhandensein einer intrakraniellen Drucksteigerung. Wissen wir doch, daß diese durch die anderweitige klinische Untersuchung nicht immer mit Sicherheit festgestellt werden kann. Die Gründe hierfür sind verschiedene. Die Zunahme des Hirndruckes pflegt durch Vermehrung der freien Flüssigkeit im Schädelraume, wobei noch eine Hirnschwellung hinzukommen kann[1]), bedingt zu sein. Es braucht durchaus keine freie Kommunikation zwischen den flüssigkeitshaltigen Räumen zu bestehen, so daß insbesondere ein niederer Lumbaldruck keineswegs nunmehr den Schluß zuläßt, daß auch ein entsprechend geringer Hirndruck besteht. Dazu kommt, daß normalerweise wahrscheinlich schon der absolute Hirndruck individuell sehr verschieden ist.

Die Stauungspapille ist demnach streng genommen ein **pathologischer Begriff**, der im Gegensatz zur Neuritis N. optici sich durch das Fehlen primärer entzündlicher Veränderungen charakterisiert.

Das ophthalmoskopische Bild ist bereits früher besprochen und als differentialdiagnostisches Moment betont worden, daß bei einer Stauungspapille, soll sie aus dem Hintergrundsbilde diagnostiziert werden, die Prominenz der Papille 2 D übersteigen muß (S. 49). Hier sei nur nochmals hervorgehoben, daß dieses **ophthalmoskopische Bild der Stauungspapille** zwar in der Regel vorhanden ist, sich aber nicht in allen Fällen mit dem pathologischen Begriff vollkommen deckt. Denn im ersten Beginn einer Stauungspapille ist dieser Grad der Prominenz noch nicht immer erreicht, das Bild kann dann unter Umständen dem einer Neuritis gleichen. Anderseits können auch gelegentlich entzündliche Prozesse im Sehnerven mit so starker ödematöser Aufquellung der Papille einhergehen, daß die Neuritis unter dem Bilde einer Stauungspapille verlaufen kann. Die weitere Augenuntersuchung, insbesondere die Prüfung der Funktionen ist hier zur Diagnose unentbehrlich.

In der überwiegenden Mehrzahl der Fälle von intrakranieller Drucksteigerung kommt es in der Tat zur Stauungspapille und dem ihr eigentümlichen Hintergrundsbilde; sie ist das **konstanteste Symptom des Hirndruckes**. Nur ausnahmsweise kann sie einmal fehlen, und zuweilen braucht sie wenigstens lange zu ihrer Ausbildung.

Durch welchen Prozeß die intrakranielle Drucksteigerung bedingt wurde, läßt sich aus der Stauungspapille nicht entnehmen. In der Mehrzahl der Fälle sind es begreiflicherweise die Hirntumoren bzw. die tumorartigen entzündlichen Prozesse, wie Gumma und Solitärtuberkel. Über den Einfluß, welchen der Sitz derartiger Herderkrankungen auf die Häufigkeit des Auftretens von Stauungspapille ausübt, siehe später. Von den übrigen Hirnerkrankungen steht an erster Stelle

---

[1]) Hirnschwellung und intrakranielle Drucksteigerung sind keineswegs identisch. Die erstere kann ohne Druckzunahme im Schädelraum verlaufen, indem sie eine entsprechende Menge freier Flüssigkeit verdrängt (Reinhardt).

die Meningitis serosa mit ihrem serösen Flüssigkeitserguß im Subarachnoidealraum.

Auftreten und Verlauf. Wie lange eine intrakranielle Drucksteigerung braucht, um zu einer ophthalmoskopisch sichtbaren Stauungspapille zu führen, ist individuell recht verschieden und hängt nicht nur von der Höhe der Drucksteigerung ab. Jedenfalls kann die Stauungspapille bei starker Druckzunahme schon in wenigen Tagen auftreten. Ebenso schnell kann sich die Rückbildung vollziehen, wenn die Drucksteigerung plötzlich aufhört, wie z. B. nach einer Trepanation der Schädeldecke. Es ist in derartigen Fällen sogar bereits nach wenigen Stunden der Beginn des Rückganges beobachtet worden. Häufig vollzieht er sich in 2—3 Tagen, für gewöhnlich schwindet die Stauungspapille dann in ein bis zwei Wochen, und das ophthalmoskopische Bild kann schließlich wieder vollkommen normal werden. Bei erneuter Drucksteigerung vermag die Stauungspapille jederzeit wieder aufzutreten.

Bei langem Bestand gesellen sich allmählich sekundäre Entzündungserscheinungen hinzu, die im Augenspiegelbilde sich in stärkerer Rötung der Papille und weißen Degenerationsherden auf und neben ihr kenntlich machen. Dauert die intrakranielle Drucksteigerung an, so bildet sich allmählich die sekundäre Sehnervenatrophie aus. Sie zeigt sich, wie nochmals erwähnt werden soll, darin, daß die Papille abblaßt, d. h. weiß wird, ihr glasiges Aussehen verliert, kleiner wird und mehr und mehr zusammensinkt, d. h. ihre Prominenz einbüßt. Die Grenzen bleiben sehr häufig unscharf, und das Mißverhältnis im Kaliber der Arterien und Venen wird eher noch stärker, indem die Blutsäule der ersteren allmählich schmäler wird; kurz es tritt das charakteristische Bild der ausgesprochenen sogen. „neuritischen oder weißen Atrophie" auf, wie es schon geschildert ist (S. 40). Gleichzeitig sinkt das Sehvermögen immer mehr, die Gesichtsfeldgrenzen werden enger und schließlich tritt vollkommene Erblindung ein.

Die Sehstörungen beim Hirndruck. Es wurde soeben gezeigt daß eine lange andauernde Stauungspapille durch sekundäre Sehnervenatrophie schließlich zur Erblindung führt. Diese allmähliche Abnahme der Sehfunktionen ist demnach keine direkte Folge des Hirndruckes, sondern ein lokaler, im peripheren Sehnerven sich abspielender Vorgang, der durch die Stauungspapille selbst bedingt wird. Der gesteigerte Hirndruck führt zwar häufig zu gelegentlichen Obskurationen, den Kranken wird vorübergehend „schwarz vor den Augen", aber eine dauernde Sehstörung gehört nicht zu seinem Symptomenkomplex. Bei der frischen Stauungspapille ist infolgedessen die Sehschärfe und das Gesichtsfeld lange Zeit vollkommen normal. Bei Verdacht auf Hirndruck darf man demnach mit der Untersuchung auf Stauungspapille nicht warten, bis die Kranken über Sehstörungen klagen, denn diese treten eben erst ein, wenn es nach längerem Bestande der Stauungspapille zur sekundären Sehnervenatrophie kommt.

Im Gegensatz dazu und unabhängig von diesem Verlauf können die Herderkrankungen, welche zur Hirndrucksteigerung führen, ihrerseits infolge ihrer Nachbarschaft mit der basalen Sehbahn diese in Mitleidenschaft ziehen und damit zu einer Leitungsunterbrechung führen. Diese äußert sich **trotz frischer oder noch fehlender Stauungspapille** entweder in ein- oder doppelseitiger Erblindung oder auch in starker Herabsetzung der Sehschärfe, mit entsprechenden Gesichtsfelddefekten: z. B. bitemporale Hemianopsie, wenn der Herd am Chiasmawinkel sitzt (z. B. Hypophysistumoren), homonyme Hemianopsie, wenn ein Tractus opticus ergriffen ist. Eine ähnliche Wirkung kann gelegentlich eine starke Ausdehnung des dritten Ventrikels ausüben und durch Druck auf den Chiasmawinkel ebenfalls eine mehr oder weniger vollkommene bitemporale Hemianopsie bedingen.

Immer aber ist eine ausgesprochene Sehstörung bei frischer Stauungspapille infolge Hirndruckes ein Zeichen, daß die Sehbahn an irgend einer Stelle durch die Erkrankung in Mitleidenschaft gezogen ist, nicht darf sie einfach auf die Stauungspapille selbst zurückgeführt werden.

Einseitiges und doppelseitiges Auftreten. Daß eine Stauungspapille nur auf einem Auge auftreten kann, wenn die Ursache in der Orbita oder gar im Auge selbst zu suchen ist, bedarf kaum besonderer Erwähnung.

Bei der intrakraniellen Drucksteigerung ist sie in der Regel doppelseitig vorhanden. Freilich besteht oft zwischen beiden Seiten in der Stärke ein beträchtlicher Unterschied, und es kann daher besonders im Anfang der Fall eintreten, daß die Veränderungen auf der einen Seite noch im Bereiche des Normalen liegen, während auf der anderen bereits eine eindeutige Stauungspapille besteht. Ihr einseitiges Auftreten kommt daher auch bei intrakranieller Drucksteigerung vor.

Man hat früher angenommen, daß bei intrakraniellen Herderkrankungen die stärkere Papillenveränderung immer der Seite des Herdes entspricht, daß also bei rechtsseitiger Stauungspapille auch der Erkrankungsherd, sei er Tumor, sei er Abszeß u. dgl., auf der rechten Seite zu suchen ist. Diese Übereinstimmung trifft zwar in der Mehrzahl der Fälle zu, aber nicht selten liegt der Herd auch gerade auf der entgegengesetzten Seite, so daß man sich in dieser Hinsicht vor Rückschlüssen hüten muß. Am häufigsten findet sich die Gleichseitigkeit bei basalen Erkrankungen, ferner bei Abszessen im Kleinhirn. Bei Großhirnabszessen beträgt das Verhältnis etwa 4 : 1, bei Kleinhirntumoren 3 : 1 und bei Großhirntumoren kaum noch 5 : 4; mit anderen Worten, hier sitzt die Geschwulst fast ebenso oft auf der gegenüberliegenden, wie auf der gleichen Seite.

Die diagnostische Bedeutung der Stauungspapille läßt sich in folgende Punkte zusammenfassen:

1. Das Vorhandensein einer Stauungspapille spricht stets für intrakranielle Drucksteigerung, wenn keine perniziöse Anämie, Leukämie oder Nephritis vorliegt, und wenn eine orbitale und okulare Entstehung nicht in Frage kommt. Letztere sind leicht auszuschließen, wenn Exophthalmus und Veränderungen am vorderen Augenabschnitt fehlen.

Nicht möglich ist es dagegen, an einer doppelseitigen Stauungspapille zu erkennen,

a) wodurch die intrakranielle Drucksteigerung bedingt ist, ob durch einen Tumor, ob durch entzündliche Herderkrankungen, wie Abszeß, Solitärtuberkel, Gumma oder durch Meningitis serosa usw.;

b) an welcher Stelle des Gehirns eine eventuelle Herderkrankung lokalisiert werden muß. Nur mit einer gewissen Wahrscheinlichkeit spricht z. B. bei Tumoren frühzeitiges Auftreten einer Stauungspapille bei verhältnismäßig geringfügigen anderen Hirndruckerscheinungen (Kopfschmerz, Erbrechen, Pulsverlangsamung) für einen Sitz in der hinteren Schädelgrube.

2. Eine allmähliche Zunahme der Stauungspapille beweist nur, daß die intrakranielle Drucksteigerung fortbesteht. Nur ein schnelles Wachsen spricht auch für Zunahme des intrakraniellen Druckes (besonders bei Meningitis serosa). Über Zeitdauer der Entstehung siehe oben.

Eine Ausnahme bildet die Stauungspapille bei otogenen Komplikationen (Hirnabszeß, Sinusthrombose usw.). Hier erfolgt zuweilen auch nach gutem Operationserfolg noch eine Zunahme des Stauungsödems an der Papille. Ihr kommt keinerlei diagnostische Bedeutung zu.

3. Eine Abnahme einer frischen Stauungspapille, besonders wenn sie schnell erfolgt, ist stets ein günstiges Zeichen und spricht für Rückgang der intrakraniellen Drucksteigerung. Beginnt dagegen das atrophische Stadium (wenn die Papille weiß wird und ihr glasiges Aussehen verliert), so ist eine Abnahme der Prominenz niemals diagnostisch im Sinne einer Abnahme des Hirndruckes verwertbar, da sie lediglich die Begleiterscheinung der sekundären Atrophie sein kann. Für das Sehvermögen hat sie in diesem Falle sogar direkt eine ungünstige Bedeutung.

Überhaupt ist im atrophischen Stadium eine erhebliche Veränderung im Aussehen der Stauungspapille unter dem Einflusse einer Zu- und Abnahme des intrakraniellen Druckes nicht mehr zu erwarten.

4. Eine Differenz in dem Grade beider Stauungspapillen oder eine einseitige Stauungspapille ist nur mit sehr großer Zurückhaltung in dem Sinne zu deuten, daß der Erkrankungsherd im Gehirn auf der Seite der stärker ausgeprägten Stauungspapille sitzt. Am häufigsten trifft dies noch bei Hirnabszessen zu (siehe oben).

5. Hochgradige Sehstörungen oder Erblindungen bei einer frischen Stauungspapille gehören nicht zum Bilde der Stauungspapille, sondern beweisen, daß die Sehbahn direkt intrakraniell in Mitleidenschaft gezogen ist. Im atrophischen Stadium der Stauungspapille dagegen sind sie diagnostisch nie als Herdsymptom zu verwerten, sondern können reine Folge der Atrophie des Sehnerven sein.

Die prognostische Bedeutung der Stauungspapille ist an und für sich quoad vitam nicht ungünstig. Die Prognose hängt lediglich von der Art und dem Verlauf der Hirnerkrankung ab. **Für die Erhaltung des Sehvermögens ist jede länger dauernde Stauungspapille dagegen absolut ungünstig.** Wenn sie auch lange Zeit ohne Funktionsstörung bestehen kann, so tritt doch schließlich Erblindung infolge sekundärer Atrophie ein, wenn es nicht gelingt, die intrakranielle Drucksteigerung zu beseitigen.

Da einerseits die Stauungspapille ein Frühsymptom einer intrakraniellen Erkrankung sein kann, andererseits die Diagnose auf ein absolut und schnell tödlich endendes Hirnleiden (z. B. inoperabler Tumor) fast nie mit völliger Sicherheit gestellt werden kann, besteht immer die Gefahr, daß der Kranke bei noch leidlichem Wohlbefinden lediglich infolge der lange bestehenden Stauungspapille erblindet. Besonders traurig sind diese Folgen dann, wenn es sich um ein heilbares Leiden wie Lues cerebri handelt. Auch unter den tumorverdächtigen Fällen finden sich zuweilen solche, welche sich schließlich als Pseudotumoren, Hirnschwellung, Meningitis serosa u. dgl. herausstellen, und bei denen spätere Genesung möglich ist.

Diese bei längerem Bestande unausbleibliche Erblindung kann aber verhindert werden, wenn frühzeitig, d. h. dann, wenn eine Funktionsstörung noch fehlt oder wenigstens eben erst beginnt, durch operative Maßnahmen die intrakranielle Drucksteigerung beseitigt wird, sofern nicht der Sitz des Herdes eine Radikaloperation ermöglicht. Wird erst mit der druckentlastenden Operation gewartet, bis das Sehvermögen durch Atrophie hochgradig verfallen ist, so läßt sich die endgültige Erblindung meist nicht mehr aufhalten, zum mindesten ist keine Besserung des Sehvermögens mehr zu erwarten.

Selbst in vielen Fällen von Hirntumoren lohnt die Lebensdauer noch eine derartige druckentlastende Palliativoperation. So ist jede doppelseitige auf intrakranieller Drucksteigerung beruhende Stauungspapille, wenn sie nicht bald zurückgeht, eine Indikation zu einem chirurgischen Eingriff. Durch abwartendes Verhalten geht nur Zeit verloren.

Das Für und Wider der einzelnen Operationsverfahren, wie Lumbalpunktion, Balkenstich, Palliativtrepanation, Subokzipitalstich usw. kann hier nicht erörtert werden, nur über die zur Zeit am häufigsten geübten drei erstgenannten Methoden liegen genügend Erfahrungen vor, so daß einige Bemerkungen hinsichtlich ihres Heilerfolges auf die Stauungspapille am Platze sind.

Die Lumbalpunktion ist eigentlich nur dann aussichtsreich, wenn eine Meningitis serosa angenommen werden kann. Hier ist eine öftere Wiederholung des Eingriffes manchmal von gutem Erfolg begleitet. Bei Verdacht auf Tumoren ist sie nicht zu empfehlen, weil sie auf die Stauungspapille in der Regel nur eine vorübergehende Wirkung hat, welche gegenüber den bekannten Gefahren der Operation, auch dann, wenn der Liquor im Liegen langsam abgelassen wird, nicht sehr in Betracht kommt.

Besser hat sich hier bei der Heilung der Stauungspapille der ungefährlichere Balkenstich bewährt. Es konnten an einer Reihe von Fällen die Sehfunktionen erhalten bleiben (Beobachtungen liegen von über $2^{1}/_{2}$ Jahre Dauer vor). Der Balkenstich kann daher durchaus empfohlen werden. Tritt aber nach einigen Wochen kein Stillstand im Verfall des Sehvermögens ein, so wird am besten zur dekompressiven Trepanation geschritten. Sie kann zweizeitig vorgenommen werden;

denn auch ohne Eröffnung der Dura sind mehrfach gute Heilerfolge erzielt worden. Diese braucht erst dann zu erfolgen, wenn die Trepanation allein nicht zum Ziele führt.

Neuerdings ist auch eine **Trepanation der Sehnervenscheiden** versucht worden. Die Erfolge scheinen bisher günstig, doch ist ein endgültiges Urteil noch nicht abzugeben.

Anämie und Hyperämie des Gehirns.

Obwohl die Blutversorgung der Augen und des Gehirns durch dasselbe Gefäßgebiet, nämlich die Carotis interna, erfolgt, und obwohl die Gefäßerkrankungen beider sehr enge Beziehungen aufweisen, lassen sich doch anämische und hyperämische Zustände der Hirngefäße an den Netzhautgefäßen in der Regel nicht nachweisen. Man darf eben doch nicht vergessen, daß den einzelnen Gefäßgebieten, insbesondere gerade den Hirngefäßen, hinsichtlich der Änderung des Füllungszustandes eine weitgehende Selbständigkeit zukommt. Außerdem sind die Verhältnisse am Auge durch den intraokularen Druck, der hier auf den Gefäßen lastet, wesentlich andere, und überdies ist das Kaliber der Netzhautgefäße normalerweise schon individuell so außerordentlich verschieden, daß es nur bei extremen Graden der Gefäßfüllung möglich sein würde, mit einer gewissen Wahrscheinlichkeit eine Anämie oder eine Hyperämie festzustellen.

Hirnblutungen und Sklerose der Hirnarterien.

Bei Hirnblutungen kommen Veränderungen an der Sehnervenpapille nur in einem geringen Prozentsatz der Fälle vor. Es tritt dann das Bild der Stauungspapille auf oder das der Neuritis N. optici, die ja beide in ihren Anfangsstadien ophthalmoskopisch oft noch nicht zu unterscheiden sind, zumal wenn man die Funktionsprüfung nicht zu Hilfe nehmen kann, wie es bei Apoplexien häufig der Fall ist.

Meist dürften sie auf Hirndruckerscheinungen zurückzuführen sein. Darin liegt zugleich die Erklärung für ihre Seltenheit; denn einmal führen größere Blutungen eben oft schnell zum Tode, zum anderen gleicht sich die Hirndrucksteigerung gerade hier so schnell aus, daß es nicht erst zur Entwickelung der Papillenschwellung kommen kann.

In einem kleinen Teil der Fälle wird die Stauung am Papillenkopf durch die Fortsetzung des Blutergusses in die Sehnervenscheide bedingt. Es ist durch die Augenuntersuchung nicht mit Sicherheit zu entscheiden, wann dieser Fall eintritt. Am wahrscheinlichsten ist die Scheidenblutung dann, wenn die Papillenveränderung nur einseitig ist und gleichzeitig mit einer stärkeren Sehstörung einhergeht.

Sehnervenscheidenblutungen fanden sich in etwa $3^0/_0$ der Fälle. Sie setzen das Platzen eines Aneurysmas an der Hirnbasis oder einen Durchbruch einer Blutung aus dem Inneren nach der Basis voraus. Letzteres Ereignis ist schon deswegen nicht häufig, weil die Blutungen infolge des Gefäßverlaufes bekanntlich hauptsächlich in der Umgebung der zentralen Ganglien, der inneren Kapsel oder nach der Hirnrinde zu auftreten.

Die engen Beziehungen zwischen den arteriosklerotischen Veränderungen der Netzhautgefäße einerseits und den Hirngefäßen andererseits sind bereits erörtert worden (S. 99). So ist es denn begreiflich, daß auch bei Hirnblutungen Sklerosen der Netzhautgefäße und vor allem Netzhautblutungen beobachtet werden. Sie stehen dann in keinem anderen Zusammenhang, als daß beide eine gemeinschaftliche Ursache, nämlich eben die ausgedehnte Sklerose der Arterienverzweigungen haben. Daß diabetische und nephritische Veränderungen

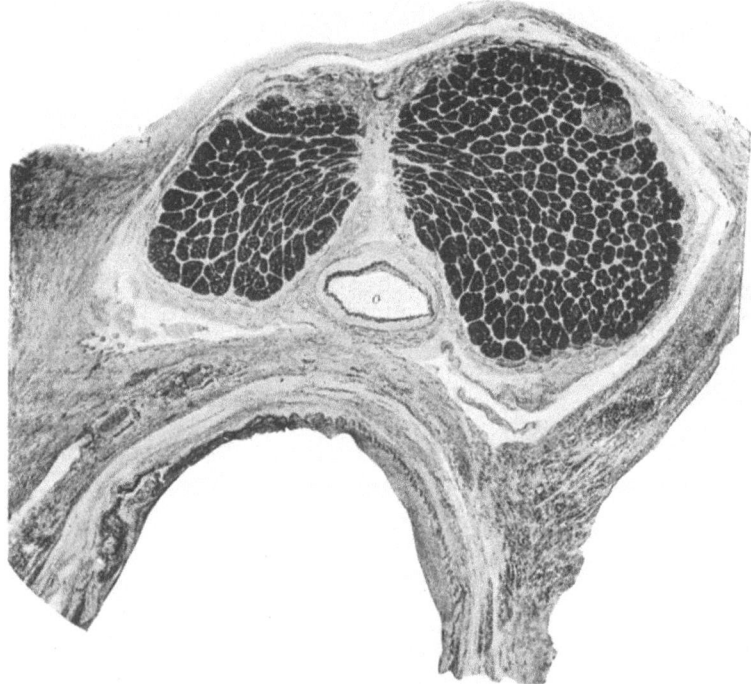

Abb. 41. Einschnürung des intrakraniellen Sehnerven durch die sklerotische Arteria ophthalmica und Carotis interna. (Nach Otto, aus Uhthoff, Graefe-Saemisch, Handb. d. Augenheilk. XI, Abt. 2 B, 2. Aufl.)

sich ebenfalls gleichzeitig an der Netzhaut finden können, bedarf nur nebenbei der Erwähnung.

Zuweilen vermögen sklerotische und aneurysmatische Veränderungen der Carotis interna und der Arteria ophthalmica an deren Abgange von der Karotis den Sehnerven direkt zu komprimieren. Hier liegen ja diese Blutgefäße und der Sehnerv dicht nebeneinander, kurz bevor letzterer mit der Arteria ophthalmica eng vereint in das Foramen opticum eintritt. So kann der Sehnerv, der hier nicht auszuweichen vermag, durch die erkrankten, starren Gefäße komprimiert und zuweilen in beträchtlichem Maße deformiert (Abschnürung in zwei Teile, Abb. 41) werden. Zuweilen tritt infolgedessen auch eine Druckatrophie des Nerven mit entsprechender Sehstörung auf. Im allgemeinen aber zeigen die Sektionen, daß derartige Kompressionen, die ja sehr langsam erfolgen, auch ohne jede Schädigung des Nerven vertragen werden können. Man darf ihnen daher bei der Entstehung von arteriosklerotischen Sehnervenatrophien keine zu große Bedeutung beimessen. Auch einseitige und doppelseitige Stauungspapille kann durch basale Aneurysmen bedingt werden (in etwa 10% der Fälle beobachtet).

Die zerebrale Lues.

Die pathologisch-anatomischen Verhältnisse bei der Hirnlues machen es ohne weiteres verständlich, daß die Beteiligung des Sehnerven hier eine besonders häufige sein muß.

Aus klinischen Gründen ist es geboten, bei der Hirnlues die metasyphilitischen Erkrankungen Paralyse und Tabes von der eigentlichen Lues cerebri zu trennen, obschon die neueren Untersuchungen eine scharfe Grenze zwischen beiden nicht mehr aufrecht erhalten lassen.

Auf der einen Seite können die gummösen Geschwülste ganz wie die Tumoren des Gehirns zur Hirndrucksteigerung führen. Auf der anderen Seite lokalisiert sich die luetische gummöse Meningitis mit Vorliebe an der Hirnbasis, greift hier direkt auf Sehnerv, Chiasma und Tractus opticus über und erstreckt sich nicht selten auch auf die Sehnervenscheiden in Gestalt der luetischen Meningitis Nervi optici bis an das Auge. Nimmt man dazu drittens die echte luetische Neuritis, die auch ohne die bisher genannten Prozesse den Sehnerven (ganz wie auch andere Hirnnerven) isoliert befallen kann, so ersieht man schon, daß alle drei Hauptveränderungen der Papille
1. die Stauungspapille   ⎱ beide mit Ausgang in die sogen. sekun-
2. die Neuritis N. optici ⎰ däre, weiße oder neuritische Atrophie,
3. die retrobulbäre Neuritis mit Ausgang in einfache Atrophie des Sehnerven

bei der Hirnlues angetroffen werden, und zwar alle drei in annähernd gleicher Häufigkeit.

Dabei sind noch unberücksichtigt geblieben die luetischen Erkrankungen der Hirngefäße, die ihrerseits wieder zu Blutungen, Erweichungsherden usw. führen können, sowie die metasyphilitischen Erkrankungen Tabes und progressive Paralyse, deren Besprechung an anderer Stelle erfolgt (S. 154).

1. Die Stauungspapille kommt, wie wir sahen (S. 47ff.), auf mechanischem Wege zustande und wird in erster Linie durch eine Steigerung des intrakraniellen Druckes bedingt. So sind es denn auch bei der Hirnlues in etwa zwei Drittel der Fälle die gummösen Geschwulstbildungen, welche sie hervorrufen. Seltener führt die basale Meningitis zur Stauungspapille. Sie kann entweder durch begleitende seröse Meningitis oder durch Übergreifen auf den Sehnerven hier eine Behinderung des zentripetalen Abflusses der Gewebsflüssigkeit im Nerven bedingen und damit die sichtbare Stauung an der Papille — einseitig und doppelseitig — hervorrufen. Einseitiges Auftreten einer ausgesprochenen Stauungspapille mit gleichzeitiger Sehstörung spricht natürlich mehr für basale Meningitis, als für gummöse Geschwulst.

Verlauf. Hat die antiluetische Behandlung bald Erfolg, so braucht auch die sekundäre Atrophie mit ihren schädlichen Folgen für das Sehvermögen nicht einzutreten. Ist starke und hartnäckige Hirndrucksteigerung vorhanden, und beginnt bereits das atrophische Stadium der Stauungspapille, so kann auch bei der Hirnlues außer der spezifischen Behandlung ein druckentlastender Eingriff notwendig werden, um der sonst unvermeidlichen Erblindung der Augen vorzubeugen (siehe hierüber S. 138).

2. Das Bild der Neuritis des Sehnerven wird am häufigsten durch die basale Meningitis bedingt, welche direkt auf den Nerven übergreift und sich entweder in den Sehnervenscheiden als Perineuritis oder als interstitielle luetische Neuritis soweit peripherwärts erstreckt, daß die entzündlichen Erscheinungen an der Papille sichtbar werden.

Der Verlauf ist im allgemeinen nicht ungünstig. In welchem Grade sich die Funktionen des Auges wiederherstellen, kann freilich schwer vorausgesagt werden und muß im wesentlichen davon abhängen, inwieweit der Prozeß bereits zur Zerstörung von Sehnervenfasern geführt hat.

3. Die einfache Atrophie des Sehnerven ist ebenfalls als neuritische bzw. sekundäre aufzufassen. Nur hat sich hier der luetische Prozeß auf den weiter rückwärts gelegenen, d. h. zerebralen Teil des Nerven beschränkt, so daß die entzündlichen Veränderungen die Papille nicht mehr erreichen, vielmehr nur die absteigende Degeneration sichtbar wird.

Im Aussehen braucht sie sich infolgedessen von der einfachen tabischen Atrophie nicht zu unterscheiden. Die Papille kann wie bei dieser bei scharfer Begrenzung und bei normalen Blutgefäßen vollkommen grauweiß verfärbt sein. Gelingt so die Unterscheidung in derartigen Fällen im Bilde nicht, so bietet nicht selten die Funktionsprüfung einen Anhaltspunkt: bei der tabischen Atrophie kommt ein zentrales Skotom nur ausnahmsweise vor, bei der luetischen Atrophie dagegen ist dieser Gesichtsfelddefekt, wie bei allen entzündlichen Atrophien, sehr häufig.

In anderen Fällen ist der Unterschied gegenüber der tabischen Atrophie schon im Augenspiegelbilde erkennbar. Entweder ist dann die Papille nur teilweise atrophisch verfärbt, und zwar nach Art entzündlicher Atrophien meist an ihrer temporalen Seite, oder aber es ist das ausgesprochene Bild der neuritischen Atrophie sichtbar, d. h. weiße Verfärbung der Papille mit engen Arterien und stärker gefüllten Venen, mit scharfer oder auch unscharfer Begrenzung.

Der Verlauf der Sehnervenerkrankung ist bei der luetischen Atrophie durchaus nicht so ungünstig wie bei der tabischen. Während die letztere regelmäßig progressiv zur Erblindung führt, sieht man bei ersterer zuweilen unter dem Einflusse der antiluetischen Behandlung eine überraschende Besserung des Sehvermögens. In anderen Fällen freilich bleibt sie wieder aus, da die bereits degenerierten Sehnervenfasern sich nicht wieder herstellen lassen. Aus dem ophthalmoskopischen Bilde bzw. dem Grade der atrophischen Verfärbung der Papille kann man niemals ein Urteil über den voraussichtlichen Verlauf gewinnen.

So finden sich also bei der Hirnlues an der Papille alle Übergänge zwischen dem Bilde der einfachen Atrophie bis zur ausgesprochen neuritischen, und ebenso alle Übergänge von der frischen Neuritis und der Stauungspapille zur neuritischen Atrophie.

Diagnostische Bedeutung der Augenhintergrundsveränderungen. Bei allen zweifelhaften Hirnerkrankungen, welche mit Stauungspapille, Neuritis N. optici, mit neuritischer Atrophie und mit einfacher Atrophie — bei letzterer besonders, wenn ein zentrales Skotom im Gesichtsfeld vorhanden ist — kann Lues zugrunde liegen und muß an Lues gedacht werden. Irgend einen speziellen Hinweis auf den luetischen Charakter tragen natürlich alle diese Papillenveränderungen nicht, da sie bei den übrigen Hirnerkrankungen ebenfalls vorkommen.

Wichtig ist deswegen eine Untersuchung des übrigen Augenhintergrundes auf die S. 68ff. beschriebenen luetischen Veränderungen, welche in manchen Fällen die ätiologische Diagnose zu erleichtern vermögen.

Liegt eine Lues cerebri vor, so spricht eine doppelseitige Stauungspapille für eine gummöse Geschwulstbildung, deren Sitz durch Herdsymptome lokalisiert werden muß. Bei einseitiger Stauungspapille mit gleichzeitiger Sehstörung ist es wahrscheinlich, daß ein basaler gummöser Prozeß auf den betreffenden Sehnerven übergegriffen hat.

Eine Neuritis N. optici spricht mehr für eine luetische Meningitis. Meist sind hier noch weitere Hirnnerven befallen (besonders der Okulomotorius).

Das Bild einer einfachen Sehnervenatrophie im Gefolge von Lues kann, wie wir sehen, sowohl durch entzündliche luetische Prozesse bedingt, als auch Teilerscheinung einer Tabes oder Paralyse sein. Die Unterscheidung ist von großer Wichtigkeit, weil die letztere unrettbar zur Erblindung führt, die durch eingreifende antiluetische Kuren unter Umständen noch beschleunigt werden kann, bei der ersteren dagegen durch die Therapie eine oft beträchtliche Besserung der Sehschärfe erzielt wird. Eine Gesichtsfeldprüfung ist hier unerläßlich: ein zentrales Skotom bei Sehnervenatrophie infolge Lues spricht gegen Tabes und ermutigt zu antiluetischer Behandlung.

Die zerebrale Tuberkulose.

Die Verhältnisse bei der Tuberkulose liegen ähnlich wie bei der Syphilis. Auch hier können auf der einen Seite die umschriebenen tuberkulösen Herde, die Solitärtuberkel des Gehirns zu tumorähnlichem Symptomenkomplex mit Hirndrucksteigerung führen, während die tuberkulöse Meningitis wiederum vorzugsweise an der Hirnbasis auftritt und schon vermöge dieser Lokalisation neben den anderen Hirnnerven auch die hier verlaufenden Sehbahnen so häufig in Mitleidenschaft zieht, daß in etwa der Hälfte aller Fälle von tuberkulöser Hirnhautentzündung Veränderungen am Augenhintergrund nachgewiesen werden können.

In den selteneren Fällen, in denen sich die Meningitis auf Teile der Konvexität beschränkt, fehlen dann auch Augenhintergrundsveränderungen für gewöhnlich.

Wir sehen demnach bei der Hirntuberkulose wiederum vor allem Stauungspapille und Neuritis N. optici auftreten. Die doppelseitige Stauungspapille ist bei Solitärtuberkeln — je nach ihrem Sitz — eine häufige Begleiterscheinung. Recht selten ist sie dagegen bei der reinen, nicht durch Solitärtuberkel komplizierten Meningitis basalis.

Hier ist das Bild der Neuritis N. optici am häufigsten und findet sich etwa in $1/4$—$1/3$ der Fälle. Das Aussehen bietet keine charakteristischen Besonderheiten; man beobachtet alle Stadien von der einfachen Hyperämie der Papille mit Venenstauung bis zu starker ödematöser Verschleierung der Grenzen. Das Sehvermögen ist dabei wieder meist stark herabgesetzt, doch ist die Funktionsprüfung bei der Art der Erkrankung, noch dazu da es sich meist um Kinder handelt, häufig nicht möglich.

Es handelt sich hier in einem Teil der Fälle um ein direktes Fortschreiten der basalen Tuberkulose entlang der Sehnervenscheiden bis in die Nähe des Auges, häufiger aber nur um eine begleitende, an sich nicht spezifisch tuberkulöse Meningitis der Sehnervenscheiden mit und ohne interstitielle Neuritis. Entwickelung von selbständigen Tuberkeln innerhalb des Sehnerven, selbst auf der Papille, die auf metastatischem Wege, nicht durch Kontakt entstehen, kommt ebenfalls vor, wenn auch seltener. Das Aussehen der Papille vermag über diese speziellen anatomischen Verhältnisse keine Auskunft zu geben; sie spielen ja auch bei der klinischen Beurteilung nur eine untergeordnete Rolle.

Lokalisiert sich der tuberkulöse Prozeß mehr herdförmig innerhalb des basalen Teiles des Sehnerven, so treten wieder die Symptome der retrobulbären Neuritis auf, d. h. hochgradige Sehstörung bei normalem oder fast normalem Aussehen der Papille. Dieser Befund ist aber verhältnismäßig selten, da die entzündlichen Veränderungen, wenn einmal die Sehnerven beteiligt sind, sich offenbar in der Regel auch bis an das Auge erstrecken.

Eine Atrophie des Sehnerven wird nur selten beobachtet. Bei der schlechten Prognose des Allgemeinleidens kommt es hier im Gegensatz zur Lues in der Regel nicht erst zu dieser Folgeerscheinung der entzündlichen Prozesse bzw. der Stauungspapille.

In einem Teil der Fälle werden außerdem auch Aderhauttuberkel gefunden. Sie entstehen nicht durch Übergreifen des Prozesses vom Sehnerven aus auf das Auge, sondern sind als Metastasen aufzufassen, wie ja auch die Hirntuberkulose selbst in der Regel auf dem Blutwege entsteht und nur selten von benachbarten Organen aus wie z. B. dem Ohre. Näheres über die Aderhauttuberkel siehe unter Miliartuberkulose S. 62.

Diagnostische Bedeutung der Augenhintergrundsveränderungen. Die Feststellung einer Neuritis N. optici beweist bei unbestimmten zerebralen Symptomen zunächst das Vorliegen eines entzündlichen Prozesses und ist deswegen oft von entscheidender Bedeutung.

Eine doppelseitige Stauungspapille bei bereits diagnostizierter Hirntuberkulose spricht mit großer Wahrscheinlichkeit für Solitärtuberkel ohne oder mit gleichzeitiger tuberkulöser Meningitis. Trotzdem kann man zuweilen einen spontanen Rückgang der Stauungspapille beobachten.

Über die tuberkulöse Natur des Leidens können weder Neuritis noch Stauungspapille Auskunft geben. Hier ist der Nachweis frischer Aderhauttuberkel von größter Wichtigkeit. Deswegen muß in jedem tuberkuloseverdächtigen Falle der ganze Augenhintergrund bei künstlich erweiterter Pupille wiederholt sorgfältig darauf untersucht werden.

Meningitis serosa.

Die pathologische Ansammlung von Flüssigkeit innerhalb der Schädelhöhle, besonders in den Ventrikeln, begleitet die verschiedensten Hirnerkrankungen, mag der primäre Krankheitsherd im Hirn bzw. seinen Häuten selbst seinen Sitz haben (z. B. die Tumoren) oder erst von der Nachbarschaft auf sie übergreifen, z. B. bei den Entzündungen der Nasennebenhöhlen und bei Otitis media.

Auch in den Fällen, bei denen sich eine Herderkrankung klinisch und anatomisch nicht nachweisen läßt, wird man ja diese pathologische Liquorvermehrung letzten Endes nur als Symptom auffassen müssen. Aber ähnlich wie die Pleuritis und Peritonitis serosa ist auch hier die Aufstellung als besonderes Krankheitsbild „Meningitis serosa" gerechtfertigt. Gerade sie bedingt sehr häufig diagnostisch wichtige Veränderungen an der Sehnervenpapille mit und ohne Funktionsstörungen.

Die oft hochgradige Steigerung des intrakraniellen Druckes ruft hier begreiflicherweise in erster Linie das typische Bild der doppelseitigen Stauungspapille hervor. Die Sehfunktionen sind dabei entweder ungestört oder aber auch frühzeitig sehr stark herabgesetzt. In diesem Falle handelt es sich nicht um eine Folge der Stauungspapille, sondern um eine gleichzeitige direkte basale Läsion der Sehbahn, in der Regel wahrscheinlich rein mechanischer Natur (siehe unten). Die Stauungspapille kann spontan zurückgehen und mit dem Grade des Hirndruckes schwanken.

Bei dem Hydrozephalus der Kinder, der ja diesem Krankheitsbilde verwandt ist, sieht man die Stauungspapille viel weniger häufig; meist ist hier der Hintergrund normal. Die durch die Nachgiebigkeit der Schädelknochen bedingte Zunahme der Schädelkapazität gleicht hier die Zunahme des Hirndruckes doch soweit aus, daß es zur Ausbildung einer sichtbaren Stauung an den Papillen nicht erst kommt.

Nicht selten sieht man bei der Meningitis serosa, besonders bei den mehr akuten Formen, an Stelle der gewöhnlichen Stauungspapille keine pathologische Prominenz der Papille, sondern nur ödematöses Aufquellen der Grenzen, Hyperämie und venöse Stauung (Papillitis). Das Ödem kann sich dabei sogar beträchtlich um die Papille herum in die Netzhaut erstrecken, so daß das ganze Bild dem einer Neuritis N. optici gleicht.

Zu diesen Erscheinungen gesellt sich nun, wiederum besonders bei den akuten Formen, oft eine **Kompression der basalen Sehbahn durch den ausgebuchteten 3. Ventrikel**. Die dadurch bedingte Funktionsunterbrechung kann so vollkommen sein, daß ziemlich plötzlich **Erblindung** eines oder beider Augen eintritt. In weniger schweren Fällen, bei denen noch ein gewisser Grad von Sehvermögen erhalten ist, ergibt die Untersuchung des Gesichtsfeldes dann zuweilen eine bitemporale Hemianopsie (mehr oder weniger vollkommen, oft vergesellschaftet mit zentralem Skotom). Sie ist — wie bei den Hypophysistumoren — dadurch bedingt, daß am Chiasma gerade die in der Mitte liegenden gekreuzten Sehnervenfasern besonders betroffen werden.

Diese schwere Sehstörung kann bei völlig normalem Augenhintergrunde bestehen, und sie kann wieder zurückgehen, ohne daß auch später Veränderungen auftreten. Kommt es bei längerer Dauer zu einem Schwunde der Sehnervenfasern, so tritt schließlich nach einiger Zeit infolge der absteigenden Degeneration eine **atrophische Verfärbung der Papillen** auf. Dann bleibt das Bild der einfachen Sehnervenatrophie als Folge einer Meningitis serosa oder eines Hydrozephalus zurück. Natürlich vermag eine länger bestehende Stauungspapille oder eine Neuritis auch zu einer sekundären („neuritischen") Sehnervenatrophie zu führen, bei der dann die Grenzen der Papille mehr oder weniger unscharf sind.

So kann also bei der Meningitis serosa schwere Sehstörung bei normaler Papille bestehen oder sich mit dem Bilde der Stauungspapille und Neuritis kombinieren, oder es kann eine Stauungspapille ohne Sehstörungen auftreten. Als Folgeerscheinung endlich kann noch während der Meningitis serosa oder nach ihrer Heilung sowohl das Bild der einfachen, als auch der ausgesprochen neuritischen Atrophie auftreten.

Die diagnostische Bedeutung der Augenhintergrundsveränderungen. Die doppelseitige Stauungspapille ist das wichtigste Symptom, weil sie hier die intrakranielle Drucksteigerung beweist [1]). Sie ist gleichzeitig gerade bei der Meningitis serosa ein Maßstab für Zu- und besonders Abnahme des Hirndruckes, mag diese spontan eintreten oder durch therapeutische Maßnahmen wie Lumbalpunktion erreicht sein. Regelmäßige Kontrolle des Augenhintergrundes ist deswegen in allen auf Meningitis serosa verdächtigen Fällen unbedingt geboten. Freilich über die Ursache der intrakraniellen Drucksteigerung kann der Augenhintergrund keine Auskunft geben, insbesondere ein Hirntumor läßt sich dadurch niemals ausschließen.

Eine schnelle Erblindung oder hochgradige Sehstörung, zumal bei bitemporalen Gesichtsfelddefekten deutet bei weiteren Hirndrucksymptomen wie Erbrechen, Pulsverlangsamung, Kopfschmerzen, immer auf starke Ausdehnung des dritten Ventrikels hin, mag sie ohne oder mit Papillenveränderungen einhergehen.

Prognose. Bei der Meningitis serosa können alle Papillenveränderungen vollständig zurückgehen. Bei langem Bestand droht freilich

---

[1]) Unter den S. 136 erwähnten Einschränkungen.

stets die sekundäre Sehnervenatrophie, am frühesten, wenn das Bild der Neuritis vorhanden ist.

Ebenso können die schweren Sehstörungen restlos schwinden, sogar spontan. Meist aber tritt doch später atrophische Verfärbung der Papillen ein und es bleibt eine Herabsetzung der Sehschärfe zurück. Ja es kann nach anfänglicher Besserung sogar wieder erneute Herabsetzung eintreten, während sich gleichzeitig die Atrophie ausbildet. Eine Voraussage darf daher nie vor Ablauf mehrerer Wochen nach dem ersten Auftreten der Erblindung erfolgen.

Druckentlastende Operationen, auch die einfache mehrfach wiederholte Lumbalpunktion wirken oft sehr günstig auf die Wiederherstellung der Sehfunktionen; zuweilen lassen sie freilich, besonders bei völliger Erblindung, auch im Stich.

Die Stauungspapille kann nach der Lumbalpunktion sogar innerhalb kurzer Zeit (manchmal etwa 24 Stunden) nahezu schwinden.

Andere Formen der Meningitis.

Bei allen Hirnhautentzündungen, auf welcher Ursache sie auch beruhen mögen, wiederholen sich die verschiedenen Augenhintergrundsveränderungen im wesentlichen in gleicher Weise, wie bei der Meningitis serosa, der Lues und der Tuberkulose der Hirnhaut:

1. Bei stärkerer Liquorvermehrung und Hirndrucksteigerung kann Stauungspapille auftreten, wenn sie auch im allgemeinen selten ist.

2. Bei Läsion der basalen Sehbahnen — entweder durch Übergreifen der Entzündung selbst oder durch Kompression durch den ausgedehnten 3. Ventrikel — kann es zur Sehstörung mit anfangs normaler, später atrophischer Papille kommen.

3. Am häufigsten findet sich das ophthalmoskopische Bild der Neuritis N. optici. Die einzelnen Formen nach ihrer Ätiologie mit Hilfe des Augenspiegelbefundes auseinanderzuhalten, gelingt nicht. Es seien daher nur einige spezielle Angaben gemacht.

Bei der **epidemischen Zerebrospinalmeningitis** kommt Stauungspapille sehr selten vor, Neuritis des Sehnerven wird in etwa einem Sechstel der Fälle beobachtet. Nach der Heilung kann natürlich das Bild der neuritischen Atrophie für immer zurückbleiben.

Tritt bei einer Meningitis ein Glaskörperabszeß in einem Auge auf, die Folge einer eiterigen Metastase in der Aderhaut, so handelt es sich wahrscheinlich auch um eine eiterige Hirnhautentzündung. Derartige metastatische Glaskörperabszesse wurden bereits bei Infektionen mit verschiedenen Eitererregern, besonders bei der Streptokokken- und Pneumokokkeninfektion beschrieben (siehe S. 55).

Auch die **Pachymeningitis haemorrhagica** verdient noch einige Worte. Da die Erkrankung sowohl mit den Symptomen des Hirndruckes als auch der Meningitis einhergehen kann, sieht man hier zuweilen, meist aber nur in schwer verlaufenden Fällen, Stauungspapille, sowie Neuritis am Augenhintergrund entstehen. Ein Teil der Veränderungen, besonders einseitige, dürfte wohl auch auf Sehnervenscheidenblutungen beruhen.

Bei der im Säuglingsalter auftretenden Pachymeningitis haemorrhagica sind von mehreren Seiten wiederholt gleichzeitig Netzhautblutungen beobachtet worden. Sie können daher gegenüber anderen zerebralen Erkrankungen in diesem Alter, bei denen sie in der Regel vermißt werden, von diagnostischer Bedeutung werden.

Die otogenen Hirnkomplikationen.

Bei der unkomplizierten Otitis media treten am Augenhintergrund so gut wie niemals Veränderungen auf. Greift dagegen der eiterige Prozeß auf den Sinus über, so findet man nicht selten (in etwa einem Viertel unkomplizierter Sinusthrombosen) an den Sehnervenpapillen Veränderungen: entweder nur auffallende **Hyperämie der Papillen**, oder auch das Bild der **Neuritis (Papillitis)** mit verwaschenen, d. h. ödematösen Grenzen. Dieses Ödem kann sogar in Gestalt eines ausgesprochen peripapillären Hofes auftreten. Zu prominenter Stauungspapille kommt es seltener. Es finden sich besonders gerade hier alle Übergänge von dieser bis zur einfachen Hyperämie, so daß eine Abgrenzung der Stauungspapille von der Neuritis im ophthalmoskopischen Bilde sehr oft unmöglich wird. Sie ist auch unnötig, da allen Veränderungen klinisch die gleiche Bedeutung zukommt.

Häufiger sind die Papillenveränderungen noch, wenn die Sinusthrombose mit Meningitis, perisinöser Abszeßbildung oder mit Hirnabszeß kompliziert ist. Insgesamt sind in über der Hälfte aller Fälle von Sinusthrombose Veränderungen an der Papille nachweisbar. Sie sind fast immer doppelseitig.

Tritt eine otitische Meningitis ohne Sinusthrombose auf, so kommt es ungleich seltener zu Hintergrundsveränderungen.

Deren **diagnostische Bedeutung** liegt daher auf der Hand. In jedem Falle schwerer Otitis media mit dem Verdacht auf beginnende zerebrale Komplikation ist eine regelmäßige Kontrolle des Augenhintergrundes unerläßlich. Beginnende Hyperämie und Ödem an den Sehnervenpapillen sprechen unbedingt für Komplikation, vor allem für Sinusthrombose mit oder ohne Meningitis oder Abszeßbildung und nötigen zu sofortigem Eingriff. Normaler Augenhintergrund spricht aber nicht gegen derartige Komplikationen und darf niemals der Grund sein, die aus anderen Gründen geplante Operation aufzuschieben.

Tritt ein entzündlicher **Exophthalmus** hinzu, so handelt es sich fast immer um ein Übergreifen der septischen Thrombose auf den Sinus cavernosus und die Orbitalvenen.

Die **Prognose** wird durch das Auftreten von Papillenveränderungen in keiner Weise besonders ungünstig beeinflußt. Nicht gar selten sieht man nach erfolgreicher Operation Hyperämie und Ödem an den Papillen sogar noch zunehmen. Diese nachträgliche Zunahme ist keineswegs ein Beweis für die Anwesenheit weiterer Eiterherde und bietet an sich keinen Grund zur Beunruhigung.

Absolut ungünstig quoad vitam ist der Verlauf im Falle eines Übergreifens des Prozesses auf den Sinus cavernosus (Exophthalmus!).

Hirnabszeß.

Die Abszeßbildung im Gehirn soll hier kurz gesondert besprochen werden, obschon auch sie in wohl zwei Drittel der Fälle otogenen Ursprungs ist, mag ihr Sitz im Kleinhirn oder Großhirn sitzen. Die seltenen Stirnhirnabszesse nehmen ihren Ausgangspunkt gern von den Nebenhöhlen der Nase.

Das Wesen des Abszesses bringt es mit sich, daß sie sowohl die Symptome eines Tumors, d. h. Hirndrucksteigerung mit Stauungspapille, als auch die einer infektiösen Entzündung mit Neuritis N. optici hervorrufen können. Häufig sieht man infolgedessen ein mäßiges Stauungsödem der Papille mit deutlicher Hyperämie auftreten. In etwa der Hälfte dieser Fälle kann die Prominenz der Papille berechtigen, von einer Stauungspapille zu sprechen. Ganz allgemein lehrt die Statistik, daß in über der Hälfte der Fälle von Hirnabszeß Papillenveränderungen vorhanden sind, die entsprechend ihrem neuritischen Charakter oft mit Sehstörungen einhergehen.

Der Grad der Neuritis bzw. Stauungspapille ist zuweilen auf beiden Augen verschieden oder sie ist gar nur einseitig vorhanden. Meist findet sich dann die Veränderung ausgesprochener auf der Seite des Abszesses, doch darf hierauf diagnostisch kein zu großer Wert gelegt werden, da in etwa einem Fünftel der Fälle der Abszeß auch auf der entgegengesetzten Seite gefunden wurde (vgl. S. 136).

Die Stauungspapille kann sowohl spontan als auch nach operativer Entleerung des Abszesses schnell zurückgehen.

Encephalitis.

Die akute Enzephalitis führt gelegentlich (in etwa 10% der Fälle) zur Stauungspapille. Häufig fehlt allerdings eine ausgesprochene Prominenz, sodaß das Bild der Neuritis N. optici gleicht. Auch hier ist die Ursache in der Regel wohl in der Steigerung des intrakraniellen Druckes, seltener in einem Übergreifen der Entzündung auf die Sehnerven zu erblicken.

Die Papille kann wieder normal werden, doch tritt natürlich zuweilen auch eine sekundäre Sehnervenatrophie hinzu. Eine besondere diagnostische Bedeutung haben die Papillenveränderungen nicht, außer daß sie in zweifelhaften Fällen wiederum den Beweis für einen drucksteigernden Prozeß im Gehirn abgeben.

Die Tumoren des Gehirns.

Das konstanteste Symptom der Geschwülste des Gehirns sind die Hirndruckerscheinungen bzw. die Steigerung des intrakraniellen Druckes. So ist es denn verständlich, daß als Folgeerscheinung am Auge in der überwiegenden Mehrzahl der Fälle die doppelseitige Stauungspapille auftritt mit allen ihren Stadien von den ersten Anfängen, bei denen noch die Prominenz fehlt, und die von einer Neuritis des Sehnerven im Augenspiegelbilde daher oft noch nicht zu unterscheiden sind (S. 49) bis zu ihrem Endausgang, dem Bilde der neuritischen Atrophie.

Man kann rechnen, daß die Stauungspapille bei drei Viertel aller Hirntumoren auftritt, während umgekehrt in etwa 60% aller zur Beobachtung gelangender Fälle von Stauungspapille die intrakranielle Drucksteigerung durch Geschwülste bedingt ist.

Die Art der Geschwulst hat freilich keinen irgendwie bedeutungsvollen Einfluß auf das Auftreten der Stauungspapille. Das kann um so weniger erwartet werden, als ja auch alle möglichen anderen entzündlichen und nicht entzündlichen Hirnerkrankungen so häufig zu vermehrtem Hirndruck und zur Stauungspapille führen. So finden wir z. B. auch bei den metastatischen Hirngeschwülsten (meist Karzinome) die Papillenveränderungen etwa in demselben Verhältnis wie bei den primären Tumoren.

Einen größeren Einfluß hat der Sitz der Geschwulst. Daß die alte Regel, ein Tumor sei stets auf derjenigen Hirnhemisphäre zu suchen, auf welcher die Stauungspapille stärker entwickelt sei, unrichtig ist, wurde schon besprochen (S. 136). Dagegen kann keinem Zweifel unterliegen, daß alle Geschwülste in der hinteren Schädelgrube, voran die Kleinhirn- und Kleinhirnbrückenwinkel-(Akustikus-)Tumoren, beinahe ausnahmslos und frühzeitig eine Stauungspapille bedingen, während die Geschwülste im Stirnhirn sehr häufig und diejenigen an der Hirnbasis in der Mehrzahl der Fälle ohne sie einhergehen oder sie doch wenigstens erst in späteren Stadien herbeiführen.

Will man über die Häufigkeit zahlenmäßige Angaben machen, so ergibt sich ungefähr folgendes Verhältnis:

Kleinhirnbrückenwinkeltumoren Stauungspapille in 90%,
Kleinhirntumoren . . . . ,, ,, 85—90%,
Großhirntumoren schlechtweg . ,, ,, 70%,
Ponstumoren . . . . ,, ,, ca. 50%,
Hypophysistumoren . . . . . . ,, ,, 20—25%.

Es wurde schon S. 50 betont, daß die Stauungspapille monatelang bestehen kann, ohne — von vorübergehenden Verdunkelungen abgesehen — ernsthafte Sehstörungen hervorzurufen. Bei dem langsamen Wachstum vieler Hirntumoren sind natürlich auch die Fälle nicht selten, bei denen bei noch relativem Wohlbefinden der Kranken schließlich die sekundäre Sehnervenatrophie eintritt und damit eine Erblindung — lediglich als Folge der Stauungspapille — herbeiführt. Eine spontane Rückbildung einer frischen Stauungspapille bei einem fortbestehenden Hirntumor kommt dagegen sehr selten vor.

Außer dieser Folgeerscheinung der allgemeinen Hirndrucksteigerung können die Geschwülste gelegentlich noch ophthalmoskopisch sichtbare Herdsymptome hervorrufen, nämlich dann, wenn sie innerhalb oder doch dicht an der Sehbahn ihren Sitz haben. Es handelt sich hier um die absteigende Degeneration der geschädigten Nervenfaserbündel, die sich ophthalmoskopisch als allmählich einsetzende einfache Sehnervenatrophie (grauweiße Verfärbung der Papille bei scharfer Umgrenzung) bemerkbar macht, nachdem zuvor schon einige Wochen lang bei normalem Hintergrund eine Erblindung bzw. mehr oder weniger hochgradige Sehstörung bestanden hat.

Diese sichtbare absteigende Degeneration können freilich nur diejenigen Tumoren herbeiführen, welche die Sehbahn innerhalb des peripheren Neurons, d. h. also peripherwärts von den primären Ganglien, an der Hirnbasis im Bereiche des Traktus, des Chiasmas oder des intrakraniellen Teiles des Sehnerven erfassen. Denn eine Läsion der zentralen Sehstrahlung oder des Sehzentrums an der Fissura calcarina bedingt zwar einen entsprechenden Sehausfall (homonyme Hemianopsie), aber die Papille bleibt auch bei längerem Bestande normal.

Am häufigsten sind es die **Hypophysistumoren**, die in einer großen Zahl von Fällen zu einer partiellen oder auch vollkommenen Atrophie des Sehnerven führen, die bald einseitig, bald doppelseitig auftreten kann, je nachdem die Geschwulst gerade die Mitte des Chiasmas, oder mehr den Sehnerv bzw. den Traktus der einen Seite schädigt. Da in derartigen Fällen die **gekreuzten** Sehnervenfasern fast immer am stärksten in Mitleidenschaft gezogen sind, so ergibt eine sorgfältige Gesichtsfeldaufnahme in der Regel den **charakteristischen bitemporalen Gesichtsfeldausfall**, welcher ohne weiteres die Lokalisation am Chiasmawinkel ermöglicht. Auf ihn sollte in allen Fällen von Verdacht auf Hypophysistumoren auch dann untersucht werden, wenn die Papillen noch normal sind und über Sehstörungen noch nicht geklagt wird.

Schließlich sei daran erinnert, daß auch bei Hirntumoren, ähnlich wie bei der Meningitis serosa (S. 146) eine starke Ausdehnung des dritten Ventrikels durch Druck auf die Sehbahn eine Sehstörung bis zur Erblindung hervorrufen kann; freilich kommen langsam wachsende Tumoren hierfür weniger in Betracht, sie müßten denn im Verlaufe ihres Wachstums zu einem akuten Hydrocephalus internus führen.

Die diagnostische Bedeutung der Augenhintergrundsveränderungen. Die Stauungspapille für sich allein zeigt nur das Vorhandensein der intrakraniellen Drucksteigerung an (mit den S. 136 erwähnten Einschränkungen). Ob diese durch einen Tumor oder durch eine andere zentrale Erkrankung bedingt wird, muß dahingestellt bleiben.

Ebensowenig ist die Lokalisation einer Geschwulst allein aus dem Augenspiegelbilde möglich. Vor allem ist nochmals zu warnen, aus einem Unterschied in der Stärke der rechten und linken Stauungspapille allein einen Schluß auf die Lokalisation in die rechte oder linke Hemisphäre ziehen zu wollen.

Ist bei relativ geringfügigen allgemeinen Hirndruckerscheinungen (Kopfschmerz, Erbrechen, Pulsverlangsamung) frühzeitig eine doppelseitige hochgradige Stauungspapille vorhanden, so spricht dieses Symptom am meisten für einen Sitz des Herdes in der hinteren Schädelgrube, besonders im oder am Kleinhirn, zumal wenn noch weitere Anhaltspunkte hierfür bestehen. Man wird dann am ehesten an Kleinhirn- und Akustikustumoren denken und hierauf besonders untersuchen.

Eine einfache Sehnervenatrophie, zumal wenn sie doppelseitig ist, spricht durchaus gegen Kleinhirn- und Großhirntumor, und läßt, wenn keine andere Ursache (Lues!) vorhanden ist, in erster Linie an einen basalen Tumor, besonders an eine Hypophysisgeschwulst denken (bitemporale Hemianopsie!).

Ebenso macht eine spontan zurückgehende Stauungspapille im allgemeinen eine Geschwulst unwahrscheinlich. Bei ausgesprochenen Herdsymptomen ist hier eher an entzündliche Geschwulstbildungen, an Gummata, Solitärtuberkel zu denken.

Daß in jedem Falle von Hirntumorverdacht die Ausfallserscheinungen der Sehfunktionen, besonders des Gesichtsfeldes als Herdsymptom für die Lokalisation größte Bedeutung haben, sei nur der Vollständigkeit halber erwähnt.

Hinsichtlich der **prognostischen Bedeutung** der Stauungspapille sei auf das S. 137 Gesagte verwiesen.

Turmschädel.

Das Wachstum des Schädels vollzieht sich in der Hauptsache in den ersten Lebensjahren. Tritt in dieser Zeit eine frühzeitige Verknöcherung der Nähte, besonders der Kranznaht ein, so kommt es zu einer Wachstumshemmung der knöchernen Schädelkapsel. Der Innenraum wird für das wachsende Gehirn zu klein, und es treten als Folgeerscheinung die eigentümlichen Verbildungen auf, welche dem Turmschädel sein charakteristisches Aussehen geben:

Infolge der Verknöcherung der Koronarnaht tritt der Stirnteil des Schädels stark zurück, der Scheitel wölbt sich oft steil empor, außerdem wird die Schädelbasis nach abwärts gedrückt. Dadurch kommt es zu einer Verkürzung und Verkleinerung der Augenhöhlen mit dem charakteristischen Exophthalmus und zu einem Tiefertreten der Gegend der mittleren Schädelgrube, wie es auf dem Röntgenbilde meist deutlich hervortritt. Die Röntgenplatte läßt außerdem in der Regel auch die Impressiones digitatae sehr deutlich erkennen, welche die Windungen des wachsenden Gehirns in seine enge knöcherne Umwandung einpressen.

Augenhintergrundsveränderungen. In fast $1/3$ aller Fälle von ausgesprochenem Turmschädel zeigt der Sehnerveneintritt das Bild der Stauungspapille oder deren Folgeerscheinung, der neuritischen Atrophie.

Letztere ist das gewöhnliche Hintergrundsbild beim Turmschädel, denn die Stauungspapille selbst wird fast immer nur im jugendlichen Alter, d. h. vor dem 6. bis 7. Lebensjahre beobachtet. Ist das atrophische Stadium eingetreten, so ist die Papille weiß verfärbt, teils mit scharfen, teils mit unscharfen Grenzen (vgl. Atrophie nach Stauungspapille S. 52 und S. 135). Die Arterien können dabei etwas verengt, die Venen erweitert sein, doch fehlt gerade dieses sonst bei der Stauungspapille so häufige Mißverhältnis im Füllungszustande der Retinalgefäße nicht selten.

Eine einfache degenerative Sehnervenatrophie gehört beim Turmschädel zu den Ausnahmen.

Die **Sehstörung** entspricht im wesentlichen der auch sonst bei der beginnenden Atrophie nach Stauungspapille beobachteten: d. h. es findet sich eine verschiedengradige Herabsetzung der zentralen Sehschärfe bei konzentrischer Einengung des Gesichtsfeldes.

Die Funktionsstörung tritt ebenfalls fast immer schon in den Kinderjahren, d. h. bis zum 6. bis 7. Lebensjahre auf und kann hier bis zur völligen Erblindung fortschreiten. Oft ist trotz weißer Verfärbung der Papillen doch die zentrale Sehschärfe noch normal und eine mäßige Einengung der Gesichtsfeldgrenzen bildet das einzige funktionelle Symptom. Jenseits des 7. Lebensjahres ist ein weiterer Verfall der Sehfunktionen selten.

Die **Pathogenese** ist insofern eindeutig, als es infolge des Mißverhältnisses zwischen Wachstum der knöchernen Schädelkapsel und des Gehirns zur Hirndrucksteigerung kommt. In der überwiegenden Zahl der Fälle ist diese allein als die Ursache der Stauungspapille anzusehen (siehe S. 53 u. 134). In manchen Fällen kann, wie die anatomischen Untersuchungen gezeigt haben, auch eine direkte Einklemmung des Sehnerven am Canalis opticus hinzukommen, entweder an dessen häutigem intrakraniellen Teil unterhalb der Duraduplicatur, oder durch Verengerung des knöchernen Kanales selbst. Immerhin dürfte besonders der letztere Fall die Ausnahme bilden.

Die **Prognose** ist jenseits des 7. Lebensjahres hinsichtlich der Sehfunktionen insofern günstig, als ein weiteres Fortschreiten der Sehstörung kaum mehr zu befürchten ist.

Der Grad der Sehnervenverfärbung bildet niemals einen Maßstab für den Grad der Herabsetzung des Sehvermögens, noch gewährt er im jugendlichen Alter einen Anhaltspunkt dafür, ob die Funktionsstörung stationär oder progredient ist, immer jedoch kann die Atrophie als Beweis aufgefaßt werden, daß der Turmschädel früher zu einer Hirndrucksteigerung geführt haben muß.

Um einem etwaigen Verfall des Sehvermögens vorzubeugen, kann eine chirurgische Herabsetzung der Hirndrucksteigerung (Trepanation usw.) wohl erwogen werden. Doch kommt sie nur im kindlichen Alter, solange noch eine Progression zu befürchten ist, in Frage, und auch dann nur, wenn das Sehvermögen einerseits noch nicht zu stark herabgesetzt, andererseits aber ein fortschreitender Verfall nachgewiesen ist.

* * *

Im Gegensatz zum Turmschädel handelt es sich bei der **Mikrozephalie** um eine primäre Entwickelungsstörung des Gehirns. Da es hierbei nicht zur Hirndrucksteigerung zu kommen pflegt, fehlt in diesen Fällen auch die Stauungspapille und ihre Folge, die neuritische Sehnervenatrophie.

Nur gelegentlich ist eine einfache Atrophie des Sehnerven beobachtet worden. In der Regel sind die Sehbahnen normal entwickelt, dagegen kommen zuweilen am Auge selbst Mißbildungen und Entwickelungsstörungen vor.

Tabes.

Vorkommen. In etwa 10% der Fälle von Tabes beteiligt sich der Sehnerv unter dem Bilde der primären Sehnervenatrophie. Das Lebensalter der Erkrankten ist hierbei vollkommen ohne Einfluß. Dabei darf die Sehnervenatrophie gewissermaßen als Frühsymptom aufgefaßt werden, denn sie kann nicht selten lange Zeit allen übrigen tabischen Symptomen vorausgehen und tritt überhaupt in der Mehrzahl der Fälle im präataktischen Stadium auf.

Der Sehnerv erkrankt ausnahmslos doppelseitig, ein differentialdiagnostisch sehr wichtiges Moment. Dabei ist es freilich möglich, daß der Prozeß auf dem einen Auge etwas früher beginnt und späterhin auch schneller fortschreitet, als auf dem anderen.

Ophthalmoskopisches Bild. Sehr frühzeitig, d. h. schon im ersten Beginn der Sehstörung und häufig noch bei fast unbeeinträchtigtem Sehvermögen erscheint die Sehnervenpapille abgeblaßt und dabei stets in normaler Schärfe begrenzt. Die Abblassung ist zwar anfangs in der temporalen Hälfte etwas stärker ausgeprägt, als in der nasalen, weil hier schon physiologisch die Farbe blasser rot ist (vgl. S. 14), niemals sieht man aber bei der Tabes eine ausgesprochene Atrophie der temporalen Papillenhälfte bei normaler Färbung der nasalen, wie es z. B. bei der multiplen Sklerose, der Alkoholneuritis u. a. der Fall ist. Sehr bald wird die ganze Papille porzellanweiß, grauweiß oder bläulichweiß, stets bei scharfen Grenzen (Abb. S. 37). Die Netzhautgefäße sind anfangs von normalem Kaliber, später können sie sich etwas verengen.

Der Verlauf und die Herabsetzung der Funktionen gestaltet sich meist sehr allmählich, besonders im Anfang. Das langsame Sinken der Sehschärfe kommt häufig den Kranken anfänglich gar nicht zum Bewußtsein und wird erst vom Arzt gelegentlich der Untersuchung entdeckt.

Das Gesichtsfeld ist konzentrisch eingeengt oder weist eigentümliche stark nach dem Zentrum vorspringende sektorenförmige Ausfälle auf, die besonders charakteristisch sind. Zentrale Skotome sind sehr selten. Die Sehschärfe und die Ausdehnung des Gesichtsfeldes nehmen im weiteren Verlauf immer mehr ab, denn die tabische Atrophie hat einen ausgesprochenen progressiven Charakter. Auch wenn sie scheinbar eine Zeitlang stationär bleibt, darf man sich dadurch nicht täuschen lassen. Der Endausgang ist leider ausnahmslos die doppelseitige Erblindung, die sich durch keine Behandlung aufhalten läßt. In welcher Zeit die Erblindung erfolgt, läßt sich nie voraussagen. Zuweilen verfällt das Sehvermögen innerhalb weniger Monate, in anderen Fällen wieder erstreckt sich der Verlauf über Jahre. Die Abblassung der Papillen geht nicht mit der Abnahme des Sehvermögens parallel, vielmehr erscheinen diese, wie schon erwähnt, frühzeitig ganz atrophisch, so daß man aus dem ophthalmoskopischen Bilde keinen Rückschluß auf den Grad der Sehstörung machen kann.

Hinsichtlich der Differentialdiagnose des ophthalmoskopischen Bildes der primären Atrophie kann auf den allgemeinen Teil S. 38 verwiesen werden.

Pathologische Anatomie. Die Art der Entstehung der tabischen Atrophie ist noch immer nicht vollkommen geklärt. Während man früher einen rein degenerativen Prozeß annahm, der im peripheren Neuron, d. h. in den Ganglienzellen der Netzhaut bzw. in den peripheren Abschnitten der Sehnervenfasern seinen Sitz hat, neigt man heute z. T. der Auffassung zu, daß auch hier als das Primäre eine chronische interstitielle Entzündung im intrakraniellen Teile des Sehnerven aufzufassen ist, daß es sich daher streng genommen gar nicht um eine

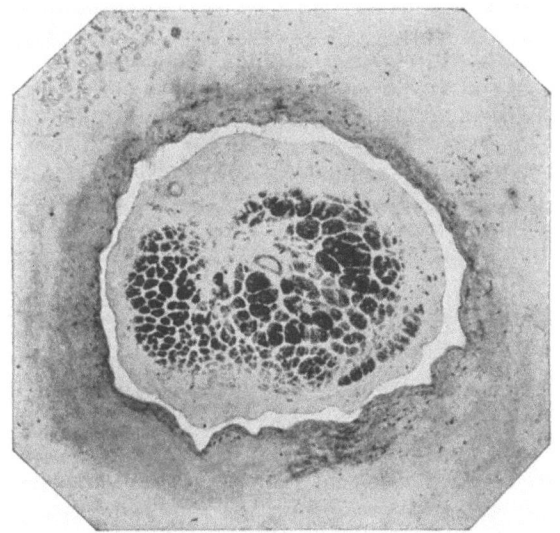

Abb. 42. Querschnitt durch den Sehnerven bei tabischer Atrophie (Markscheidenfärbung). Vorwiegend Degeneration der am Rande gelegenen Faserbündel. (Nach Wilbrand und Sänger.)

metasyphilitische, vielmehr um eine echt syphilitische Erkrankung handelt. Die peripheren Teile des Sehnerven pflegen frei von entzündlichen Veränderungen zu bleiben. Hier verlieren die Sehnervenfasern ihre Markscheiden, die Achsenzylinder zerfallen (Abb. 42), und sekundär gesellen sich Proliferationen des bindegewebigen und gliösen Zwischengewebes hinzu, ebenso treten gelegentlich leichte Gefäßverengerungen auf.

Diagnostische Bedeutung. Die sogen. primäre Atrophie ist, wie mehrfach betont, im Augenspiegelbilde nicht immer mit Sicherheit von denjenigen Atrophien zu unterscheiden, welche sich sekundär an retrobulbäre Erkrankungen des Sehnerven infolge absteigender Degeneration anschließen. Hier ist die Gesichtsfeldaufnahme von großer Bedeutung: ein zentrales Skotom spricht stets mit großer Wahrscheinlichkeit[1]) gegen

---

[1]) Ausnahmen kommen vor.

eine tabische Atrophie. Ebenso kommen stärkere Schwankungen im Sehvermögen (aber durch Sehprüfung nachweisen, nicht nach Angabe der Kranken!) bei tabischer Atrophie nicht vor.

Besteht aber bei vorausgegangener luetischer Infektion eine doppelseitige einfache (sogen. primäre) Sehnervenatrophie ohne zentrales Skotom mit ausgesprochen progressiver Sehstörung, so handelt es sich mit großer Wahrscheinlichkeit um eine Tabes, auch dann, wenn sonst noch keine weiteren tabischen Symptome vorhanden sind. Ist noch ein weiteres tabisches Symptom (Pupillenstarre, Fehlen der Patellarreflexe) vorhanden, so kann die Diagnose als gesichert gelten.

Prognostische Bedeutung. Für das Augenlicht gestaltet sich, wie schon erwähnt, die Vorhersage absolut ungünstig. Für den Verlauf der Tabes liegen die Verhältnisse insofern nicht so schlimm, als gerade die Formen mit Sehnervenatrophie lange Zeit stationär bleiben können. Französische Forscher sprechen direkt von einer Tabes arrêté par la cécité. Freilich ist dadurch die Lage der Kranken eine recht traurige, denn sie fallen dann noch für eine lange Zeit relativer körperlicher Gesundheit der Erblindung anheim. Aber auch wenn außer der Sehnervenatrophie nur unbedeutende tabische Symptome vorhanden sind, täusche man sich nicht über den progressiven Charakter der Krankheit, der sich früher oder später doch durch Hinzutreten weiterer tabischer Erscheinungen geltend macht.

Progressive Paralyse.

Bei der progressiven Paralyse liegen die Verhältnisse sehr ähnlich wie bei der Tabes. In etwa 10% der Fälle tritt Sehnervenatrophie auf; auch hier ist es die einfache degenerative Form mit grauweißer Verfärbung und scharfer Begrenzung der Papille, während die Netzhautgefäße nicht nennenswert verändert sind. Näheres siehe unter Tabes.

Die Prognose des Sehnervenleidens ist ebenso trostlos wie bei der Tabes. Die Atrophie tritt doppelseitig auf, wenn auch das eine Auge früher und anfangs in höherem Grade erkranken kann als das andere. Der Ausgang ist doppelseitige Erblindung. Wiederum ist der Sitz des Leidens im peripheren Neuron des Sehnerven zu finden.

Alle übrigen gelegentlich bei progressiver Paralyse gefundenen Veränderungen an der Papille, wie Neuritis N. optici, Stauungspapille und als Folgeerscheinung die partielle oder totale neuritische Atrophie gehören nicht zum Bilde der progressiven Paralyse, sondern sind auf Komplikationen — in erster Linie ist an Lues cerebri zu denken — zurückzuführen.

Veränderungen an der Netzhaut, speziell deren Gefäßen, auch einzelne Hämorrhagien sowie chorioiditische Herde, kann man gelegentlich ebenfalls einmal beobachten. Sie haben jedoch mit der Paralyse nichts zu tun und sind zum größten Teil Folgeerscheinungen der vorangegangenen luetischen Infektion.

Littlesche Krankheit.

Bei der Littleschen angeborenen spastischen Starre wird außer den verhältnismäßig häufigen Augenmuskelstörungen (in erster Linie Strabismus) nicht gar selten auch Sehnervenatrophie beobachtet. Sie ist wohl häufiger, als gemeinhin angenommen wird, und die Zahl von 10°/₀ dürfte eher etwas zu niedrig gegriffen sein.

Das ophthalmoskopische Bild der Papille ist das der einfachen, grauweißen Atrophie mit scharfen Grenzen und normalen Gefäßen. Sie ist wohl meist doppelseitig. Die Sehschärfe, wenn sie zu prüfen ist, braucht nur mäßig herabgesetzt zu sein. Im Gegensatz zur Tabes scheint es sich hier um einen stationären Prozeß zu handeln, so daß eine spätere Erblindung nicht ohne weiteres zu befürchten steht.

Wie die Sehnervenatrophie zustande kommt, ob ihr überhaupt eine einheitliche Ursache zugrunde liegt, mag dahingestellt bleiben. Möglich, daß auch hier direkte Geburtstraumen, die für die Entstehung der Littleschen Krankheit eine Rolle zu spielen scheinen, in Frage kommen.

Jedenfalls kann wohl die Sehnervenatrophie nicht nur als Zufallsbefund angesehen werden, sondern gehört ebenso in das Symptomenbild der Krankheit, wie der Strabismus. In dieser Hinsicht kann sie auch diagnostisch mit verwertet werden.

Multiple Sklerose.

Vorkommen. Bei der multiplen Sklerose beteiligt sich der Sehnerv in etwa der Hälfte aller Fälle. Dabei ist besonders wichtig, daß die Sehnervenerkrankung ein ausgesprochenes Frühsymptom bildet, das den anderen Erscheinungen der Krankheit 1—2 Jahre, selbst länger, vorausgehen kann.

Etwa gleich häufig sind beide Augen oder nur das eine befallen. Oftmals erkranken beide Seiten auch nacheinander. Befinden sich die Erkrankungsherde in den vom Auge entfernteren Teilen des Sehnerven, d. h. im hinteren orbitalen oder intrakraniellen Abschnitt, so treten die Symptome der retrobulbären Neuritis — charakteristische schwere Sehstörung bei normalem Hintergrund (vgl. S. 46) — auf. Nicht so häufig nimmt auch die Gegend der Papille selbst an den entzündlichen Veränderungen teil, und es wird das ophthalmoskopische Bild der Neuritis sichtbar. Da das entzündliche Stadium nicht immer zur Beobachtung kommt, sieht man häufig nur die Folgeerscheinung, die sekundäre Sehnervenatrophie, in verschiedenem Grade ausgebildet.

Ophthalmoskopisches Bild. Nach dem eben Gesagten — ich verweise auch auf den allgemeinen Teil S. 43ff. — ist es verständlich, daß die Papille keinen einheitlichen Befund darbieten kann. Ist der Sehnerv retrobulbär erkrankt, so pflegt zunächst trotz ausgesprochener schwerster Sehstörung oder akuter Erblindung überhaupt keine Veränderung nachweisbar zu sein: Die Papille ist ganz normal oder nur leicht hyperämisch, eine Veränderung, die nur bei einseitiger Erkrankung auffällt, wenn man beide Augen miteinander vergleichen kann.

In anderen Fällen steigert sich die einfache Hyperämie der Papille zur ausgesprochenen Neuritis mit stärkerer Verschleierung der Grenzen und Stauung der Netzhautvenen. Beide Symptome halten sich jedoch immer in sehr mäßigen Grenzen und nehmen niemals einen Grad an, wie er z. B. so häufig bei der Neuritis luetica und albuminurica beobachtet wird, bei denen sich das Ödem am Sehnerven weit in die Netzhaut hinein erstreckt.

In der Regel bekommt man an der Papille die Atrophie zu sehen. Sie ist in der Mehrzahl der Fälle im Gegensatz zur tabischen Atrophie nur eine partielle, d. h. die Papille behält noch zum Teil ihre rötliche Farbe bei. Die atrophische Verfärbung betrifft dann entweder nur die an der Peripherie gelegenen Teile oder am häufigsten die temporale Hälfte, so daß man von der charakteristischen temporalen Abblassung spricht, bei welcher der nasale Teil noch vollkommen normal gefärbt sein kann (Abb. 43). Über die Schwierigkeit der Beurteilung einer temporalen Abblassung vgl. S. 42. Eine totale Atrophie kommt aber bei der multiplen Sklerose gelegentlich auch vor.

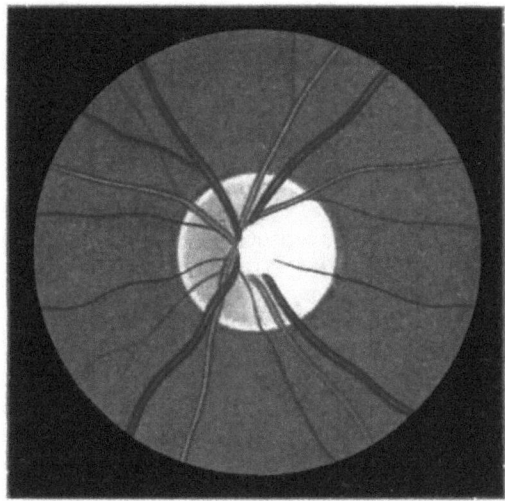

Abb. 43. Typische partielle Sehnervenatrophie bei multipler Sklerose: Temporale Abblassung der Papille.

Die Sehschärfe ist bei diesen ophthalmoskopischen Befunden in verschiedenem Grade herabgesetzt und steht in keiner Weise im Einklange mit den sichtbaren Veränderungen. Es wurde bereits im allgemeinen Teil ausgeführt, daß bei einer retrobulbären Neuritis (S. 46) anfangs die schwerste, bis zur Erblindung gehende Funktionsstörung bei normalem Augenhintergrund auftritt, später dagegen nach ihrer Heilung nicht selten umgekehrt die Sehschärfe wieder normal, dafür aber die Papille ganz oder teilweise weiß verfärbt sein kann.

Das Gesichtsfeld zeigt ebenfalls wechselnde Einengung, doch herrscht im allgemeinen das zentrale Skotom, entsprechend dem neuritischen Charakter des Prozesses, vor.

Der Verlauf gestaltet sich recht verschieden. Man kann als Extreme zwei Typen unterscheiden, nämlich einmal ein akutes stürmisches Auftreten, zweitens eine langsame allmähliche Entwickelung. Zwischen beiden bestehen mannigfaltige Übergänge.

Die recht häufige **akute Entstehung** beginnt als „akute Neuritis retrobulbaris" mit plötzlicher bzw. sehr schneller hochgradiger Herabsetzung der Sehschärfe, unter Umständen bis zur völligen Erblindung und ist fast immer einseitig. Das ophthalmoskopische Bild ist dabei normal, oder die Papille nur leicht neuritisch. So gut wie niemals bleibt die Erblindung bestehen, meist erfolgt im Laufe von einigen Wochen Besserung, ja sogar völlige Wiederherstellung der Funktionen (wobei sich im Gesichtsfeld die allmähliche Verkleinerung des zentralen Skotoms verfolgen läßt). Die Papille bleibt entweder normal oder wird später ohne Rücksicht auf die Wiederherstellung der Funktionen teilweise oder ganz atrophisch. Rezidive dieser Anfälle sind möglich.

Beim langsamen Verlauf entwickelt sich die Sehstörung allmählich unter partieller Abblassung der Papille. Sie kann in jedem Stadium stationär werden und sich auch wieder bessern.

Die **pathologisch-anatomischen Untersuchungen** ergeben in der Mehrzahl der Fälle auch im Sehnerven Veränderungen und Proliferationen im Bereiche des interstitiellen Bindegewebes und der Glia, die im allgemeinen sekundär zum Schwunde der Nervenfasern führen, wobei sich die Achsenzylinder im Gegensatz zur tabischen Atrophie oft auffallend lange erhalten. Veränderungen am Gefäßsystem sind keinesfalls regelmäßig nachweisbar.

Diagnostische und prognostische Bedeutung. Bei der multiplen Sklerose spielen die Sehnervenveränderungen eine besonders große Rolle, weil sie ein häufiges objektiv nachzuweisendes Frühsymptom sind, während die anderen spinalen und zerebralen Krankheitserscheinungen im Anfange oft noch so wenig ausgeprägt sind, daß sie allein die Diagnose nicht zu sichern vermögen. Freilich sind die am Sehnerven auftretenden Veränderungen, Neuritis, retrobulbäre Neuritis, partielle und die seltenere totale Atrophie der Papille keineswegs speziell für die multiple Sklerose charakteristisch. Auch wenn die Unterscheidung der letzteren von der tabischen Atrophie mit Hilfe des Gesichtsfeldes (zentrales Skotom) und durch den Verlauf (Fehlen der progressiven Abnahme der Sehfunktionen) gelingt, so finden sich doch die übrigen Veränderungen in gleicher Weise bei manchen anderen entzündlichen Sehnervenerkrankungen; es sei nur an die Neuritis bei Nasennebenhöhlenerkrankung, an die luetischen Prozesse und an die Intoxikationsneuritis durch Alkohol, Tabak usw. erinnert. Immerhin muß aber in jedem Falle der genannten Veränderungen an multiple Sklerose gedacht werden, zumal wenn sie einseitig (im Gegensatz zur stets doppelseitigen Intoxikationsneuritis) und im jugendlichen Lebensalter auftritt.

Das gilt besonders für die akute, mit plötzlicher schwerer Sehstörung einsetzende retrobulbäre Neuritis der Jugendlichen. Sie kann oft mehrere Jahre lang ein Vorläufer der multiplen Sklerose bilden, und nichts charakterisiert ihre Bedeutung für dieses Leiden besser, als die Tatsache, daß in mehr als der Hälfte aller Fälle von akuten retrobulbären Neuritiden, für die sich keine andere Ursache auffinden läßt, später die Symptome der multiplen Sklerose hinzutreten. Bei sehr genauer neurologischer Untersuchung, die in keinem Falle akuter retrobulbärer Neuritis versäumt werden darf, findet man übrigens schon in einem erheblichen Teil auch andere auf multiple Sklerose verdächtige Symptome, welche zwar für sich allein betrachtet, noch ohne Bedeutung erscheinen können, aber im Verein mit dem Sehnervenprozeß die Diagnose schon in diesem Frühstadium mit großer Wahrscheinlichkeit zu stellen gestatten.

Auch bei ausgesprochenen Fällen multipler Sklerose muß der Augenhintergrund stets untersucht werden, da selbst bei Fehlen auffälliger Sehstörungen doch eine charakteristische atrophische Verfärbung der Papillen als Residuen früherer Sehnervenprozesse vorhanden sein können. Insgesamt findet man dann auch in etwa der Hälfte der Fälle pathologische Veränderungen am Sehnerveneintritt.

Für das Sehvermögen ist die Prognose im Gegensatz zur tabischen Atrophie nicht ohne weiteres ungünstig zu stellen. Das gilt besonders von der akuten retrobulbären Neuritis, bei welcher selbst die schwersten Sehstörungen, sogar völlige Erblindung in weitgehendem Maße wieder zurückgehen, selbst gänzlich schwinden können. Bei länger bestehender Herabsetzung des Sehvermögens bei gleichzeitiger atrophischer Verfärbung der Papillen sind die Aussichten auf Wiederherstellung geringer, aber auch hier ist ein Fortschreiten bis zur Erblindung der Augen, wie bei der Tabes, zum mindesten sehr ungewöhnlich.

Myelitis.

Vorkommen. Bei der Myelitis liegen die Verhältnisse ähnlich wie bei der multiplen Sklerose, nur daß der Prozeß auch am Sehnerven einen akuten, mehr entzündlichen Eindruck macht. Auch hier geht die Sehnervenerkrankung meist den übrigen Symptomen voran. Entsprechend dem akuteren Verlauf pflegen diese in kürzerer Zeit als bei der multiplen Sklerose nachzufolgen — meist schon innerhalb weniger Monate. Gelegentlich wird der Sehnerv auch erst im späteren Stadium der Myelitis befallen. Die Beteiligung des Sehnerven ist bei der Myelitis nicht ganz so häufig wie bei der multiplen Sklerose. In der Regel, wenn auch nicht immer, tritt die Erkrankung doppelseitig auf, wobei oft das eine Auge dem anderen vorangeht.

Ophthalmoskopisches Bild. Der Sehnervenprozeß beschränkt sich auf die Neuritis bzw. die Neuritis retrobulbaris und deren Folgeerscheinungen, die sekundäre Atrophie. Die akute retrobulbäre Neuritis mit schweren Sehstörungen bei normaler Papille ist hier viel seltener als bei der multiplen Sklerose. Vielmehr sind meist auch ophthalmoskopisch entzündliche Erscheinungen an der Papille sichtbar: sie ist hyperämisch, die Grenzen unscharf und die Netzhautvenen stärker gefüllt. Diese Veränderungen können so lebhaft, die Schwellung der Papille so stark sein, daß das Bild dann sogar der Stauungspapille ähnelt. Die Sehstörung setzt auch hier häufig plötzlich ein, bis zur Erblindung, um dann wieder allmählicher Besserung Platz zu machen. Die Gesichtsfeldstörungen sind im allgemeinen weniger typisch als bei der multiplen Sklerose.

Anatomisch herrschen die interstitiell entzündlichen Veränderungen, welche wohl auch hier als das Primäre anzusehen sind, vor und befallen vor allem die orbitalen, aber auch die basalen optischen Bahnen in größerer Ausdehnung.

Die **diagnostische und prognostische Bedeutung** der Neuritis liegt auch bei der Myelitis, ähnlich wie bei der multiplen Sklerose, vor allem darin, daß sie meist ein Frühsymptom bildet und den spinalen Erscheinungen vorausgehen kann. Diese sind dann nach kurzer Zeit zu erwarten. Neuritis N. optici und Myelitis verlaufen im allgemeinen ziemlich in gleicher Weise, d. h. tritt die erstere akut auf, pflegt es auch die letztere zu tun. Bei bereits ausgesprochener Myelitis erkrankt der Sehnerv nachträglich verhältnismäßig selten.

Ein Zurückgehen der Sehstörung darf ebensowenig wie bei der multiplen Sklerose als günstiges Zeichen für den Verlauf der Myelitis angesehen werden.

Seltenere Erkrankungen des Rückenmarks.

Bei den übrigen Erkrankungen des Rückenmarkes spielt der Augenhintergrund keine Rolle. Bei der Syringomyelie wird gelegentlich Sehnervenatrophie beobachtet. Unbeteiligt bleibt der Sehnerv bei der Friedreichschen hereditären Ataxie, bei der spastischen Spinalparalyse (mit Ausnahme der hereditären familiären Form, bei welcher in seltenen Fällen Sehnervenatrophie gefunden wurde), und bei den Erkrankungen der motorischen Leitungsbahnen. Das gleiche gilt von den Tumoren des Rückenmarks, sofern sie nicht durch zentrale Komplikationen (Meningitis, intrakranielle Drucksteigerung usw.) entsprechende Sehnervenerkrankungen wie Neuritis, Stauungspapille, gelegentlich hervorrufen.

Idiotie.

Die angeborene oder frühzeitig erworbene Idiotie bildet begreiflicherweise keine scharf abgegrenzte Krankheit, sondern kann sowohl die Folge von Entwickelungshemmungen als auch verschiedener zentraler Krankheitsprozesse, wie Hydrozephalus, Meningitis sein.

Dadurch ist es verständlich, daß in einem kleinen Teil der Fälle auch Veränderungen am Augenhintergrund, besonders an der Papille, vorhanden sind. Hauptsächlich handelt es sich um Sehnervenatrophien, die zum Teil als entzündliche, d. h. als Folge einer früheren Neuritis oder Stauungspapille aufzufassen sind. Nur sehr selten wurden diese selbst beobachtet.

Eine Bedeutung kommt diesen Befunden insofern zu, als sie beweisen, daß in den betreffenden Fällen der Idiotie auch wirklich organische Erkrankungen zugrunde liegen. In manchen Fällen, besonders bei Verwandtenehen kann sich mit der Idiotie eine Retinitis pigmentosa kombinieren (über deren Augenhintergrundsbild siehe S. 25).

Von besonderen Formen der Idiotie seien hier noch erwähnt das Myxödem und die familiäre amaurotische Idiotie nebst den dieser verwandten Erkrankungen.

Myxödem.

Bei der Erkrankung der Schilddrüse, die zum Myxödem und in den schwereren Fällen zu stärkeren Intelligenzdefekten führt, werden Augenhintergrundsveränderungen nur ganz ausnahmsweise beobachtet und gehören keinesfalls zum Krankheitsbilde. Das gleiche gilt von der ätiologisch nahestehenden Kachexia strumipriva.

Erwähnt sei nur, daß einige Male eine bitemporale Hemianopsie, z. T. mit partieller Sehnervenatrophie gesehen wurde, die hier vielleicht als Folgeerscheinung einer vikariierenden Hypertrophie der Hypophysis cerebri aufgefaßt werden kann (siehe auch unter Basedow, S. 131).

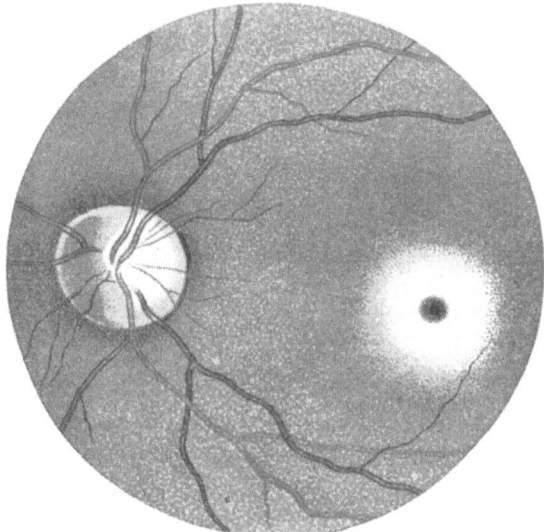

Abb. 44. Familiäre amaurotische Idiotie (nach Mohr): Typischer weißer Fleck in der Makulagegend, beginnende Abblassung der Papille.

Die familiäre amaurotische Idiotie.

a) Die infantile Form (Tay-Sachs).

Diese von Sachs und Tay zuerst beschriebene interessante, wenn auch sehr seltene Krankheit ist besonders durch drei Symptome ausgezeichnet, nämlich 1. durch zunehmende Intelligenzstörung bis zur völligen Idiotie, 2. durch zunehmende Motilitätsstörung (Lähmungen) und 3. durch zunehmende Sehstörung bis zur Erblindung. Sie findet sich fast ausnahmslos bei der jüdischen Bevölkerung.

Die Kinder sind in den ersten Wochen oder Monaten noch gesund. Sehr bald werden sie aber teilnahmslos, es machen sich alle drei Symptome wachsend bemerkbar, und am Ende des 1. Lebensjahres pflegt bereits völlige Idiotie und Blindheit zu bestehen. Der Tod tritt fast immer unter zunehmendem Marasmus schon im zweiten Jahre ein. Die eigentümliche Erkrankung befällt mehrere Kinder einer Familie. Stets sind beide Augen betroffen.

Das **Augenhintergrundsbild** ist charakteristisch für die Diagnose: Fast immer beginnen die Augenhintergrundsveränderungen mit einem runden bläulichweißen Fleck von über Papillengröße am hinteren Augenpol, aus dem sich die Fovea centralis als lebhaftroter Fleck heraushebt (Abb. 44), ähnlich wie bei dem Verschluß der Arteria centralis retinae (siehe S. 106). Die Grenzen des weißen Fleckes gehen allmählich in den roten Augenhintergrund über. Die Sehnervenpapille ist anfangs normal, blaßt aber im weiteren Verlaufe ab, bis schließlich vollkommene Atrophie eintritt. Seltener geht die Atrophie voraus, und der weiße Fleck in der Macula lutea ist nur undeutlich sichtbar.

Der Erkrankung liegt eine Degeneration der Ganglienzellen des Gehirns zugrunde, und die anatomischen Veränderungen am Auge weisen einen entsprechenden Befund auf: Degeneration der Ganglienzellen der Netzhaut mit sekundärer Atrophie der Nervenfasern.

Die Ursache des Leidens ist noch vollkommen unbekannt.

b) Die juvenile Form (Spielmayer).

Die mindestens ebenso seltene juvenile Form steht der infantilen sehr nahe. Auch hier wird das Bild durch die drei Symptome Intelligenzstörung, motorischer Schwächezustand bzw. Lähmung und Sehstörung beherrscht. Nur treten die ersten Erscheinungen erst auf, nachdem die Kinder bis zum 4.—15. Lebensjahre vollkommen gesund waren, und der Verlauf der Krankheit ist ein mehr protrahierter. Er endet aber noch in den Jugendjahren tödlich. Auch diese Form tritt familiär auf. Stets sind wieder beide Augen betroffen.

Das **Augenhintergrundsbild** ist hier nicht so charakteristisch wie bei der akuten infantilen Form, insofern der weiße Fleck in der Makulagegend fehlt oder nur undeutlich vorhanden ist. In der Netzhaut sind einige Male feine Pigmenteinwanderungen (schwarze Tüpfelungen) beschrieben worden. Die Sehstörung steht hier im Vordergrund und fällt bei den Kindern, da sie meist im schulpflichtigen Alter stehen, sehr auf. Das Gesichtsfeld weist ein zentrales Skotom auf. Die Papillen werden wiederum allmählich atrophisch.

Auch hier handelt es sich um eine primäre, offenbar auf hereditärer Basis auftretende eigentümliche Degeneration der Ganglienzellen des Gehirns und wahrscheinlich auch der Netzhaut, in ähnlicher Weise wie bei der Tay-Sachsschen Form.

Die hereditäre Sehnervenatrophie (Leber).

Vielleicht zeigt die hereditäre Sehnervenatrophie, deren erste genaue Beschreibung von Leber stammt, mit den eben beschriebenen Formen eine gewisse Verwandtschaft.

Es handelt sich um ein Leiden, das allerdings vorwiegend auf den Sehnerven beschränkt bleibt, bei dem sich jedoch nicht selten noch weitere nervöse Störungen, wie Kopfschmerzen, Schwindel, zuweilen sogar epileptische Krämpfe und Geisteskrankheit anschließen. Es tritt fast nur bei Erwachsenen, d. h. jenseits oder doch gegen Ausgang der Pubertät d. h. meist vom 18. Lebensjahre an auf mit ausgesprochener kollateraler Vererbung und befällt vorwiegend die männlichen Individuen. Wieder sind stets beide Augen betroffen.

Das **Augenhintergrundsbild** entspricht vollkommen der retrobulbären Neuritis mit ihren Folgeerscheinungen: d. h. anfangs treten entweder schnell oder langsam innerhalb mehrerer Monate Sehstörungen mit zentralem Skotom auf, die bis zur Erblindung führen können. Besserung ist möglich. Während der ersten Zeit ist die Papille meist noch normal oder nur leicht hyperämisch mit etwas getrübten Grenzen. Später bildet sich die bei der retrobulbären Neuritis bekannte atrophische Verfärbung der Papille aus, die entweder nur die temporale Hälfte einnimmt oder die ganze Papille betrifft.

Der Verlauf läßt zwar häufig eine gewisse Besserung erkennen, doch bleiben eine mäßige Herabsetzung der Sehschärfe und natürlich auch die neuritische Atrophie der Papille bestehen.

Die Ursache ist noch vollkommen unbekannt.

Diagnostisch unterscheidet sich das Bild in keiner Weise von demjenigen bei retrobulbärer Neuritis aus anderer Ursache. Nur die Erblichkeit des Leidens ist das Charakteristische dabei.

Epilepsie.

Bei der Epilepsie ist der Augenhintergrund fast immer normal. Ausgesprochene pathologische Veränderungen, wie Atrophie oder Neuritis N. optici kommen wohl gelegentlich vor, gehören aber nicht in das Bild der Epilepsie, sondern erwecken den Verdacht von Komplikationen.

Auch während des epileptischen Anfalles bzw. kurz vorher oder kurz nachher pflegen typische Veränderungen am Augenhintergrund, auch hinsichtlich des Verhaltens der Netzhautgefäße, zu fehlen. Nur einige Male wurde bei Beginn des Anfalles eine Kontraktion der Netzhautgefäße, an ihrer Verengerung und an der Blässe der Papille erkennbar, festgestellt. Zuweilen ist auch während des Anfalles oder hinterher eine Hyperämie der Gefäße beschrieben worden. In vielen Fällen bleibt aber der Hintergrund ganz normal. Keinesfalls also kann von einem regelmäßigen Verhalten, vor allem einem Krampf der Netzhautarterien gesprochen werden.

Netzhautblutungen als Folge epileptischer Anfälle gehören — im Gegensatz zu Blutungen unter die Bindehaut — zu den Ausnahmen.

Verletzungen des Schädels.

Es sollen hier nur die Verletzungen durch stumpfe Gewalt Erwähnung finden. Unter ihnen stehen an erster Stelle die Schädelbrüche. Sie bevorzugen bekanntlich die Schädelbasis infolge deren geringer Elastizität und ihrer reichlichen Durchtrittsöffnungen für Gefäße und Nerven. Es ist ohne weiteres einleuchtend, daß die Sehbahn bei ihrem vorwiegend basalen Verlauf hier leicht in Mitleidenschaft gezogen werden kann. Einmal nämlich bevorzugen die Bruchfissuren die vordere Schädelgrube, besonders das Orbitaldach und verlaufen gern durch das Foramen opticum, d. h. dort, wo der Sehnerv, allseitig vom Knochen umschlossen, nicht ausweichen kann und damit leicht Quetschungen und Zerreißungen ausgesetzt ist. Seltener erfolgt die Läsion der Sehbahn weiter hinten, z. B. am Chiasma. Zweitens erstrecken sich nicht selten Blutungen von der Schädelbasis aus in die Scheidenräume der Sehnerven und breiten sich in diesen bis an die Papille nach vorn hin aus, und drittens können Komplikationen, wie vermehrter Hirndruck, Meningitis und Hirnabszeß ihrerseits zu Veränderungen an der Papille führen.

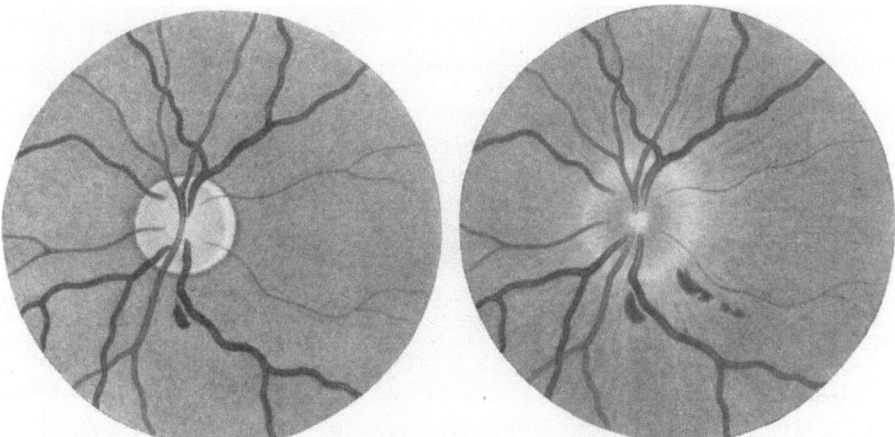

Abb. 45a.   Abb. 45b.

Rasch zunehmende doppelseitige Stauungspapille infolge Sehnervenscheidenblutung nach Sturz auf das Hinterhaupt. Rechtes Auge: a) $1^1/_2$ Stunden, b) $3^1/_2$ Stunden nach der Verletzung. (Aus A. v. Scily, Atlas der Kriegsaugenheilkunde 1918.)

Das ophthalmoskopische Bild ist bei den Basisfissuren, welche den Sehnerv direkt zerreißen oder quetschen, anfänglich meist vollkommen normal. Dabei kann seine Funktion vollkommen aufgehoben, d. h. das betreffende Auge — die Verletzung erfolgt meist einseitig — erblindet oder nahezu erblindet sein. Erst im Laufe von 2—4 Wochen, zuweilen auch erst nach längerer Zeit, beginnt die absteigende Degeneration der geschädigten Sehnervenfasern sich an der Papille in einer atrophischen Verfärbung bemerkbar zu machen. Dann nimmt die Sehnervenatrophie schnell zu, und schließlich ist die Papille weiß verfärbt, bei normalen scharfen Grenzen und nicht nennenswert verändertem Kaliber der Netzhautgefäße.

Zuweilen ist die Läsion des Sehnerven nur partiell. Dann kann sich auch die spätere atrophische Verfärbung auf einen Teil der Papille beschränken, und selbst die Sehschärfe wenig oder garnicht herabgesetzt sein. Eine Gesichtsfeld-

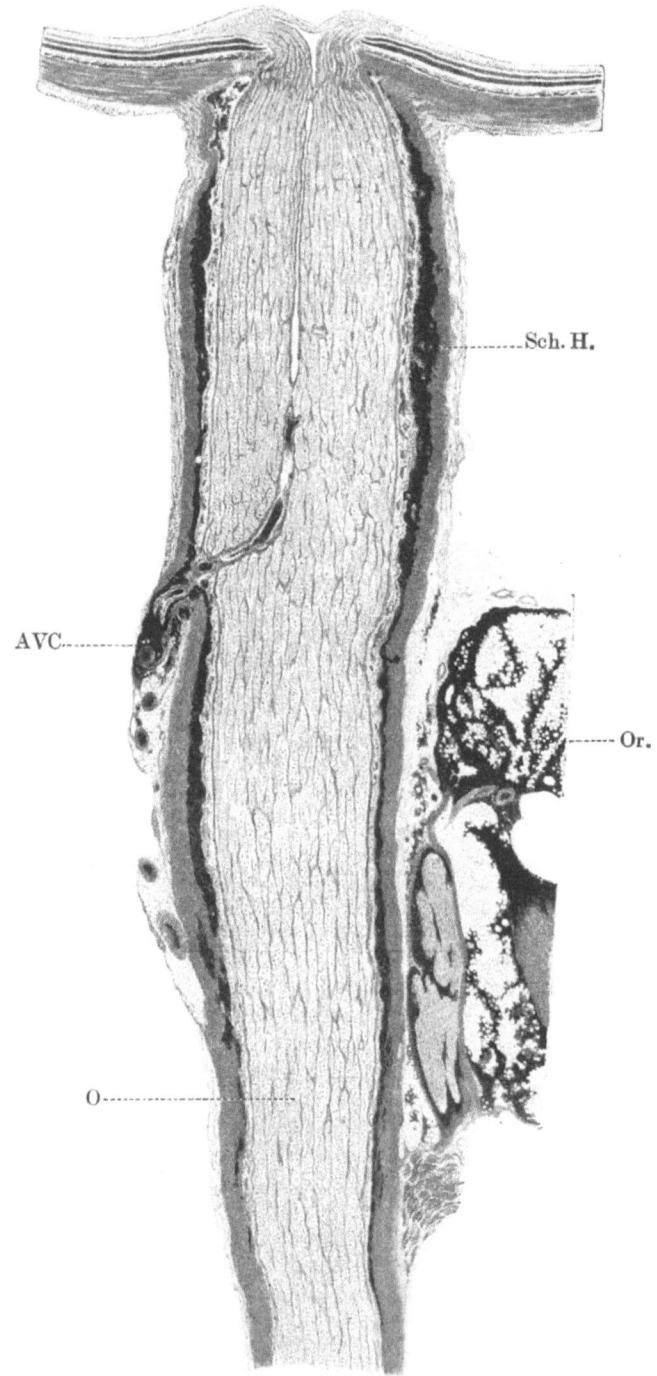

Abb. 46. Querschnitt durch den Sehnerv bei Sehnervenscheidenblutung (der Fall, von welchem Abb. 45 stammt): AVC = Arteria und Vena centralis retinae; O = Sehnerv; Sch.H. = Scheidenhämatom, Or = Orbitalzellgewebe. (Aus A. v. Scily, Atlas der Kriegsaugenheilkunde 1918.)

prüfung ergibt jedoch dann immer einen Ausfall als Zeichen dafür, daß ein Teil der Sehnervenfasern funktionsunfähig geworden ist.

Bei Zerreißungen der Sehbahn in der Chiasmagegend kann, ganz wie bei Hypophysistumoren, die Gesichtsfeldprüfung bitemporale Hemianopsie ergeben. Die atrophische Verfärbung der Papille tritt dann infolge der größeren Entfernung von der Papille noch später auf und erstreckt sich auf beide Augen.

In der Regel bleibt der anfängliche Grad der Funktionsstörung annähernd stationär; seltener kommen auch allmähliche Besserungen vor. Nachträgliche Komplikationen durch Narben- oder Kallusbildungen gehören zu den Seltenheiten.

In anderen Fällen kann sich innerhalb weniger Stunden nach der Verletzung eine **Stauungshyperämie der Papille** entwickeln, an ihrer stärkeren Rötung und an Verbreiterung und Schlängelung der Netzhautvenen erkennbar. Ja es können dabei die Grenzen verwaschen, d. h. ödematös werden, so daß das Bild der Neuritis oder bei vorhandener Prominenz selbst der Stauungspapille entsteht (Abb. 45). Meist handelt es sich in diesen Fällen um Blutergüsse in die Sehnervenscheiden. Wenn sich auch hierbei die Blutung bis an die Papille nach vorn erstreckt, so durchbricht sie doch niemals die Lamina cribrosa des Sehnerven nach dem Augeninnern zu. Werden gelegentlich einmal Netzhautblutungen in der Umgebung der Papille beobachtet, so handelt es sich immer um venöse Stauungsblutungen aus den Netzhautgefäßen. Erst später auftretende Neuritis oder Stauungspapille deutet mehr auf Komplikationen, wie Meningitis, Hirnabszeß usw. hin.

Selten sind in der Netzhaut auch kleine weiße Herde, ähnlich den S. 24 genannten Degenerationsherden beobachtet worden. Sie wurden als Lymphorrhagien infolge Zerreißung der Lymphscheiden der Netzhautgefäße gedeutet.

Eine Zerreißung oder Abreißung der Arteria centralis retinae führt zu dem gleichen Bilde, wie deren Verschluß bei der Arteriosklerose (S. 106).

Die diagnostische Bedeutung der Augenhintergrundsveränderungen ist zuweilen direkt eine entscheidende: Manche Basisfissuren verlaufen mit so geringfügigen Störungen — Bewußtlosigkeit, Blutungen aus Nase und Ohren können vollkommen fehlen —, daß die Diagnose lediglich auf eine leichte Commotio cerebri gestellt wird.

In derartigen Fällen kann eine einseitige Erblindung mit **nachfolgender Atrophie** das einzige, aber sichere Symptom einer Basisfissur, meist in der Gegend des Foramen opticum, bilden, und ebenso eine frühzeitige Neuritis oder Stauungspapille einen Bluterguß an der Hirnbasis bis in die Sehnervenscheiden, ebenfalls meist die Folge einer Basisfissur, anzeigen.

Stets hüte man sich, frische Erblindungen nach Schädelverletzungen, selbst wenn diese scheinbar geringfügig sind, nur deswegen als Simulation oder Hysterie zu deuten, weil der Augenhintergrund noch normal ist. Sollte die fehlende Pupillenreaktion nicht schon von vornherein eine Entscheidung ermöglichen (bei bloßer Herabsetzung des Sehvermögens kann sie erhalten sein!), so muß stets eine Reihe von Wochen abgewartet werden, ob nicht die absteigende Degeneration von Nervenfasern noch zur Entwickelung einer Atrophie der Papille führt.

In **prognostischer Hinsicht** kommt der Zerreißung des Sehnerven keinerlei besondere Bedeutung zu. Es braucht sich dabei keineswegs um besonders ausgedehnte Fissuren zu handeln. Dagegen ist eine sich schnell entwickelnde Stauungspapille immer als ein ernstes Symptom aufzufassen: sie deutet entweder auf eine stärkere basale Blutung (besonders bei einseitigem Auftreten), oder, wenn sie doppelseitig ist, auch auf eine Steigerung des intrakraniellen Druckes hin. Einen Anlaß zu druckentlastenden chirurgischen Eingriffen gibt aber die traumatische Stauungspapille an sich noch nicht. Tritt erst im späteren Verlaufe Neuritis N. optici oder Stauungspapille auf, so ist bei gleichzeitigen allgemeinen Hirnsymptomen in erster Linie an Meningitis oder Hirnabszeß zu denken.

Erblindungen eines Auges sind, wenn sie nicht unmittelbar nach der Verletzung schon vorhanden sind, nicht mehr zu befürchten. Besserung der anfänglichen Sehstörung kommt wohl vor, doch ist auf sie in erheblichem Grade nicht zu rechnen.

Im Anschluß hieran sei noch erwähnt, daß bei Sonnenstich einige Male eine Neuritis N. optici beobachtet worden ist.

Die Erkrankungen der Nasennebenhöhlen.

Vorkommen. Es ist bekannt, daß die Erkrankungen der Nebenhöhlen auf die Orbita übergreifen können. Die hierdurch bedingten Entzündungen des Orbitalzellgewebes vermögen ihrerseits auch den Sehnerven in Mitleidenschaft zu ziehen. Sie verraten sich aber von vornherein schon durch den Exophthalmus und sollen daher als Orbitalerkrankungen hier unberücksichtigt bleiben, da sie ohnehin ophthalmologische Behandlung erfordern.

Außerdem vermögen aber die Entzündungen der Nebenhöhlen auch ohne Beteiligung des orbitalen Zellgewebes den Sehnerven direkt zu schädigen derart, daß eine Neuritis N. optici auftritt.

Als Angriffspunkt kommt vor allem derjenige Teil des Sehnerven in Betracht, welcher in direktem Kontakt mit dem Knochen bzw. der Dura und Periorbita steht. Das ist vor allem das intrakanalikuläre Stück, ferner auch der intrakranielle Teil einschließlich des Chiasmas. Hier sind die Keilbeinhöhlen und die hinteren Siebbeinzellen in wechselnder Lage oft nur durch eine dünne Knochenplatte vom Sehnerv geschieden, die bei den Siebbeinzellen die Zartheit von Seidenpapier erreichen kann. Dehiszenzen in den knöchernen Wandungen pflegen selten zu sein (weniger als 1 $^0/_0$). Außerdem verlaufen an einzelnen Stellen die Ethmoidalvenen derart in einem Halbkanal, daß sich hier an einzelnen Stellen Schleimhaut der Höhlen und Periost berühren können.

Für die Ausbreitung der Entzündung auf den Sehnerven kommen in erster Linie die hinteren Siebbeinzellen und die Keilbeinhöhle in Betracht. Eine Höhle kann sowohl beide, wie auch den kontralateralen Sehnerven begrenzen. Die Stirnhöhle und die sogenannte Muschelzelle (an der oberen Muschel) erreichen den Sehnerven nur bei selten großer Ausdehnung. Doch ist bei Erkrankungen der Stirn- und Kieferhöhlen zu beachten, daß häufig auch die hinteren Räume miterkrankt sein können, da sie zuweilen dünne gemeinsame Scheidewände haben.

Die Häufigkeit des Übergreifens des Entzündungsprozesses auf den Sehnerven darf nicht überschätzt werden. Man kann viele Empyeme der Nebenhöhlen untersuchen, ohne ein Zeichen von Miterkrankung des Sehnerven zu finden. Hier unterscheidet sich das Krankenmaterial des Rhinologen wesentlich von demjenigen des Ophthalmologen, welchen die Kranken wegen der Sehstörungen aufsuchen, und der infolgedessen leicht den Eindruck bekommt, daß die Nebenhöhlenentzündungen eine relativ häufige Ursache für Sehnervenerkrankungen bilden.

Die Neuritis N. optici tritt nicht nur bei den akuten Empyemen auf, sondern auch bei chronischen Entzündungen der Höhlenwandungen, wie bei der polypösen Degeneration der Sinusschleimhaut. Auch Karzinome und Sarkome, von den Nebenhöhlen ausgehend, können auf den Sehnerven übergreifen.

Ophthalmoskopisches Bild. Da der Angriffspunkt im Canalis opticus von der Papille ziemlich weit entfernt ist, verläuft die Mehrzahl der Sehnervenentzündungen unter dem Bilde der sogen. retrobulbären Neuritis, d. h. das ophthalmoskopische Bild der Papille bleibt anfangs im wesentlichen normal, und nur die Funktionsstörungen stehen im Vordergrunde (zentrale oder parazentrale Skotome im Gesichtsfeld mit oder ohne Herabsetzung der Sehschärfe).

Zuweilen tritt aber auch das Bild der echten Neuritis N. optici auf; dann sind die Papillengrenzen unscharf (Ödem), die Papille mehr oder weniger gerötet (Hyperämie) und die Netzhautvenen etwas gestaut. In seltenen Fällen kann sogar das Bild dem der Stauungspapille ähneln und einzelne Netzhautblutungen nahe an die Papille auftreten.

Im weiteren Verlauf — bei entsprechender Behandlung — gehen die Erscheinungen zurück, und die Papille kann wieder vollkommen normal werden. Meist blaßt sie allmählich etwas ab (partielle Atrophie), ohne daß deswegen die Sehschärfe herabgesetzt zu sein braucht, und zeigt dann auch später noch an, daß früher der Sehnerv erkrankt gewesen ist. Eine progressive Atrophie entwickelt sich nur sehr selten bei ganz schweren Fällen.

Die **Pathogenese** der Neuritis ist z. T. in einem direkten Übergreifen der Entzündung auf den Sehnerven, häufig aber wohl nur in toxischem Ödem bzw. in Zirkulationsstörungen zu suchen.

Diagnostische Bedeutung. Eine Sehnervenentzündung, besonders wenn sie einseitig ist und sich sonst kein Anhalt für eine andere Ursache findet, muß stets den Verdacht auf Nebenhöhlenentzündung aufkommen lassen und macht eine genaue rhinologische Untersuchung notwendig. Das gilt besonders dann, wenn sie sich nach Influenza mit besonderer Beteiligung der Atmungsorgane eingestellt hat. Man darf aber auch nicht außer acht lassen, daß sich zufällig eine chronische Nebenhöhlenerkrankung mit einer Neuritis des Sehnerven aus anderen Ursachen kombinieren kann, und denke infolgedessen trotz nachgewiesener Nebenhöhlenerkrankung stets auch an Lues, multiple Sklerose, bei doppelseitiger Neuritis retrobulbaris an Intoxikationen mit Alkohol, Tabak usw.

Prognostische Bedeutung. Ist ein Zusammenhang einer Neuritis mit Nebenhöhlenerkrankung wahrscheinlich, so ist stets ein Eingriff erforderlich, der schnelle Beseitigung des Empyems usw. ermöglicht. Die Aussichten für den Sehnerven bzw. die Erhaltung der Sehfunktionen sind im allgemeinen günstig. Mit Ausnahme der schweren Fälle tritt dann in der Regel schnelle Heilung oder erhebliche Besserung ein.

Die Vergiftungen.

Wenn man unter Vergiftung alle Erkrankungen versteht, welche durch nicht physiologische im Blute kreisende lösliche Stoffe hervorgerufen werden, so müßten eigentlich auch alle toxischen Prozesse, die im Verlaufe der Infektionskrankheiten auftreten, berücksichtigt werden. Da hier die Giftstoffe aber erst im Organismus selbst entstehen, nehmen sie eine Sonderstellung ein, und schon aus praktischen Gründen erfolgt ihre Besprechung besser bei den Infektionskrankheiten.

Unter Giften im engeren Sinne versteht man nur diejenigen Stoffe, welche bereits von außen in den Körper als Gifte hineingelangen, und nur sie sollen in der folgenden Zusammenstellung berücksichtigt werden. Da hierbei nur die Veränderungen am Augenhintergrund in Betracht kommen, liegen die Verhältnisse relativ einfach. Es handelt sich fast ausnahmslos nur um eine Schädigung der nervösen Substanz des Auges, also des Sehnerven und der Netzhaut, während die Gefäßhaut so gut wie vollkommen ausscheidet. Ebenso kommen die Prozesse nicht in Frage, welche sich an dem zentralen Teile der Sehbahn (zentralwärts von den primären optischen Zentren) abspielen, da sie zwar charakteristische Ausfälle der Sehfunktion, vor allem des Gesichtsfeldes bedingen, aber nicht mehr bis zur Sehnervenpapille hinab zu sichtbaren Veränderungen führen.

Alle Vergiftungserscheinungen am Augenhintergrund treten doppelseitig auf. Diese Tatsache ist diagnostisch sehr wichtig, weil sich die Augenhintergrundsprozesse weder im Aussehen noch hinsichtlich der funktionellen Störungen von anderen Sehnerven- und Netzhauterkrankungen zu unterscheiden brauchen. Eine reine Einseitigkeit spricht daher immer gegen einen toxischen Ursprung. Unterschiede in der Stärke der Veränderungen beider Augen sind allerdings sehr häufig.

Man kann zur Erleichterung der Übersicht, wenn auch etwas schematisch, zwei große Gruppen abgliedern, innerhalb deren der Prozeß klinisch wie anatomisch sich prinzipiell in der gleichen Weise abspielt, nur daß der Verlauf bei den verschiedenen Giften ein mehr stürmischer oder langsamer, ein schwerer oder leichter ist, so daß hinsichtlich des ophthalmoskopischen Bildes und der Funktionsstörungen graduelle Verschiedenheiten auftreten.

Bei der **ersten Gruppe** handelt es sich um eine interstitielle Neuritis des Sehnerven in seinem retrobulbären Teile. Das ophthalmoskopische Bild zeigt dementsprechend frisch die Erscheinungen der Neuritis N. optici; sehr bald darauf tritt die für die neuritische Atrophie charakteristische Verfärbung der Papille auf.

Da die frischen neuritischen Veränderungen der Papille zuweilen sehr geringfügig sind, ist für die Diagnose die Art der Funktionsstörung unentbehrlich. Sie äußert sich — vorausgesetzt, daß nicht völlige Erblindung vorliegt — durchweg in einer Herabsetzung der Sehschärfe und in einem zentralen Skotom im Gesichtsfeld, dessen Ausdehnung je nach der Schwere und Art der Intoxikation wechselt, während die Peripherie des Gesichtsfeldes besonders in dessen temporaler Hälfte am besten erhalten ist.

Die Hauptvertreter unter den Giften dieser Gruppe sind:
Äthylalkohol,
Methylalkohol,
Nikotin,
Blei,
Schwefelkohlenstoff.

Von geringerer Bedeutung sind und viel seltener kommen in Betracht das Arsen, Jodoform, und ganz ausnahmsweise und nur in leichten Graden Kaffee und Tee.

Bei der **zweiten Gruppe** beschränkt sich der primäre Prozeß auf die Netzhaut, und führt hier zu einem völlig anderen, wenn auch ebenso charakteristischen Bilde, das am meisten dem der Ischämie der Netzhaut gleicht, wie es bei schweren Blutverlusten vorkommt (siehe S. 120), und bei welchem die Verengerungen und Veränderungen der Netzhautgefäße im Vordergrunde stehen. Die Funktionsstörung äußert sich hier auch nicht in einem zentralen Skotom, sondern umgekehrt in einer oft hochgradigen konzentrischen Einengung der peripheren Gesichtsfeldgrenzen, so daß gerade derjenige Teil des Gesichtsfeldes am längsten erhalten bleibt, welcher bei der ersten Gruppe am frühesten und am stärksten leidet. Völlige Erblindung kommt natürlich auch hier vor.

Die Hauptvertreter unter den Giften dieser Gruppe sind:
Chinin mit seinen Abkömmlingen Cinchonin, Chinidin, Chinoidin und vor allem das Optochin,
Filix mas,
Cortex Granati,
Acid. salicyl.,
Atoxyl mit den verwandten Stoffen Arsacetin, Soamin, Orsudan.

Im einzelnen ist zu den wichtigsten Giften folgendes zu bemerken:

I. Gruppe.

Äthylalkohol.

Der Alkohol ist zweifellos die häufigste Ursache der Intoxikationserscheinungen am Sehnerven. Am schädlichsten wirkt der Schnaps, weit weniger der reine Bier- und Weingenuß. Es ist deswegen wahr-

172 Die Vergiftungen.

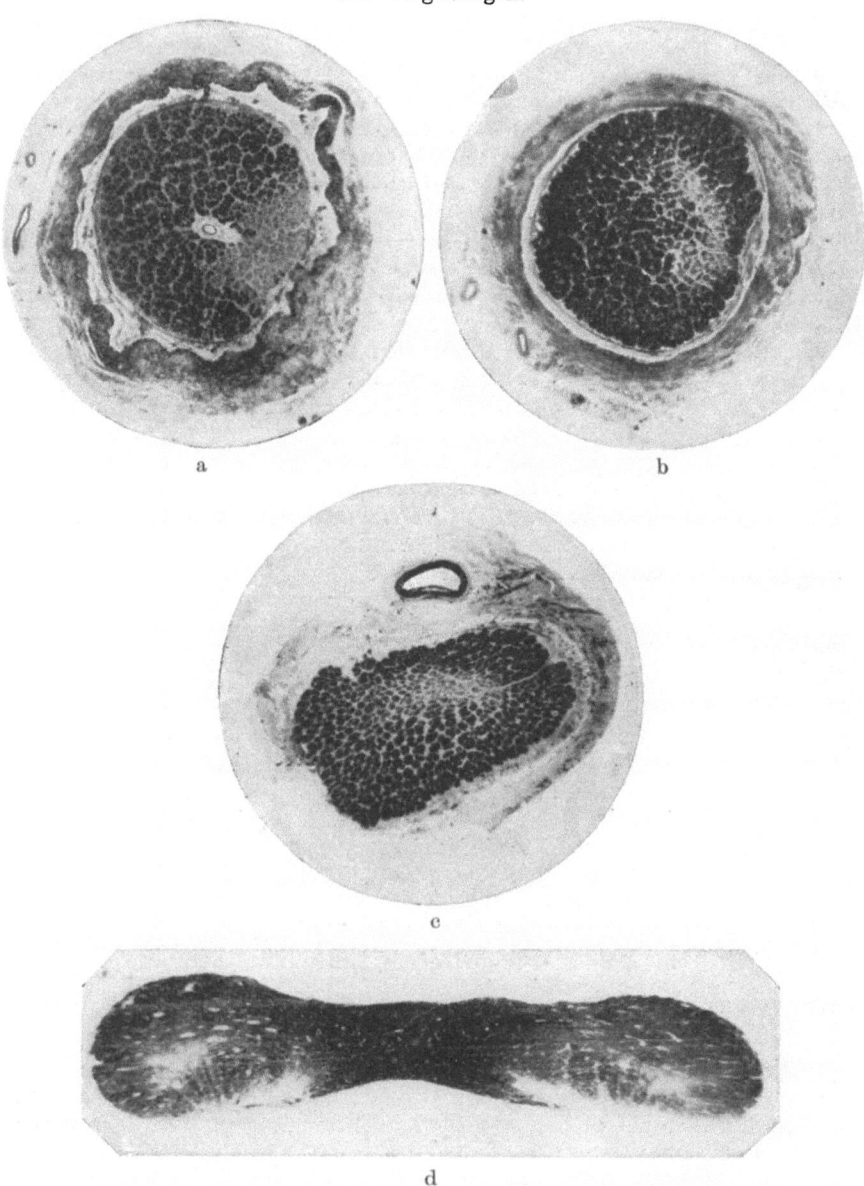

Abb. 47. Alkoholintoxikation des Sehnerven, bei welcher der Verlauf des papillomakularen Bündels an der Degeneration gut zu erkennen ist: a) Querschnitt dicht hinter dem Auge: das papillomakulare Bündel liegt am temporalen Sehnervenrand. b) Querschnitt in der Orbita: das Bündel ist mehr nach der Mitte gerückt. c) Querschnitt in der Nähe des Foramen opticum: das papillomakulare Bündel liegt in der Mitte des Sehnerven. d) Querschnitt durch das Chiasma: auf jeder Seite ist der gekreuzte und der ungekreuzte Teil des papillomakularen Bündels sichtbar. (Aus Wilbrand und Sänger, Neurologie des Auges.)

scheinlich, daß die Verunreinigungen, besonders durch höherwertige Alkohole hierbei besonders giftig wirken. Über die Dosis läßt sich begreiflicherweise nichts angeben, da die individuelle Disposition eine sehr große Rolle spielt, und da es sich mit verschwindenden Ausnahmen nicht um eine einmalige akute Vergiftung, sondern um eine chronische Intoxikation handelt.

Die Intoxikationsneuritis befällt immer nur die feinen Fasern des papillomakularen Bündels und führt deswegen so gut wie niemals zur völligen Erblindung des Auges, sondern nur zu einer Herabsetzung des Sehvermögens.

Anatomisch ist die interstitielle Neuritis zwischen den einzelnen Faserbündeln des Sehnerven deutlich nachweisbar; sie ist meist dicht hinter dem Augapfel vorhanden und führt bald zu einer Atrophie der Nervenfasern, welche ihre Markscheiden verlieren. In nach Weigert gefärbten Präparaten hebt sich dann das helle, atrophische, papillomakulare Bündel sehr schön von den dunkelgefärbten Faserbündeln der Umgebung ab (siehe Abb. 47). Die Ganglienzellen der Netzhaut weisen ebenfalls frühzeitig Veränderungen auf, doch ist die primäre Erkrankung wahrscheinlich im Sehnerven zu suchen.

Das **ophthalmoskopische Bild** zeigt in frischen Fällen nur wenig ausgeprägte entzündliche Erscheinungen an der Papille. Diese ist meist stärker gerötet als normal, also hyperämisch, und die Grenzen zuweilen etwas verwaschen. Niemals werden dabei Grade erreicht, wie wir sie bei der Neuritis albuminurica und luetica kennen, und eine ödematöse Trübung der Netzhaut in der Umgebung des Sehnervenkopfes fehlt stets. Oft sind die Veränderungen anfänglich so gering, daß sie bei den individuellen Verschiedenheiten der Färbung der Papille auch für einen Geübten schwer zu beurteilen sind. Hier ist dann die Funktionsprüfung für die Diagnose unentbehrlich. Sehr bald macht sich die beginnende Atrophie des papillomakularen Bündels bemerkbar. Da dieses Bündel am temporalen Rande der Papille liegt (vgl. S. 12), so erscheint die Papille temporal grauweiß verfärbt, während sie in ihrer nasalen Hälfte noch rötlich aussieht (vgl. Abb. S. 158; über die Schwierigkeit der Beurteilung sogen. „temporaler Abblassungen" siehe S. 42).

Die Funktionsstörung ist hier von besonderer Wichtigkeit, da, wie gesagt, sowohl die geringen neuritischen Veränderungen der Papillen in frischen Fällen, als auch die temporale Abblassung im atrophischen Stadium oft diagnostisch große Schwierigkeit machen, so daß erst die Funktionsprüfung ausschlaggebend wird. Vor allem ist es die Gesichtsfeldprüfung, welche das charakteristische zentrale Skotom erkennen läßt, das etwa einen Durchmesser von 30—40 $^0/_0$, selten darüber zu haben pflegt. Man kann es auch mit primitiven Mitteln nachweisen (siehe S. 10). Die Sehschärfe sinkt allmählich, selten aber auf weniger als $^1/_{10}$ des Normalen. Nochmals sei betont, daß stets beide Augen betroffen sind. Einseitigkeit spricht durchaus gegen eine Intoxikationsneuritis.

Die Prognose für das Auge ist in frischen Fällen insofern nicht ungünstig, als eine erhebliche Besserung, unter Umständen sogar vollständige Wiederherstellung des Sehvermögens erfolgen kann. Voraussetzung ist dabei allerdings völlige Enthaltsamkeit von Alkohol und Tabak. Eine Besserung der Sehschärfe kann auch dann noch erfolgen, wenn ophthalmoskopisch bereits beide Papillen temporal atrophisch aussehen. Die Verhältnisse liegen natürlich um so weniger günstig, je älter die Fälle sind. Da der Prozeß auf das papillomakulare Bündel im wesentlichen beschränkt bleibt, ist eine völlige Erblindung nicht zu erwarten.

Chronischer **Nikotinmißbrauch** in jeder Form kann das gleiche Bild und den gleichen Prozeß hervorrufen. Auch hier ist die Menge des Tabaks und die Dauer des Genusses, welche zur Schädigung des Sehnerven führt, individuell außerordentlich verschieden. In der Regel liegt eine Kombination von Alkohol- und Tabakvergiftung vor, so daß bei derartigen Fällen von Sehnervenintoxikation Enthaltsamkeit von beiden geboten ist.

Methylalkohol.

Der Prozeß, zu welchem die Methylalkoholvergiftung des Sehnerven führt, ist zwar der gleiche, nämlich eine interstitielle Neuritis, doch verläuft er viel schwerer und stürmischer. Auch handelt es sich nicht um eine chronische, sondern akute Vergiftung. In den ganz schweren Fällen beherrschen die Allgemeinsymptome das Bild und können sogar zum Tode führen; in den leichteren Fällen dagegen stehen die Sehnervenveränderungen durchaus im Vordergrunde. Bei den 1911 in Berlin vorgekommenen Massenvergiftungen fanden sich in 75% der Fälle Beteiligung des Sehorganes.

Die Dosis, welche zur Schädigung des Sehorganes führen kann, braucht nicht groß zu sein. 10 g Methylalkohol genügen schon, um schwere Störungen herbeizuführen. Unter den Symptomen steht im Vordergrunde die **akute Sehstörung**: es tritt plötzlich oft völlige Erblindung ein. Nach einiger Zeit kann sich das Sehvermögen zu einem kleinen Teil wieder herstellen. Das Gesichtsfeld zeigt auch hier ein zentrales Skotom, nur ist der Ausfall meist größer und vollkommener. Nicht selten bleibt jedoch die Erblindung bestehen oder tritt nach vorübergehender Besserung später wieder ein.

Das Augenhintergrundsbild ist in frischen Fällen wieder das der **Neuritis nervi optici**. Entweder sind die Veränderungen anfangs nur gering, wie bei der Äthylalkoholvergiftung, oder aber die Hyperämie der Papille und die Unschärfe ihrer Grenzen ist stärker, ja das Bild kann selbst einer **Stauungspapille** ähneln. Sehr bald tritt meist völlige **neuritische Atrophie** ein, d. h. die Papille ist weiß verfärbt, die Arterien können sich verengen, sogar die Grenzen der atrophischen Papille können unscharf bleiben, ähnlich wie es etwa auf Abb. S. 40 der Fall ist.

Die **Prognose** ist, wie schon erwähnt, immer als ernst aufzufassen, weil häufig entweder die Erblindung bestehen bleibt, oder später wieder eintritt. Besserungen kommen vor, Heilungen sind sehr selten.

Blei.

Die Bleivergiftung führt bereits nicht mehr zu einem so einheitlichen Krankheitsbilde wie die Alkoholintoxikation, wenn es auch noch immer mit ihr einige Ähnlichkeit hat.

Auch hier steht die **Bleineuritis** des Sehnerven im Vordergrunde; sie kommt bei allgemeiner Bleiintoxikation aber verhältnismäßig selten zur Beobachtung.

Die Funktionsstörungen treten wiederum in Gestalt der Herabsetzung der Sehschärfe beider Augen bei gleichzeitigem zentralen Skotom im Gesichtsfeld auf.

Das Augenhintergrundsbild zeigt in der Mehrzahl der Fälle eine Hyperämie (Rötung) der Papille, deren Grenzen zuweilen mehr oder weniger stark verwaschen sind, ja es kann auch hier das Bild gelegentlich der Stauungspapille ähneln. Seltener ist der Befund trotz ausgesprochener Funktionsstörung noch vollkommen normal.

Anatomisch handelt es sich wiederum um eine **interstitielle Neuritis**.

Zuweilen gesellen sich aber hierzu noch deutliche sichtbare Erkrankungen der **Netzhautgefäßwandungen**. Ihre Blutsäule, besonders an den Arterien, erscheint stark verengt, oder die Blutgefäße haben weiße Einscheidungen (Perivaskulitis), kurz alles Veränderungen, wie sie bei der Arteriosklerose der Netzhautgefäße in ähnlicher Weise vorkommen (siehe S. 104).

Noch seltener kommen in der Umgebung der Papille **Netzhautveränderungen** in Gestalt von kleinen Blutungen oder den bekannten kleinen weißen Degenerationsherden (S. 24) hinzu. In derartigen Fällen sollte stets an Nephritis (Bleiniere) gedacht und eine Urinuntersuchung vorgenommen werden. Allerdings kommt die Netzhauterkrankung auch ohne Nephritis zur Beobachtung.

Schwefelkohlenstoff.

Intoxikationen mit Schwefelkohlenstoff können in industriellen Betrieben zur Beobachtung kommen. Die Symptome gleichen im wesentlichen denen bei der Alkohol- und Tabakvergiftung. Auch hier handelt es sich um eine periphere Neuritis des Sehnerven, welche in frischen Fällen an der Papille zu leichten entzündlichen Erscheinungen, sehr bald zu der bekannten atrophischen Verfärbung ihrer temporalen Hälfte führt. Im Gesichtsfeld tritt wieder das zentrale Skotom auf, öfter ausgedehnter und intensiver, d. h. mit stärkerer Funktionsherabsetzung einhergehend, als bei der Äthylalkoholintoxikation.

Arsen.

Arsenvergiftung führt sehr selten zu einer Sehnervenintoxikation. Auch hier wurde meist das Bild einer leichten Neuritis mit zentralem Skotom beobachtet (siehe dagegen unter Atoxyl S. 178).

II. Gruppe.
Chinin.

Die Salze und Derivate des Chinins sind die Hauptrepräsentanten der 2. Gruppe. Die schädliche Dosis ist individuell verschieden; es sind bei schwächlichen Personen bereits nach 1,25 g (5 × 0,25 g) innerhalb eines Tages Sehstörungen beobachtet worden.

Das Augenhintergrundsbild kann ein durchaus typisches genannt werden. In frischen Fällen treten die eigentümlichen ischämischen Netzhautveränderungen auf, wie sie bei schweren Blutverlusten beschrieben wurden: **blasse Papille und weißliche Trübung der Netzhaut**, welche bis über die Makula reicht und dann nach der Peripherie hin allmählich an Intensität abnimmt. Mit ihrem langsamen Rückgange tritt mit wenigen Ausnahmen eine charakteristische **Verengerung der Netzhautgefäße** hervor, deren Blutsäulen fadendünn werden, ja fast ganz schwinden können. Auch Wandverdickungen und Einscheidungen der Netzhautgefäße sind späterhin häufig und bleiben dann dauernd bestehen. Eine spätere **atrophische Verfärbung der Papille** bildet die Regel.

Die Funktionsstörung tritt auch hier stark hervor. Meist tritt zunächst sehr schnell völlige Erblindung ein, die tage-, selbst wochenlang anhalten kann, bis dann allmählich wieder Sehvermögen eintritt, zunächst im Bereiche der zentralen Gesichtsfeldpartien, so daß sich dann in diesem Stadium eine hochgradige **allseitige Einengung der Gesichtsfeldgrenzen**, also kein oder nur ganz ausnahmsweise ein zentrales Skotom ergibt.

Pathogenetisch handelt es sich wohl um eine reine Ischämie mit ihren Folgeerscheinungen. Die Wandveränderungen der Netzhautgefäße, die sich auch anatomisch in Gestalt von Endovaskulitis in ihr nachweisen lassen, fehlen in frischen Fällen und treten erst sekundär hinzu.

Die Prognose ist insofern nicht ungünstig, als in der Regel die anfängliche Erblindung wieder langsam zurückgeht. Doch bleibt häufig eine gewisse Herabsetzung der Sehschärfe und eine konzentrische Gesichtsfeldeinengung zurück. Bei hohen Chinindosen muß besonders auf die ersten Symptome der Sehstörung, insbesondere vorübergehendes **Flimmern und Nebelsehen** geachtet werden. In derartigen Fällen ist stets Vorsicht geboten. Im allgemeinen darf aber die Häufigkeit der Chininschädigung nicht überschätzt werden; sie ist auch in Malariagegenden trotz der ausgedehnten Anwendung des Mittels doch immerhin relativ selten.

Optochin.

Die Häufigkeit der Anwendung des Optochins gegen die Pneumokokkeninfektion gebietet eine kurze Besprechung der Vergiftungserscheinungen, welche mit denen bei Chininvergiftung auftretenden viel Ähnlichkeit, wenn auch nicht gerade Übereinstimmung zeigen. Die für das meist verwendete Opt. hydrochloricum angegebene Tagesmaximaldosis von 1,2 g per os genügt zweifellos bei dazu Disponierten, um das Sehorgan zu schädigen. Bei den langsamer resorbierbaren Präparaten Opt. basicum und dem Salizylester sind bisher noch keine Sehstörungen beobachtet worden. Von den mit Opt. hydrochloricum behandelten Patienten dürften etwa 4% Sehstörungen bekommen haben.

Im **ophthalmoskopischen Bilde** tritt bei frischer Vergiftung öfter das Netzhautödem und die Gefäßverengerung nicht so in den Vordergrund wie beim Chinin, der Hintergrund kann anfangs noch so gut wie normal aussehen. In den meisten Fällen treten aber auch hier später die Atrophie der Papille und die Netzhautgefäßveränderungen als dauerndes Symptom ganz wie bei der Chininvergiftung in Erscheinung.

Die Funktionsstörung beginnt wieder fast stets mit plötzlicher Erblindung, doch kehrt nach kurzer Zeit ein Teil des Sehvermögens zurück. Die Gesichtsfeldbeschränkung besteht meist in einer konzentrischen Einengung, wie beim Chinin, wenn auch oft nicht so hochgradig. Gelegentlich sind auch zentrale Skotome beobachtet werden.

Anatomisch zeigte sich in einigen Fällen, die frühzeitig zur Untersuchung kamen, bereits deutlicher Zerfall der Markscheiden der Sehnervenfasern.

Prognose. Die Erblindung bleibt nur ganz ausnahmsweise bestehen, so daß in dieser Hinsicht die Voraussage nicht ungünstig ist. Dauernde Sehstörung bleibt aber häufig zurück, und es muß daher in jedem Falle ernstlich erwogen werden, inwieweit die Aussichten der Optochinbehandlung die Gefahren einer derartigen Schädigung des Sehorganes rechtfertigen. Zum mindesten sollte das Optochin hydrochlor. vermieden werden.

Filix mas.

Der als Wurmmittel so häufig gegebene Farnwurzelextrakt kann auf das Sehorgan höchst verderblich wirken, zumal wenn durch gleichzeitige Darreichung von Rizinusöl die Resorption aus dem Darm begünstigt wird. Die schädliche Dosis läßt sich schwer mit Sicherheit angeben, doch sind schon bei 4,0 g Extrakt Störungen des Sehvermögens beobachtet worden.

Das ophthalmoskopische Bild gleicht insofern wieder dem der Chininvergiftung, als die Abblassung der Papille und die Veränderungen der Netzhautgefäße nach einiger Zeit ebenfalls deutlich hervortreten.

Die Funktionsstörung führt auch hier schnell zur völligen Erblindung mit nachfolgender langsamer Besserung, wobei meist die konzentrische Einengung der Gesichtsfeldgrenzen dann deutlich hervortritt.

Die Prognose ist aber nicht so günstig wie bei der Chininvergiftung: das Sehvermögen bleibt oft stark herabgesetzt, ja selbst dauernde Erblindung eines oder beider Augen ist nicht allzu selten.

Cortex Granati.

Die Granatrinde führt selten zu Vergiftungserscheinungen am Augenhintergrund. Sie gleichen dann im wesentlichen den bei Filix mas beobachteten.

Acidum und Natr. salicylicum.

Acid. und Natr. salicylicum können bei hohen Dosen (nach 8,0 g innerhalb 10 Stunden beobachtet) zu ähnlichen Vergiftungserscheinungen führen, wenn sie auch viel seltener und erheblich gutartiger sind, als die bei Chininvergiftung auftretenden. Wieder sind es die **blassen Papillen und die engen Netzhautgefäße**, welche im Augenhintergrundsbilde hervortreten. Anfänglich kann völlige Erblindung bestehen, die jedoch meist wieder vollkommen verschwindet. Bei schnell vorübergehender Sehstörung kann der Hintergrund auch normal bleiben.

Atoxyl.

Eine ganz besondere Stellung außerhalb der beiden hier aufgeführten Gruppen nimmt die Vergiftung mit Atoxyl ein, jenem Mittel, das vor etwa 10 Jahren bei der antiluetischen Behandlung so viel angewandt wurde und jetzt mit Recht verlassen worden ist. Zahlreiche Erblindungen sind auf die Atoxyltherapie zurückzuführen.

Die schweren Intoxikationserscheinungen treten sowohl ein bei der wiederholten, etwa täglichen Anwendung kleiner therapeutischer Dosen, als auch bei einmaliger Verabreichung größerer Dosen (mehr als 0,4 g).

Das Wesen der Atoxylvergiftung ist von demjenigen mit anorganischen Arsenpräparaten durchaus verschieden. Höchstwahrscheinlich wird das Atoxyl unzersetzt von den Zellen des Nervensystems gebunden. Wenn auch in manchen Fällen Allgemeinerscheinungen, wie Schwindel, Ohrensausen, Hörstörungen als erstes Zeichen auftreten können, wird doch sehr häufig das Sehorgan zuerst und allein befallen. Das Bild, welches die Intoxikation hier bietet, kann durchaus als ein typisches bezeichnet werden. Anatomisch handelt es sich hier nicht um eine interstitielle Neuritis oder um eine Netzhauterkrankung, sondern um eine progressive einfache Atrophie, deren Anfangserscheinungen sowohl in der Nähe des Chiasmas als auch im peripheren Teile des Sehnerven lokalisiert sein können, fast in jedem Falle aber zu einem vollkommenen Sehnervenschwunde führen.

Der Augenhintergrund kann im Anfange der Sehstörungen noch vollkommen **normal** sein. Teils früher, teils später tritt aber die atrophische Verfärbung des Sehnerven immer mehr hervor, bis er schließlich vollkommen grauweiß erscheint bei scharfen Grenzen, d. h. also ähnlich wie bei der **einfachen Sehnervenatrophie**. Nur die Arterien sind häufig dabei eng.

Die Funktionsstörung setzt mit Abnahme des Sehvermögens und Einengung der peripheren Gesichtsfeldgrenzen ein. Beide nehmen allmählich zu, bis schließlich vollkommene Erblindung eingetreten ist. Da im Anfang, wie erwähnt, die Papille noch vollkommen normal erscheint, kommt der Gesichtsfeldprüfung, vor allem der Bestimmung der peripheren Gesichtsfeldgrenzen für die Frühdiagnose eine entscheidende Bedeutung zu.

Die Prognose ist leider durchaus trostlos. Mit ganz wenigen Ausnahmen läßt sich das Fortschreiten der Atrophie nicht mehr aufhalten, und die doppelseitige Erblindung muß daher auch nach Aussetzen des Mittels in jedem Falle erwartet werden, selbst wenn sonstige allgemeine Intoxikationserscheinungen fehlen.

Die verwandten Präparate Arsacetin, Soamin und Orsudan können zu den gleichen schweren Vergiftungserscheinungen am Sehnerven führen.

Ergotismus.

Bei der Mutterkornvergiftung pflegen schwere Sehstörungen und Sehnervenatrophie nicht aufzutreten.

Der Augenhintergrundsbefund bleibt ebenfalls in der Regel normal, nur zuweilen sind Verengerungen der Netzhautgefäße gefunden worden.

Die übrigen Gifte.

Bei einer ganzen Reihe von weiteren Giften sind wohl gelegentliche Sehstörungen mit Sehnervenentzündung oder -atrophie mitgeteilt worden, aber die Befunde sind entweder ganz vereinzelte oder ihr Zusammenhang mit dem eingeführten Gift ist nicht einwandfrei bewiesen, so daß es im Rahmen dieser kurzen Abhandlung zu weit führen würde, sie einzeln aufzuzählen.

Erwähnenswert sind nur noch die Veränderungen, wie sie bei Vergiftungen mit **Nitrobenzol, Dinitrobenzol, Anilin, Kohlenoxyd** und mehreren der im Kriege angewandten **Kampfgase (Phosgen** u. a.) zur Beobachtung kommen. Ihnen gemeinsam ist meist eine Verbreiterung der Netzhautgefäße, besonders der Venen mit abnorm dunkler Färbung bei gleichzeitigem Ödem der Papille. Dazu können sich in schweren Fällen Netzhautblutungen gesellen, die wieder meist in der Umgebung der Papille sitzen. Die Ursache ist wahrscheinlich in einer Erschlaffung der Gefäßwände, überhaupt des gesamten Zirkulationsapparates zu suchen. Bei der Anilinvergiftung ist auch einige Male eine Neuritis N. optici mit zentralem Skotom beobachtet worden.

Bei der **Santoninvergiftung** tritt zwar leicht als höchst charakteristische Sehstörung ein intensives Gelbsehen auf, doch bleibt der Augenhintergrund dabei normal, und auch sonst kommt diesem Phänomen keinerlei diagnostische oder prognostische Bedeutung zu. Das gleiche gilt von den subjektiven Licht- und Farbenerscheinungen, welche nach Genuß von Haschisch, Mescal und ähnlichen Stoffen zur Beobachtung kommen.

Sachregister.

Abszeßbildung im Auge, metastatische 55.
Aderhaut, allgemeine Pathologie der 32.
— Anatomie 19.
— Entartungen der 34.
— Pigmentierungen der Netzhaut bei Erkrankungen der 27.
— Schwund der 32.
— Zirkulationsstörungen der 35.
Aderhautablösungen 36.
Aderhautblutungen 36.
— bei hämorrhagischen Diathesen 122.
— bei Nephritis 97.
Aderhautgefäße, Sklerose der 35, 100.
Aderhautkarzinome, metastatische, bei Lungenkarzinom 81.
— — Mammakarzinom 86.
Aderhauttuberkel bei zerebraler Tuberkulose 145.
— (s. a. unter Tuberkulose der Aderhaut.)
Aderhautveränderungen bei Nephritis 96.
Albinotischer Augenhintergrund 20.
Alkohol, Vergiftung mit 171.
Amyloidniere 89.
Anämie des Gehirns 139.
Anämien, sekundäre 116.
Anchylostomum duodenale 116.
Aneurysma an der Hirnbasis 139.
Angeborene Schlängelung der Netzhautvenen 17.
Angina 59.
Anilin, Vergiftung mit 179.
Aorteninsuffizienz 98.
Arsen, Vergiftung mit 175.
Arteria centralis retinae 12.
— — frischer plötzlicher Verschluß 106.
Arterien der Netzhaut, Erweiterung der 29.
— — Verengerung der 29.
Arterienpuls bei Aorteninsuffizienz 98.

Arteriosklerose 99.
— diagnostische Bedeutung 109.
— prognostische Bedeutung 110.
Astthrombose der Netzhautvenen 109.
Äthylalkohol, Vergiftung mit 171.
Atmungsorgane, Erkrankungen der 80.
Atoxyl, Vergiftung mit 178.
Atrophie des Sehnerven 36.
— — Differentialdiagnose 41.
— — arteriosklerotische 104, 109, 141.
— — hereditäre (Leber) 163.
— — bei Hirntumoren 150.
— — bei Idiotie 161.
— — bei Littlescher Krankheit 157.
— — bei Mikrozephalie 153.
— — bei multipler Sklerose, 158.
— — bei Myelitis 160.
— — infolge Erkrankungen der Netzhautgefäße 39.
— — neuritische 39.
— — — bei Blutverlust 121.
— — — bei Methylalkoholvergiftung 174.
— — — bei Turmschädel 152.
— — des papillo-makularen Bündels 41.
— — partielle 41, 158.
— — bei progressiver Paralyse 156.
— — retinitische 39.
— — bei Schädelbasisfissuren 165.
— — nach Stauungspapille 52.
— — bei Syringomyelie 161.
— — bei Tabes 154.
— — bei Gebrauch von Thyreoidinpräparaten 132.
— — bei zerebraler Lues 142.
— — bei zerebraler Tuberkulose 144.
Augenblase, primäre 17.
— sekundäre 17.
Augenspiegel, elektrischer 4.

Sachregister.

Autointoxikationen im Wochenbett 85.
— bei Verdauungskrankheiten 81.

Barlowsche Krankheit 123.
Basedowsche Krankheit 131.
Basisfissuren des Schädels 165.
Beginnende Stauungspapille, Diagnose der 51.
Beri-Beri 60.
Bindegewebsring 15.
Bitemporale Hemianopsie bei Hypophysistumoren 151.
— —· bei Myxödem 162.
Blei, Vergiftung mit 175.
Bleiniere 89.
Blutgefäße der Netzhaut 16.
— — — abnormer Inhalt der 31.
— — — Zerfall der Blutsäule 32.
Blutkrankheiten 112.
Blutverlust 120.
Botriocephalus latus 116.

Carotis interna, Sklerose der 140.
Chinin, Vergiftung mit 176.
Chlorose 113.
Cholera 60.
Cholesterineinlagerungen in der Netzhaut 25, 32.
— in den sklerotischen Gefäßwänden der Netzhaut 105.
Chorioiditis, luetische 70.
— disseminata 35, 64.
— bei Influenza 60.
— ophthalmoskopische Differentialdiagnose 66.
— tuberculöse 64.
Cortex Granati, Vergiftung mit 178.
Cyanose s. Zyanose.
Cysticercus cellulosae 81.

Darm-Parasiten 81.
Degenerationen der Netzhaut 23.
Degenerationsherde der Netzhaut bei Bluterkrankungen 113, 114.
Demonstrationsaugenspiegel nach Wessely 4.
Diabetes mellitus 125.
Dinitrobenzol, Vergiftung mit 179.
Diphtherie 59, 60.
Dipterenlarven 81.
Drucksteigerung, intrakranielle 134.
Drusen der Glaslamelle 104.
Dysenterie 60.

Echinokokkus 81.
Eiterung, metastatische, bei Infektionskrankheiten 55, 59.

Eiweißgehalt, Störungen des E. der Netzhaut 23.
Eklampsie 97.
Embolie der Zentralarterie bei Endokarditis 98.
— — — bei Klappenfehlern 98.
Encephalitis 149.
Endarteriitis der Netzhaut 32, 104.
Endokarditis 98.
Endovaskulitis der Netzhautgefäße 32.
Entartungsherde der Netzhaut 23.
Entzündungen des Sehnerven s. Neuritis des Sehnerven.
Epilepsie 164.
Erblindung bei Menstruationsstörungen 84.
— nach Schädelverletzungen 167.
— bei Schwangerschaft 84.
— im Wochenbett 85.
Erbrechen, Netzhautblutungen bei 80.
Ergotismus 179.
Erweiterung der Netzhautarterien 29.
Erweiterung der Netzhautvenen 28.
Erysipel 60.
Exkavation, atrophische 39.
— glaukomatöse 17, 38.
— physiologische 14, 17.

Fettinfiltration der Netzhaut 24.
Filaria 81.
Filix mas, Vergiftung mit 177.
Flüssigkeitsgehalt, Störungen des F. der Netzhaut 23.
Foveareflex 20.
Friedreichsche hereditäre Ataxie 161.
Funktionsprüfung der Augen 10.

Geburt 85.
Gefäßsklerose der Aderhaut bei Lues acquisita 70.
— — — bei Lues congenita 76.
— — — Netzhaut bei Nephritis 93.
Gefäßwand der Netzhautgefäße, Sichtbarkeit 16.
— — — Veränderungen 32.
Gelenkrheumatismus, akuter 60.
Geschlechtsorgane, Krankheiten der 83.
Gesichtsfeld, Untersuchung 11.
Getäfelter Augenhintergrund 19.
Glaskörperabszeß 55, 147.
Glaskörperblutungen 31.
Gonorrhöe 60.
Großhirntumoren 150.
Gumma der Aderhaut 71.

Hämoglobinämie 124.
Hämoglobinurie 124.
Hämophilie 124.
Hämorrhagische Diathesen 122.
Haschisch, Vergiftung mit 179.
Hautverbrennungen 125.
Hemeralopie 82.
Herzfehler, angeborene 98.
Herzklappenfehler 97.
Hirnabszeß 149.
Hirnarteriensklerose 99, 139.
Hirnblutungen 139.
Hirnschwellung 134.
Hirntumoren 149.
— diagnostische und prognostische Bedeutung der Augenhintergrundsveränderungen 151.
Homatropin 8.
Hydrozephalus 145.
Hyperämie des Gehirns 139.
— der Netzhautvenen 28.
Hypophysistumoren 150, 151.

Idiotie 161.
— familiäre, amaurotische 162.
Infektionen, septische 55.
Infektionskrankheiten s. a. unter den einzelnen Krankheiten.
— metastatische Eiterung bei 55, 59.
Influenza 59, 60.
Ischämie der Netzhaut 107.
— — — bei Blutverlust 120.
— — — bei Vergiftungen 171.

Kalkeinlagerungen in den Netzhautgefäßen 105.
Kampfgase, Vergiftung mit K. 179.
Kapillarpuls 98.
Karzinom der Brustdrüse 86.
Karzinome der Lungen 80.
Keilbeinhöhle 168.
Keuchhusten 60, 80.
Kieferhöhle 168.
Kleinhirnbrückenwinkeltumoren 150.
Kleinhirntumoren 150.
Kohlenoxyd, Vergiftung mit 179.
Kokkenembolien der kleinsten Gefäße bei eitrigen Metastasen 56.
Kollateralkreislauf 105.
Krampf der Netzhautarterien bei Epilepsie 164.
Kriegsnephritis 89, 97.

Laktation 85.
Lebererkrankungen 82.
Lepra 60.

Leukämie 116.
— diagnostische Bedeutung des Augenhintergrundbildes 119.
Lichtquelle, Wahl 3.
Lipaemia retinalis 129.
Littlesche Krankheit 157.
Lues acquisita 68.
— congenita 74.
— zerebrale 141.
Luetische Aderhauterkrankung 70.
— Erkrankungen des Sehnerven 71.
— Netzhauterkrankungen 69.

Macula lutea 20.
Magengeschwür 81.
Magenkarzinome 81.
Makulareflex 20.
Malaria 59, 60, 61.
Mammakarzinom 86.
Markhaltige Nervenfasern 12, 40.
Masern 59, 60.
Meningitis, eitrige 147.
— epidemische Zerebrospinal- 147.
— serosa 145.
— — diagnostische und prognostische Bedeutung der Hintergrundveränderungen 146.
Menstruationsstörungen 83.
Mescal, Vergiftung mit 179.
Metastatische Eiterung bei Infektionskrankheiten 55, 59.
Methylalkohol, Vergiftung mit 174.
Mikrozephalie 153.
Miliartuberkulose, akute 60, 62, 67, 68.
Milzbrand 60.
Multiple Sklerose 157.
Mumps 60.
Myelitis 160.
Myxödem 161, 162.

Nachtblindheit 82.
Nasennebenhöhlen, Erkrankungen der 168.
— polypöse Degeneration der Schleimhaut 169.
Nephritis 88, 93.
— gravidarum, s. Schwangerschaftsniere.
Netzhaut, abnormer Inhalt der Blutgefäße der 31.
— -Aderhaut, Solitärtuberkel der 66.
— Allgemeine Pathologie 22.
— Anatomie 19.
— Eiweißgehalt, Störungen des E. 23.
— Entartungen 23.
— Entzündungen der 27.
— Flüssigkeitsgehalt, Störungen des F. 23.

Sachregister. 183

Netzhaut, Pigmentierungen der, Erkrankungen der Aderhaut 27.
— Schwund der 22.
— Zirkulationsstörungen der 28.
Netzhautablösungen 45.
— bei Nephritis 93.
Netzhautarterien, Erweiterung der 29.
— Verengerung der 79.
Netzhautblutungen 30.
— bei Arteriosklerose 104.
— arteriosklerotische, diagnostische Bedeutung 110.
— bei Erkrankungen der Atmungsorgane 80.
— bei Blutkrankheiten 113.
— bei Blutverlust 122.
— bei Chlorose 114.
— bei Darmparasiten 81.
— bei Diabetes 126.
— bei Erbrechen 80.
— bei der Geburt 85.
— bei Hämophilen 124.
— bei Infektionskrankheiten 59.
— — — juvenile, rezidivierende 67, 124.
— bei hämorrhagischen Diathesen 122.
— bei Leberkrankheiten 83.
— bei Leukämie 117.
— bei Lues 70.
— bei Malaria 61.
— bei Menstruationsstörungen 83.
— bei Miliartuberkulose 63.
— bei Nephritis 90.
— bei Neugeborenen 87.
— bei Pachymeningitis haemorrhagica 148.
— bei perniziöser Anämie 114.
— nach Salvarsan 73.
— bei Schädelbrüchen 167.
— bei Schwangerschaft 84.
— bei sekundären Anämien 116.
Netzhautgefäße, Kaliberveränderungen der 28, 112.
— Sklerose 104.
— Verlauf 20.
— cilioretinale 17.
Netzhautödem 24.
— bei Aderhautentzündungen 34.
Netzhautreflexe 21.
Netzhautvenen, Hyperämie 28.
— bei Leukämie 117.
— Pathologische Erweiterungen 28.
— Tortuositas 17.
— Verengerung der 29.
Netzhautveränderungen bei Bleivergiftung 175.
— toxische 55.
Neugeborene, Augenhintergrundveränderungen bei N. 86.

Neuritis N. optici 43.
— — — bei Alkoholvergiftung 173.
— — — bei Autointoxikation 81.
— — — bei Basedowscher Krankheit 131.
— — — bei Bleivergiftung 175.
— — — bei Encephalitis 149.
— — — bei Hirnabszeß 149.
— — — bei Infektionskrankheiten 55, 60.
— — — bei Lues 71.
— — — bei Malaria 61.
— — — bei Menstruationsstörungen 83.
— — — bei Methylalkoholvergiftung 174.
— — — bei multipler Sklerose 157.
— — — bei Myelitis 160.
— — — bei Nasennebenhöhlenerkrankungen 168.
— — — bei Nephritis 92, 93.
— — — bei otogenen Hirnkomplikationen 148.
— — — bei Schädelbrüchen 167.
— — — bei Schwangerschaft 84.
— — — Unterscheidung von der Stauungspapille 44.
— — — bei Gebrauch von Thyreodinpräparaten 132.
— — — bei Tuberkulose 67.
— — — bei Vergiftungen 170.
— — — Verlauf der 46.
— — — Vorkommen der 47.
— — — bei Werlhofscher Krankheit 124.
— — — im Wochenbett 85.
— — — bei zerebraler Lues 142.
— — — bei zerebraler Tuberkulose 144.
— retrobulbäre 43, 46.
— — bei Diabetes 127.
— — bei Infektionskrankheiten 60.
— — bei Jugendlichen 159.
— — bei Lues 71.
— — bei multipler Sklerose 157.
— — bei Myelitis 160.
— — im Wochenbett 85.
Neuroretinitis albuminurica 88.
— — diagnostische Bedeutung 95.
— — Pathogenese 94.
— — prognostische Bedeutung 96.
— bei hereditärer Lues 77.
Neurorezidive 73.
Nierentuberkulose 89.
Nikotinmißbrauch 174.
Nitrobenzol, Vergiftung mit 179.
Niveauunterschiede, Bestimmung am Augenhintergrund 9, 17.

Ödem der Netzhaut 24.
— — bei Aderhauterkrankungen 34.
Optochin, Vergiftung mit **176**.
Orientierung am Augenhintergrund 5.
Otogene Hirnkomplikationen **148**.
— — diagnostische und prognostische Bedeutung 148.

Pachymeningitis haemorrhagica **147**.
Panophthalmie bei puerperaler Sepsis 56.
Papillenfarbe bei Neugeborenen 87.
Papillitis 43, 44.
Papillomakulares Bündel 12.
Parallaktische Verschiebung im umgekehrten Bild 9.
Paratyphus 60.
Pathologie, allgemeine, des Augenhintergrundes **22**.
Perivaskulitis der Netzhautgefäße 32.
Perniziöse Anämie **114**.
— — diagnostische, Bedeutung der Hintergrundveränderungen 115.
Phosgen, Vergiftung mit 179.
Pigmentdegeneration der Netzhaut 25, 34.
Pigmentierungen der Netzhaut 26.
— — — bei Erkrankungen der Aderhaut 27.
Pigmentring 15.
Pigmentverschiebung am Augenhintergrund 27, 33.
Pneumonie 59, 60, 80.
— als Ursache eitriger Metastasen 56.
Polyneuritis 60.
Polyzythämie **125**.
Ponstumoren 150.
Progressive Paralyse **156**.
Pseudogliom 78.
Pseudoleukämie 120.
Pseudoneuritis der Hypermetropen 30, 46, 50.
Pulsation der Netzhautgefäße 17, 97.
— — — bei Basedowscher Krankheit 131.
— — — bei Chlorose 114.
Pupillenerweiterung, künstliche 8.
Purpura rheumatica 123.

Reflex, Fovea- 20.
— Makula- 20.
Reflexe, Netzhaut- 21.
— auf die Hornhaut 7.
Reflexstreifen, der Netzhautgefäße 16.
Retinitis albuminurica, Unterscheidung von der Retinitis diabetica 127.

Retinitis cachecticorum 116.
— diabetica 127.
— — diagnostische und prognostische, Bedeutung 128.
— — Pathogenese 128.
— leukaemica 116.
— pigmentosa 25, 34.
— — bei Aderhautgefäßsklerose 102.
— bei hereditärer Lues 77.
— proliferans 30.
— septica 55, **57**.
— specifica 69.
— syphilitica, hämorrhagische 69.
— — bei Infektionskrankheiten 60.
Rheumatismus 60.
Rotz 60.
Rückenmarkstumoren 161.

Saftlückensystem des Sehnerven 12.
Salizylsäure, Vergiftung mit **178**.
Santoninvergiftung 179.
Schädelbrüche 164.
Scharlach 60.
Scharlachnephritis 89.
Schlängelung, angeborene, der Netzhautvenen 17.
Schwangerschaft 84.
— künstliche Unterbrechung 84, 85.
Schwangerschaftsniere 85, 89, 96.
Schwefelkohlenstoff, Vergiftung mit **175**.
Sehnervenatrophie s. Atrophie des Sehnerven.
Sehnervenentzündung, s. Neuritis des Sehnerven.
Sehnervenpapille, Anatomie 12.
— Begrenzung 15.
— Entartungen der **43**.
— Farbe **14**.
— allgemeine Pathologie der 36.
Sehnervenscheidenblutungen 139.
— bei Pachymeningitis haemorrhagica 147.
— bei Thoraxkompression 80.
— bei Verletzungen des Schädels 165.
Sehnervenschwund **36**.
Sehschärfeprüfung am Krankenbett 10.
Siebbeinzellen 168.
Sinusthrombose 148.
Sklerose der Hirnarterien 99, **139**.
Skorbut 123.
Skotom, zentrales, bei retrobulbärer Neuritis 46.
Skotome, Untersuchung auf zentrale 11.
Solitärtuberkel der Aderhaut-Netzhaut 66, 68.
— des Gehirns 143.

Sachregister.

Sonnenstich 168.
Spinalparalyse, spastische 161.
Stauungspapille **47**.
— bei Chlorose 114.
— Diagnose der beginnenden **51**.
— diagnostische Bedeutung 136.
— einseitiges und doppelseitiges Auftreten 136.
— bei Encephalitis 149.
— Entstehung der 52.
— bei Hirnabszeß 149.
— bei Hirntumoren 149.
— bei intrakranieller Drucksteigerung 134.
— bei Meningitis serosa 145.
— bei Methylalkoholvergiftung 174.
— bei Nephritis 92, 94.
— bei Neugeborenen 88.
— operative Behandlung 138.
— bei otogenen Hirnkomplikationen 148.
— pathologischer Begriff und ophthalmoskopisches Bild 134.
— prognostische Bedeutung 137.
— bei Schädelbrüchen 167.
— Sehstörung bei frischer 136.
— bei Turmschädel 152.
— Verlauf der 51.
— bei zerebraler Lues 141.
— — — Tuberkulose 144.
Stirnhöhlen 168.
Supertraktionssichel 16, 45.
Syringomyelie 161.

Tabes **154**.
Temporale Abblassung der Sehnervenpapille 42.
— — — — bei Alkoholvergiftung 173.
— — — — bei multipler Sklerose 158.
Tetanus 60.
Thoraxkompression 80.
Tortuositas der Netzhautvenen 17.
Trikuspidalinsuffizienz 98.
Trübungen der brechenden Medien 45.
Trübungen der Netzhaut 23.
Tuberkulose der Aderhaut **62**.
— diagnostische Bedeutung des Augenhintergrundbildes bei **67**.
— der Netzhaut **67**.
— des Sehnerven **67**.
— zerebrale **143**.

Turmschädel **152**.
Typen des normalen Augenhintergrundes **19**.
Typhus abdominalis 60.
— exanthem. 60.
— recurrens 60.

Untersuchung bei kleinen Kindern 6.
— im aufrechten Bilde 3, **7**.
— im umgekehrten Bilde 3, **5**.

Variola 60.
Vena centralis retinae 12.
— — — Thrombose 108.
Venen der Netzhaut, Pathologische Erweiterungen der 28.
— — — Verengerung der 29.
Venenpuls, physiologischer 97.
Verdauungsorgane, Krankheiten der **81**.
Verdunkelung des Zimmers 5.
Vergiftungen **170**.
— mit hämolytisch wirkenden Substanzen 125.
Verletzungen des Schädels **164**.
— — — diagnostische Bedeutung der Augenhintergrundveränderungen dabei 167.

Wassermannsche Reaktion bei Lues congenita 79.
— — bei luetischen Hintergrundveränderungen **72, 79**.
Weilsche Krankheit 59.
Werlhofsche Krankheit 123, 124.
Wochenbett und Laktation **85**.

Zerebrospinalsystem, Krankheiten des **132**.
Zersetzungsprozesse im Magendarmkanal 81.
Zilioretinales Gefäß der Netzhaut 17.
Zirkulationsapparat, Krankheiten des **97**.
Zyanose der Netzhautgefäße 98, 125.

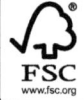
MIX
Papier aus verantwortungsvollen Quellen
Paper from responsible sources
FSC® C105338

If you have any concerns about our products,
you can contact us on
ProductSafety@springernature.com

In case Publisher is established outside the EU,
the EU authorized representative is:
**Springer Nature Customer Service Center GmbH
Europaplatz 3, 69115 Heidelberg, Germany**

Printed by Libri Plureos GmbH
in Hamburg, Germany